安徽省高职高专护理专业规划教材

医 用 化 学

（第2版）

（可供高职高专护理、临床医学、助产、医学检验技术、口腔、医学影像、眼视光技术、医学营养、医疗美容等专业使用，也可供卫生类中职护理等各专业使用）

主　　编　丁宏伟　宋海南

副 主 编　朱道林

编　　者　（按姓氏笔画为序）

丁宏伟（安徽省淮南卫生学校）

尹　辉（安徽省宿州卫生学校）

朱道林（安徽省合肥职业技术学院）

宋海南（安徽医学高等专科学校）

张　勇（安徽省宿州卫生学校）

张启明（安徽省安庆医药高等专科学校）

贾　玮（安徽省宣城职业技术学院）

徐常怡（安徽省阜阳卫生学校）

滕　燕（安徽省阜阳卫生学校）

东南大学出版社

·南京·

内 容 提 要

本书主要介绍医用化学基本知识、卤素、物质结构和元素周期律、溶液、化学反应速率和化学平衡、电解质溶液、烃、醇酚醚、醛和酮、羧酸和取代羧酸、酯和油脂类、糖类、胺和酰胺、杂环化合物和生物碱、氨基酸和蛋白质、化学与环境。书后附有实验指导、各章复习检测题答案和元素周期表。本书修订后删除了偏深、偏难的内容,每章增加了"学习重点"、"学与问"、"知识链接"、"科学视野"、"知识点归纳"等内容,以便于教师教学及学生掌握重点和拓宽知识面。

本书可供护理、临床医学、助产、医学检验技术、口腔医学技术、医学影像技术、眼视光技术、康复治疗技术、医学营养、医疗美容技术等高职高专医学各专业使用,也可作为卫生类中职各专业的教材或参考书。

图书在版编目(CIP)数据

医用化学/丁宏伟,宋海南主编.—2版.
—南京:东南大学出版社,2012.7(2021.8重印)
安徽省高职高专护理专业规划教材
ISBN 978-7-5641-3581-2

Ⅰ. ①医… Ⅱ. ①丁… ②宋… Ⅲ. ①医用化学高等职业教育—教材 Ⅳ. ①R312

中国版本图书馆 CIP 数据核字(2012)第 119703 号

医用化学(第2版)

出版发行	东南大学出版社	
出 版 人	江建中	
社　　址	南京市四牌楼 2 号	
邮　　编	210096	
经　　销	江苏省新华书店	
印　　刷	江苏徐州新华印刷厂	
开　　本	787mm×1092mm　　1/16	
印　　张	20	
彩　　图	2 页	
字　　数	497 千字	
版　　次	2012 年 7 月第 2 版　2021 年 8 月第 7 次印刷	
书　　号	ISBN 978-7-5641-3581-2	
定　　价	48.00 元	

＊凡因印装质量问题,可直接向营销部调换。电话:025-83791830。

序

随着社会经济的发展和医疗卫生服务改革的不断深入,对护理人才的数量、质量和结构提出新的更高的要求。为加强五年制高职护理教学改革,提高护理教育的质量,培养具有扎实基础知识和较强实践能力的高素质、技能型护理人才,建设一套适用于五年制高职护理专业教学实际的教材,是承担高职五年制护理专业教学任务的各个院校所关心和亟待解决的问题。

在安徽省教育厅和卫生厅的大力支持下,经过该省有关医学院校的共同努力,由安徽省医学会医学教育学分会组织的安徽省五年制高职护理专业规划教材编写工作,于2005年正式启动。全省共有10余所高校、医专、高职和中等卫生学校的多名骨干教师参加了教材的编写工作。本套教材着力反映当前护理专业最新进展的教育教学内容,优化护理专业教育的知识结构和体系,注重护理专业基础知识的学习和技能的训练,以保证为各级医疗卫生机构大量输送适应现代社会发展和健康需求的实用性护理专业人才。在编写过程中,每门课程均着力体现思想性、科学性、先进性、启发性、针对性、实用性。力求做到如下几点:一是以综合素质教育为基础,以能力培养为本位,培养学生对护理专业的爱岗敬业精神;二是适应护理专业的现状和发展趋势,在教学内容上体现先进性和前瞻性,

1

充分反映护理领域的新知识、新技术、新方法；三是理论知识要求以"必需、够用"为原则，因而将更多的篇幅用于强化学生的护理专业技能上，围绕如何提高其实践操作能力来编写。

本套教材包括以下 30 门课程：《卫生法学》、《护理礼仪与形体训练》、《医用物理》、《医用化学》、《医用生物学》、《人体解剖学》、《组织胚胎学》、《生理学》、《病理学》、《生物化学》、《病原生物与免疫》、《药物学》、《护理心理学》、《护理学基础》、《营养与膳食》、《卫生保健》、《健康评估》、《内科护理技术》、《外科护理技术》、《妇产科护理技术》、《儿科护理技术》、《老年护理技术》、《精神科护理技术》、《急救护理技术》、《社区护理》、《康复护理技术》、《传染病护理技术》、《五官科护理技术》、《护理管理学》和《护理科研与医学文献检索》。本套教材主要供五年制高职护理专业使用，其中的部分职业基础课教材也可供其他相关医学专业选择使用。

成功地组织出版这套教材，是安徽省医学教育的一项重要成果，也是对安徽省长期从事护理专业教学的广大优秀教师的一次能力的展示。作为安徽省高职高专类医学教育规划教材编写的首次尝试，不足之处难免，希望使用这套教材的广大师生和读者能给予批评指正，也希望这套教材的编委会和编者们根据大家提出的宝贵意见，结合护理学科发展和教学的实际需要，及时组织修订，不断提高教材的质量。

卫生部科技教育司副司长　王群

2006 年 2 月 6 日

第一版前言

本书是在安徽省卫生厅和安徽省教育厅的关心指导下,由安徽省医学会医学教育分会组织编写的安徽省五年制护理专业高职规划教材,除可供五年一贯制高职护理专业使用外,还可供高职临床医学、医学影像、口腔工艺技术、妇幼卫生等专业使用,也可作为卫生类中专护理等专业的教材或参考书。

高等职业教育是我国教育教学改革的新事物,教学改革的中心工作是教材建设。教材不仅是学生获得系统知识进行学习的主要依据,而且也是教师教学的主要依据。本教材的编写旨在进一步提高学生的思想道德品质、文化科学知识、审美情趣和心理素质,培养学生的创新精神、实践能力、终身学习的能力和适应社会生活的能力,促进学生的全面发展,同时为学生学习生物化学、生理学等后续课程打下坚实的基础。

本教材编写的指导思想是在充分体现教材的"思想性、科学性、先进性、启发性和适应性"的基础上,坚持"实用为本、够用为度"的原则,强调教材"以培养目标为依据,适当淡化学科意识",以适应医学教育和医学科学发展的需要。

在编写中,本教材注意与中学化学教材的相互衔接,考虑到学生的实际情况,增写了"化学基本知识"一章,便于教学时对初中化学基本知识的复习。教材在不影响化学知识前后相继的前提下,不强求学科知识的系统性和完整性,在教材内容的选择上,删除了偏深、偏难的理论知识,补充了过去被忽略但后续课程必需的内容。以小字排版的内容可作为选学知识。为便于学生复习巩固,适当增大了习题量。

全书内容按 102 学时编写,除绪言外共分 17 章和 10 个学生实验。教师可根据本校具体情况酌情选用。

本书由安徽省淮南卫生学校高级讲师丁宏伟主编并统稿。参加编写的有(按章节顺序排列):丁宏伟(绪言、第一章、第四章、第八章、实验一、实验十),安徽省阜阳卫生学校高级讲师滕燕(第二章、第六章、实验二),安徽省巢湖职业技术学院副教授朱道林(第三章、实验三),安徽医学高等专科学校副教授宋海南(第五章、第十七章、实验四),安徽省安庆卫生学校高级讲师张启明(第七章、实验六),安徽省宿州卫生学校高级讲师梁永建(第九章、第十章、实验七),安徽省阜阳卫生学校高级讲师徐常怡(第十一章、第十二章、实验八),安徽省芜湖地区卫生学校高级讲师贾玮(第十三章、第十四章、实验五),安徽省宿州卫生学校高级讲师张勇(第十五章、第十六章、实验九)。

本书的编写工作得到了安徽省卫生厅、安徽省教育厅、安徽省医学会医学教育分会、东南大学出版社、巢湖职业技术学院、安徽省淮南卫生学校以及各位编者所在学校的大力支持,编者在此一并表示衷心的感谢! 并对本书所引用参考资料的作者及编者深表谢意!

本书编写虽做了一些新的尝试,但限于编者水平,书中不妥和错误之处在所难免,恳请专家和同行以及使用本书的师生提出意见和建议,以便修改完善。

丁宏伟
2006 年 1 月

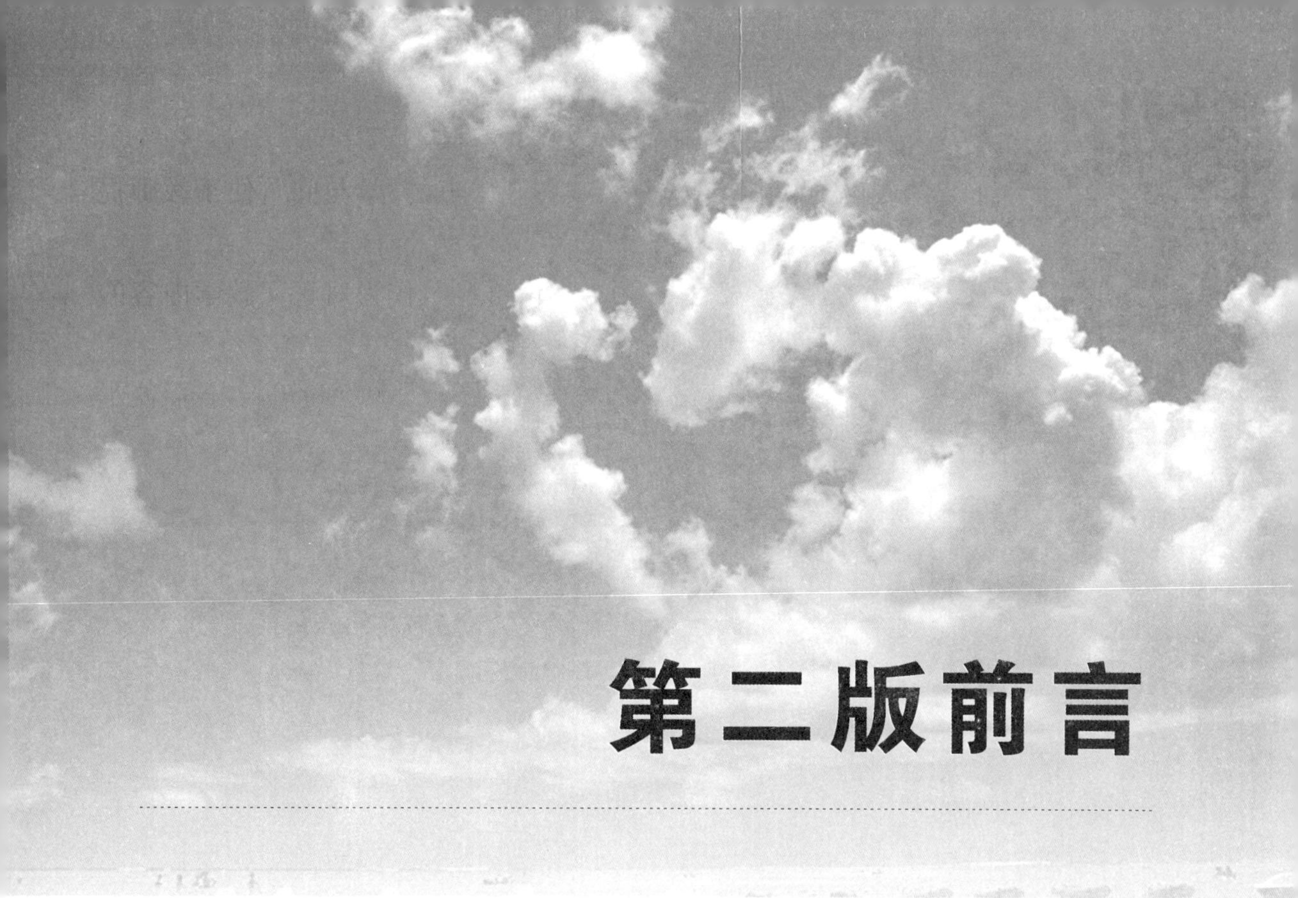

第二版前言

本教材是在安徽省卫生厅和安徽省教育厅的关心指导下,由安徽省医学会医学教育分会组织编写的安徽省五年制护理专业高职规划教材,第1版于2006年7月正式出版。6年来,该教材因基本理论和基础知识选材适当、知识结构合理、内容简洁实用、语言文字流畅,能很好地满足高职高专及中职护理专业和相关专业教学需要而受到广大卫生职业院校专家和师生的一致好评。

为深入贯彻落实国务院《关于大力发展职业教育的决定》,根据卫生职业教育"以服务为宗旨,以就业为导向,以岗位需求为标准"的指导思想,我们决定对第1版教材进行修订再版。再版教材进一步体现了先进性、思想性、科学性、启发性和适用性,特别突出基础理论、基本知识和基本技能。教材再版编写以专业培养目标为导向,以职业技能培养为根本,注重满足学科需要、教学需要、社会需要,力求体现职业教育特色,更加贴近社会、贴近岗位、贴近学生。

考虑到近年来学生入学的文化基础,本次医用化学教材修订,适当降低了教材难度。在知识点的选取上,注意淡化理论,增强应用性,删除了部分偏深、偏难和应用性不强的知识。

除保留第1版教材的基本框架外,为了适应职业教育形势发展的需要,更好地培养学生的学习兴趣和方便学生学习,本次教材修订力求在编写风格上有所创新,与第1版相比,编写体例上有以下变化:

1. 每章前增写了"学习重点",便于学生学习和掌握重点。

2. 教学内容中每个重要知识点后插入紧扣知识点的"学与问"，便于教师提问、学生练习或思考讨论。

3. 每节后增写与该节教学内容相关的"知识链接"，作为对正文教学内容的补充和延伸，扩大学生知识面。

4. 每章后增写了"知识点归纳"，系统归纳整理该章知识点和知识内容，便于学生掌握每章的知识点和知识内容。知识点和知识内容采用表格列出，使学生一目了然。

5. 每章后加写了与该章内容相关的阅读材料"科学视野"，介绍医用化学有关的知识，反映医用化学学科的新进展，拓展学生的科学视野。

6. 考虑到学生复习的需要，教材适当加大了每章后的复习检测题，并在书后附复习检测题答案，便于学生自我检测和自学。

全书内容按 90 学时编写，含绪论和 16 个章节以及 10 个化学实验。各校教师在使用时，可根据本校具体情况酌情选用。

本次修订由丁宏伟、宋海南主编并策划。参加编写的有（按章节顺序排列）：安徽省淮南卫生学校高级讲师丁宏伟（编写绪论、第一章、第四章部分内容、第七章、化学实验概述、实验一、实验十），安徽省阜阳卫生学校高级讲师滕燕（编写第二章、第五章、实验二），安徽省合肥职业技术学院副教授朱道林（编写第三章、实验三），安徽医学高等专科学校副教授宋海南（编写第四章部分内容、第十六章、实验四），安徽省安庆医药高等专科学校副教授张启明（编写第六章、实验六），安徽省宿州卫生学校高级讲师尹辉（编写第八章、第九章、实验七），安徽省阜阳卫生学校高级讲师徐常怡（编写第十章、第十一章、实验八），安徽省宣城职业技术学院高级讲师贾玮（编写第十二章、第十三章、实验五），安徽省宿州卫生学校高级讲师张勇（编写第十四章、第十五章、实验九）。全书由丁宏伟统稿。

本教材的修订工作得到了安徽省卫生厅、安徽省教育厅、安徽省医学会医学教育分会、东南大学出版社、安徽省淮南卫生学校以及各位编者所在学校的大力支持，主编在此一并表示衷心感谢，并对本书所引用的参考资料的作者及编者深表谢意！

本教材修订虽做了很多新的尝试，但编者水平有限，书中难免有疏漏和不妥之处，敬请专家和同仁以及广大使用者不吝赐教，以便及时修订，使之日臻完善。

丁宏伟　宋海南

2012 年 3 月

目　录

绪论 ………………………………………………………………………………… (1)

　　一、化学研究的对象 …………………………………………………………… (1)

　　二、化学发展简史 ……………………………………………………………… (2)

　　三、化学与医学的关系 ………………………………………………………… (2)

　　四、学好化学的方法 …………………………………………………………… (3)

第一章　化学基本知识

　第一节　分子、原子和离子 ……………………………………………………… (5)

　　一、分子 ………………………………………………………………………… (5)

　　二、原子 ………………………………………………………………………… (6)

　　三、离子 ………………………………………………………………………… (8)

　第二节　元素、化学式、化合价 ………………………………………………… (9)

　　一、元素、元素符号 …………………………………………………………… (9)

　　二、化学式、相对分子质量 …………………………………………………… (12)

　　三、化合价 ……………………………………………………………………… (13)

　第三节　化学方程式 ……………………………………………………………… (16)

　　一、质量守恒定律 ……………………………………………………………… (16)

　　二、化学方程式 ………………………………………………………………… (16)

第二章　卤素 ………………………………………………………………………… (23)

　第一节　氯气 ……………………………………………………………………… (23)

　　一、氯气的分子组成和氯原子的结构 ………………………………………… (23)

　　二、氯气的性质 ………………………………………………………………… (24)

　第二节　卤族元素 ………………………………………………………………… (26)

　　一、卤素的原子结构及单质的物理性质 ……………………………………… (26)

　　二、卤素单质的化学性质 ……………………………………………………… (27)

　　三、卤离子的检验 ……………………………………………………………… (29)

第三章 物质结构和元素周期律 ··· (34)

  第一节 原子 ·· (34)

    一、原子的组成 ·· (34)

    二、同位素 ·· (36)

    三、原子核外电子排布的表示法 ·· (36)

    四、原子结构与元素性质的关系 ·· (37)

  第二节 元素周期律和元素周期表 ··· (38)

    一、元素周期律 ·· (38)

    二、元素周期表 ·· (40)

  第三节 化学键 ·· (45)

    一、离子键 ·· (45)

    二、共价键 ·· (46)

  第四节 配位化合物 ··· (49)

    一、配位化合物的概念 ·· (49)

    二、配位化合物的组成 ·· (49)

    三、配离子和配合物的命名 ·· (51)

  第五节 氧化还原反应 ··· (52)

    一、氧化还原反应 ·· (52)

    二、氧化剂和还原剂的概念 ·· (54)

第四章 溶液 ·· (60)

  第一节 物质的量 ··· (60)

    一、物质的量及其单位 ·· (60)

    二、摩尔质量 ·· (62)

    三、关于物质的量的计算 ··· (63)

  第二节 溶液的浓度 ··· (64)

    一、溶液的概念 ·· (64)

    二、溶液浓度的表示方法和计算 ·· (64)

    三、溶液浓度的换算 ··· (68)

    四、溶液的配制和稀释 ·· (69)

  第三节 溶液的渗透压 ··· (71)

    一、渗透现象和渗透压 ·· (71)

    二、渗透压与溶液浓度的关系 ··· (72)

    三、渗透压在医学上的意义 ·· (73)

第五章 化学反应速率和化学平衡 ··· (79)

  第一节 化学反应速率 ··· (79)

    一、化学反应速率的概念 ··· (79)

    二、影响化学反应速率的因素 ··· (80)

  第二节 化学平衡 ··· (83)

一、可逆反应与化学平衡 ……………………………………………… (83)

二、化学平衡的移动 …………………………………………………… (84)

第六章 电解质溶液 ……………………………………………………… (90)

第一节 弱电解质的电离平衡 ……………………………………… (90)

一、电解质的分类 ……………………………………………………… (90)

二、弱电解质的电离平衡、电离度 …………………………………… (92)

三、同离子效应 ………………………………………………………… (93)

第二节 水的电离和溶液的酸碱性 ………………………………… (95)

一、水的电离 …………………………………………………………… (95)

二、溶液的酸碱性和 pH ……………………………………………… (95)

第三节 离子反应 …………………………………………………… (98)

一、离子反应和离子方程式 …………………………………………… (98)

二、书写离子方程式的步骤 …………………………………………… (99)

三、离子反应发生的条件 ……………………………………………… (99)

第四节 盐类的水解 ………………………………………………… (101)

一、盐类的水解 ………………………………………………………… (101)

二、盐类水解的类型 …………………………………………………… (101)

第五节 缓冲溶液 …………………………………………………… (103)

一、缓冲溶液的概念 …………………………………………………… (103)

二、缓冲溶液的组成 …………………………………………………… (104)

三、缓冲作用原理 ……………………………………………………… (104)

第七章 烃 ………………………………………………………………… (110)

第一节 有机化合物概述 …………………………………………… (110)

一、有机化合物和有机化学 …………………………………………… (110)

二、有机化合物的特性 ………………………………………………… (111)

三、有机化合物的结构特点 …………………………………………… (112)

四、有机化合物的分类 ………………………………………………… (114)

第二节 烷烃 ………………………………………………………… (116)

一、烷烃的结构 ………………………………………………………… (117)

二、烷烃的同系物和通式 ……………………………………………… (117)

三、烷烃的同分异构现象 ……………………………………………… (118)

四、烷烃的命名 ………………………………………………………… (119)

五、烷烃的性质 ………………………………………………………… (122)

第三节 烯烃和炔烃 ………………………………………………… (124)

一、烯烃的概念和结构 ………………………………………………… (124)

二、炔烃的概念和结构 ………………………………………………… (125)

三、烯烃和炔烃的命名 ………………………………………………… (127)

四、烯烃和炔烃的性质 ………………………………………………… (128)

第四节 闭链烃 ……………………………………………………… (131)

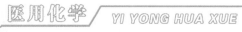
一、脂环烃 ·· (131)

二、芳香烃 ·· (132)

三、苯的同系物 ·· (135)

四、稠环芳香烃 ·· (137)

第八章 醇酚醚 ·· (143)

第一节 醇 ·· (143)

一、醇的概念、结构和分类 ···························· (143)

二、醇的命名 ·· (145)

三、醇的性质 ·· (146)

四、重要的醇 ·· (149)

第二节 酚 ·· (151)

一、酚的概念、结构和分类 ···························· (151)

二、酚的命名 ·· (152)

三、酚的性质 ·· (152)

四、重要的酚 ·· (154)

第三节 醚 ·· (156)

一、醚的概念、结构和命名 ···························· (156)

二、重要的醚 ·· (156)

第九章 醛和酮 ·· (162)

第一节 醛和酮的概念、结构、分类和命名 ············ (162)

一、醛和酮的概念 ·· (162)

二、醛和酮的结构 ·· (163)

三、醛和酮的分类 ·· (163)

四、醛和酮的命名 ·· (164)

第二节 醛、酮的化学性质和重要的醛、酮 ············ (165)

一、加成反应 ·· (165)

二、醛的特殊性质 ·· (166)

三、重要的醛、酮 ·· (167)

第十章 羧酸和取代羧酸 ······························ (172)

第一节 羧酸 ·· (172)

一、羧酸的概念、结构和分类 ························· (172)

二、羧酸的命名 ·· (173)

三、羧酸的性质 ·· (174)

四、重要的羧酸 ·· (176)

第二节 取代羧酸 ·· (177)

一、取代羧酸的概念和分类 ··························· (177)

二、羟基酸、酮酸的结构和命名 ····················· (178)

三、重要的羟基酸和酮酸 ······························ (178)

第十一章　酯和油脂 ·· (184)

　　第一节　酯 ·· (184)

　　　　一、酯的结构和命名 ·· (184)

　　　　二、酯的性质 ·· (185)

　　第二节　油脂 ··· (186)

　　　　一、油脂的组成和结构 ·· (186)

　　　　二、油脂的性质 ··· (187)

第十二章　糖类 ·· (193)

　　第一节　单糖 ··· (193)

　　　　一、单糖的结构 ··· (194)

　　　　二、单糖的性质 ··· (197)

　　　　三、重要的单糖 ··· (199)

　　第二节　双糖 ··· (200)

　　　　一、蔗糖 ··· (200)

　　　　二、麦芽糖 ··· (201)

　　第三节　多糖 ··· (203)

　　　　一、淀粉 ··· (203)

　　　　二、糖原 ··· (203)

　　　　三、纤维素 ··· (204)

第十三章　胺和酰胺 ·· (208)

　　第一节　胺 ·· (208)

　　　　一、胺的概念、结构和分类 ·· (208)

　　　　二、胺的命名 ·· (210)

　　　　三、胺的性质 ·· (211)

　　　　四、季铵盐和季铵碱 ·· (213)

　　　　五、常见的胺及其衍生物 ·· (213)

　　第二节　酰胺 ··· (215)

　　　　一、酰胺的概念、结构和命名 ·· (215)

　　　　二、酰胺的性质 ··· (216)

　　　　三、尿素 ··· (217)

第十四章　杂环化合物和生物碱 ··· (223)

　　第一节　杂环化合物 ··· (223)

　　　　一、杂环化合物的概念 ·· (223)

　　　　二、杂环化合物的分类和命名 ·· (223)

　　　　三、常见的杂环化合物 ·· (225)

　　第二节　生物碱 ··· (227)

　　　　一、生物碱的性质 ·· (227)

　　　　二、常见的生物碱 ·· (228)

第十五章　氨基酸和蛋白质 ·· (232)

　第一节　氨基酸 ·· (232)

　　一、氨基酸的结构、分类和命名 ································ (232)

　　二、氨基酸的性质 ·· (234)

　第二节　蛋白质 ·· (237)

　　一、蛋白质的元素组成和结构 ································ (237)

　　二、蛋白质的性质 ·· (239)

第十六章　化学与环境（选学） ·· (245)

　第一节　人类与环境 ·· (245)

　　一、环境与环境污染的概念 ···································· (245)

　　二、环境保护的重要意义 ·· (246)

　第二节　环境污染与防治 ·· (247)

　　一、水污染及其防治 ·· (247)

　　二、大气污染及其防治 ·· (249)

　　三、土壤污染及其防治 ·· (252)

　　四、居室污染及其防治 ·· (255)

实验指导 ··· (259)

　化学实验概述 ··· (259)

　实验一　化学实验基本操作 ······································ (266)

　实验二　卤素 ··· (269)

　实验三　同周期、同主族元素性质的递变 ···················· (270)

　实验四　溶液的配制和稀释 ······································ (272)

　实验五　化学反应速率与化学平衡 ···························· (274)

　实验六　电解质溶液 ·· (275)

　实验七　烃、醇、酚的性质 ·· (277)

　实验八　醛、酮、羧酸、尿素的性质 ····························· (279)

　实验九　糖类、蛋白质的性质 ···································· (281)

　实验十　化学实验技能考核 ······································ (282)

各章复习检测题答案 ·· (284)

附录 ·· (300)

　附录一　一些常见元素的中英文名称对照表 ·················· (300)

　附录二　化学特定用字注音表 ···································· (301)

　附录三　部分酸、碱和盐的溶解性表 ···························· (303)

　附录四　化学上常用法定计量单位及换算表 ·················· (304)

　附录五　希腊字母读音表 ··· (305)

主要参考文献 ·· (306)

元素周期表 ·· (307)

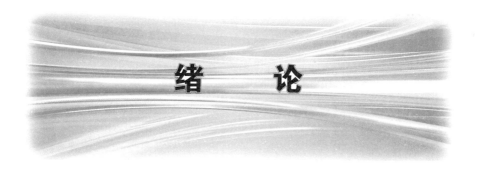

绪　论

一、化学研究的对象

世界是由物质构成的,物质是人类赖以生存的基础。虽然自然界中物质种类繁多,存在形式各异,但它们都处于不停的运动、变化和发展之中。物质和运动是不可分割的。宇宙间,不存在没有物质的运动,也不存在没有运动的物质。物质是运动的承担者,是一切运动、变化和发展的实在基础;运动是物质的根本属性和存在方式。

物质世界是丰富多彩的,物质运动形式也是多种多样的。根据当今科学技术水平已经达到的认识,按照由低级到高级、由简单到复杂的顺序,分为五种基本运动形式,即机械运动、物理运动、化学运动、生物运动和社会运动。在每一种基本的运动形式中,又包含着无限多样的具体运动形式。

物质运动形式多种多样、千变万化,但并非是杂乱无章、毫无秩序的,一切物质的运动都是有规律的,规律体现了事物运动过程中内在的根本性质和必然要发生的、不可避免的趋势。人们是可以逐步认识和利用规律的。根据规律发挥作用的领域,规律可分为自然规律、社会规律和思维规律三种类型。分别以自然规律、社会规律和思维规律为研究对象则产生了自然科学、社会科学和思维科学等三大科学。

化学是在原子和分子水平上研究物质的组成、结构、性质及其变化规律的自然科学。化学是研究自然规律的科学,化学与数学、物理学等同属于自然科学的基础学科。

化学是一门充满活力的学科,化学学科发展迅速,推动和影响着其他学科的发展及相互渗透。由于研究的范围非常广泛,根据其研究对象和任务不同,化学可以分为无机化学、有机化学、分析化学、物理化学、生物化学、药物化学等分支学科。本书主要讨论无机化学和有机化学。**无机化学**是研究无机物的组成、结构、性质和变化规律的化学。**有机化学**是研究碳氢化合物及其衍生物的化学。

二、化学发展简史

化学具有悠久的历史,化学的发展经历了古代、近代和现代等不同的时期。烧制陶器、染色、酿造、冶炼青铜器及铁器等都是化学的早期成就。煤、石油、天然气等化石燃料的开采和利用,造纸术的发明和发展等,对人类文明的进步产生了重要作用。药物化学的兴起和冶金化学的广泛探究,则为近代化学的诞生和发展奠定了良好的基础。原子分子论的提出是近代化学发展的里程碑。在近代化学发展中,相继发现了大量的元素,同时揭示出元素周期律这一物质世界的根本规律。周期律不仅使无机化学形成了比较完整的体系,并且与原子分子论相结合,形成了化学理论体系。社会的需要、生产技术的发展推动了化学工业的发展,大规模制碱、制酸、染料工业、合成氨工业及其他有机合成工业相继涌现。解决了生产过程和生活中出现的大量问题,也促进了无机化学和有机化学的发展。在原子的核模型的建立、高度准确的光谱实验数据的获得、辐射实验现象以及光电效应的发现等基础上建立的现代物质结构理论,使化学对物质的研究进入到原子、分子水平的微观领域。同时化学与其他学科之间的相互渗透,使化学涉及的领域越来越广,形成了生物化学、环境化学、核化学、高分子化学、材料化学、元素有机化学、药物化学等学科。

我国是世界四大文明古国之一,在化学发展史上曾经有过杰出的贡献。造纸、火药、瓷器等发明早已闻名世界,冶金、酿造、染料、油漆、制糖等化学工艺方面,我国也都有重大贡献。著名医药学家李时珍的巨著《本草纲目》中,记载了许多有关化学鉴定的试验方法。中华人民共和国成立后,我国的化学和化学工业以及化学基础理论研究等方面都取得了令人瞩目的成就。1965 年,我国的科学工作者在世界上首次用化学方法合成了具有生物活性的蛋白质——结晶牛胰岛素。20 世纪 80 年代,又在世界上第一次用人工方法合成了一种具有与天然分子相同的化学结构和完整生物活性的酵母丙氨酸转移核糖核酸,为揭开生命奥秘作出了贡献。此外,我国还人工合成了叶绿素、血红素、维生素及一些特效药物等许多结构复杂的天然有机化合物。随着我国经济社会的发展和综合国力的增强,我国的化学事业和其他科学事业一样,必将取得更加辉煌的成就,一定会在建设有中国特色社会主义强国中发挥更大的作用。

三、化学与医学的关系

化学不仅与国民经济和人们的衣、食、住、行关系密切,而且与医学和护理学也有着紧密的联系。化学对医学生来说,既是一门普通文化课,又是一门重要的专业基础课。因为医学研究的对象是人体,而人体中各部分组织都是由蛋白质、糖类、脂肪、无机盐和水等化学物质组成,人体内含有几十种化学元素,各种物质时刻都在发生着各种化学变化。食物的消化、吸收及药物的利用都是化学变化的过程。生物化学就是应用化学的原理、技术和方法研究人体内进行的种种复杂的化学变化的一门科学。通过生物化学的深入研究能从本质上揭示生命的奥秘,从而认识和利用生命运动的规律。

人类生命过程中的生长、发育、遗传、变异、疾病、衰老甚至死亡都是极其复杂的化学过程。在疾病诊断过程中,经常要对血液、胃液、尿液、粪便等进行化学检验,作为正确诊断疾病的依据。为了科学合理地使用各类药物,从而达到治疗疾病的目的,必须对每种药物的组成成分、化学结构、物理性质、化学性质以及它们在人体内所发生的各种变化和作用认识全面。药物的合成制备和提取等都要有丰富的化学知识。在卫生防疫和环境监测中进行的水质分析、食品监制、粉尘测定以及废气、废液、废渣检验同样也用到大量的化学知识。尤其是随着科学技术的日新月异和人们延年益寿的愿望不断提高,人类对生命过程的研究不断深入,人造器官、人造血浆、人造皮肤、人造血管等分子生物学、分子生理学、分子遗传学的新成果以及放射性同位素在临床上的应用,更加密切了化学和医学的联系。因此,要想成为一名合格的医务工作者,必须掌握丰富的化学知识。

四、学好化学的方法

怎样才能学好化学呢? 学好化学和学习其他课程一样,除了要培养浓厚的学习兴趣,明确学习目的外,必须掌握良好的学习方法。只有掌握良好的学习方法,才能最大限度地发挥学习的主动性,高效率地培养和发展自学能力,高质量地掌握基础知识和基本技能,从而全面开拓智力,成为学习的主人。

各门课程的学习方法存在着共性。科学的学习方法一般包括下面八个环节:第一,制订计划。首先要制订一个符合本人实际的切实可行的短期、中期及长期学习计划,用来指导自己的学习,以便合理安排时间。第二,课前预习。课前预习是学好新课,取得高效率学习成果的基础。预习后可以做到上课心中有数,掌握学习的主动权,培养自学能力。第三,专心上课。上课是学生理解和掌握基础知识和基本技能,发展认识能力的关键环节。带着预习中的问题,有目的地认真听课,始终保持高度集中的注意力,积极思维,力争当堂消化当堂课的学习内容,同时认真做好课堂笔记。第四,及时复习。课后及时复习能加深和巩固对新学知识的理解和记忆。复习时间的长短,可根据教材难易、课余时间和自己理解程度来定。第五,独立作业。独立作业是经过独立思考,自觉灵活地分析问题和解决问题,进一步加深和巩固对新知识理解的过程。第六,解决疑难。经过反复独立思考,如果还有疑难不能解决,可请教老师和同学,直至问题解决。第七,系统小结。以教材为依据,参照课堂笔记、作业和有关学习资料,对学过的知识在系统复习的基础上做到系统小结。第八,课外学习。课外学习活动是课内学习的延伸,不仅能丰富文化科学知识,加深和巩固课内学习的知识,而且能满足和发展兴趣爱好,培养独立学习和工作的能力,激发求知欲望和学习积极性。

各学科的学习方法既有共性又有个性。化学是一门以实验为基础的学科。化学的理论和规律是在实验中总结归纳出来的,要重视化学实验。做实验时,要努力培养和提高自己的操作技能,学会独立观察和分析现象、整理数据及得出结论,初步了解科学的实验方法。逐步提高分析和解决问题的能力,养成严谨和实事求是的科学态度。化学世界奥妙无穷,只要积极主动、勤奋努力,掌握适合于自己的良好学习方法,就一定能学好化学这门课,从而为今后学习后续课程打下坚实的基础。

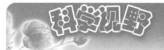

化学的作用

化学在科学体系中是一门重要的基础和中心科学。化学与人类生活各方面、国民经济各部门及尖端科学技术各领域都有着密切联系。化学知识的普及是社会发展的需要,也是提高公民文化素质的需要。

1. 化学在生活中的作用。 色泽鲜艳的衣料需要经过化学处理和印染,丰

科学视野

富多彩的合成纤维更是化学的一大贡献。加工制造色香味俱佳的食品，离不开各种食品添加剂。现代建筑所用的水泥、油漆、玻璃和塑料等材料都是化工产品。各种现代交通工具，不仅需要汽油、柴油作动力，还需要各种汽油添加剂、防冻剂以及润滑剂，这些都是石油化工产品。此外，人们需要的药品、洗涤剂、美容品和化妆品等日常生活必不可少的用品也都是化学制剂。

2. 化学在社会发展中的作用。农业要大幅度地增产，农、林、牧、副、渔各业要全面发展，在很大程度上要依赖化学科学的成就。化肥、农药、植物生长激素和除草剂等化学产品，不仅可以提高产量，而且也改进了耕作方法。高效、低污染新农药的研制，长效、复合化肥的生产，农、副业产品的综合利用和合理贮运，都需要应用化学知识。在工业现代化和国防现代化方面，急需研制各种性能迥异的金属材料、非金属材料和高分子材料。在煤、石油和天然气的开发、炼制和综合利用中包含着极为丰富的化学知识，并已形成煤化学、石油化学等专门领域。人造卫星和载人航天器的发射，需要高能燃料、高能电池、高敏胶片及耐高温、耐辐射的材料等多种具有特殊性能的化学产品。

3. 化学在未来的作用和地位。"三废"的治理和利用，寻找净化环境的方法和对污染情况的监测，都是现今化学工作者的重要任务。在能源开发和利用方面，化学工作者为开发新能源积极努力。利用太阳能和氢能源的研究工作是化学科学研究的前沿课题。材料科学是以化学、物理和生物学等为基础的边缘科学，它主要是研究和开发具有电、磁、光和催化等各种性能的新材料，如高温超导体、非线性光学材料和功能性高分子合成材料等。生命过程中充满着各种生物化学反应，当今化学家和生物学家正在通力合作，探索生命现象的奥秘，从原子、分子水平上对生命过程做出化学的说明则是化学家的优势。

复习检测题

一、名词解释

1. 无机化学　2. 有机化学

二、填空题

1. 物质的基本运动形式包括_____、_____、_____、_____、_____五种。

2. 根据规律发挥作用的领域，规律可分为_____、_____和_____三种类型。化学是研究_____的科学。

3. 科学分为_____、_____和_____。化学属于_____。

4. 化学对医学生来说，既是一门_____，又是一门_____。

三、简答题

1. 化学研究的对象是什么？

2. 科学的学习方法有哪八个环节？

（丁宏伟）

第一章

化学基本知识

学习重点

1. 分子、原子、离子的概念和性质。
2. 常见元素符号的书写。
3. 单质与化合物的区别,纯净物与混合物的区别。
4. 相对分子质量的计算。
5. 化学用语表示的意义。
6. 常见元素、原子团的化合价。

第一节　分子、原子和离子

我们周围的世界是由物质构成的,物质是人类赖以生存的基础。世界上的物质种类繁多、形形色色,不同的物质具有不同的组成,不同的物质具有不同的性质。有些物质是由分子构成的,如氧气和水等;有些物质是由原子构成的,如金刚石、铁等;还有些物质是由离子构成的,如硫酸铜、氯化钠等。因此,分子、原子、离子都是构成物质的微粒。

一、分子

(一) 分子的概念

分子是构成物质的一种粒子,表示的是一种微观概念,许多物质由分子构成,如水、氧气、氮气、二氧化碳、甲烷、酒精、蔗糖、蛋白质、核糖核酸等物质都是由分子构成的。

由分子构成的物质在发生物理变化时,分子本身没有变化。例如,水变成冰时,水分子本身没有变化,水的化学性质没有变;蔗糖溶解在水中时,水分子和蔗糖分子都没有变,两者的化学性质也没有变。但是由分子构成的物质在发生化学变化时,它的分子发生了变化,变成其他物质的分子。例如,甲烷在氧气中燃烧时,甲烷、氧气的分子都发生了变化,生成了二氧化碳分子和水分子,因而甲烷和氧气的化学性质就不能保持了,二氧化碳分子、水分子完全不同于甲烷分子、氧气分子的化学性质。

由此可见,**分子是保持物质化学性质的最小粒子。**

(二)分子的性质

分子的体积是很小的,一滴水(按20滴水的体积为1 mL计算)里大约有$1.67×10^{21}$个水分子。如果拿水分子的大小与乒乓球相比,就好像拿乒乓球跟地球相比一样。分子不仅体积小,而且分子的质量也非常小。例如,水分子的质量大约是$3×10^{-26}$ kg。

走近花圃或酒店,会嗅到花或酒的香气;衣箱中的樟脑球时间久了就不见了;糖块放在水里,会逐渐消失,而水却有了甜味;湿衣服夏天比冬天晾晒干得快;固体碘受热变成蒸气,碘蒸气遇冷又变成固体碘。上述现象说明分子处于不停的运动状态之中,且温度升高,运动速度加快。

分子间有一定的间隔。把100 mL酒精和100 mL水混合在一起,混合后的体积小于200 mL,一般物体有热胀冷缩的现象,就是由于分子间间隔受热增大、遇冷减小的缘故。气体物质分子间的间隔很大,易被压缩,而液体和固体物质分子间的间隔都很小,很难被压缩。

同种物质的分子,化学性质相同,不同种物质的分子,化学性质不同。分子只保持物质的化学性质,而不保持物质的物理性质,因为物质的物理性质如熔点、沸点、光泽、延展性等都是宏观现象,需大量分子聚集体表现出来。单个分子很小,看不见摸不着,因此无法确定颜色、状态等。

分子是保持物质的化学性质的一种粒子,但不是唯一的粒子。因为构成物质的基本粒子有分子、原子、离子三种,该物质由什么粒子构成,就由什么粒子保持它的化学性质。例如,保持氧气的化学性质的最小粒子是氧分子,保持铜的化学性质的最小粒子是铜原子,保持氯化钾的化学性质的最小粒子是钾离子和氯离子。

二、原子

(一)原子的概念和性质

分子是很小的,但分子还可以再分。实验证明,某种物质的分子经过化学反应能够变成其他物质的分子。例如:

$$2HgO \xrightarrow{\triangle} 2Hg + O_2$$

把氧化汞加热时,可以得到银白色的金属汞,同时生成氧气。科学研究证明,氧化汞受热时,氧化汞分子会分解为更小的氧原子和汞原子。这些原子进行重新组合,每两个氧原子结合成一个氧分子,许多汞原子聚集成金属汞。在化学反应中不能把氧原子或汞原子进一步再分成更小的粒子了。

在化学反应中分子发生了变化,生成了新的分子,而原子没有变化,仍然是原来的原子。因此,**原子是化学变化中的最小粒子。**

原子的体积很小。如果有可能把1亿个氧原子排成一行,其长度也只有1 cm多一点。原子的质量也很小,如一个氧原子的质量约为$2.657×10^{-26}$ kg。原子和分子一样,也在不停地运动。原子是构成分子的粒子,原子也是构成物质的一种粒子,有些物质是由原子直接构成的,如金属、稀有气体、金刚石等。原子间有间隔。**同类原子的化学性质相同,不同类原子的化学性质不同。**

（二）相对原子质量

原子是微观粒子，它的实际质量很小。例如，一个铁原子的质量仅有 9.288×10^{-26} kg，如此小的数字，使得书写、记忆和计算都很不方便。所以一般不直接用原子的实际质量，而采用原子的相对质量。

经过研究和实践，国际上一致以一种碳-12 原子（含 6 个质子和 6 个中子的碳原子）质量的 1/12（约 1.66×10^{-27} kg）作为标准，其他原子的质量跟它作比较所得的比值，就是这种原子的相对原子质量。

计算公式：

$$某原子的相对原子质量 = \frac{该原子的实际质量}{碳-12\,原子质量 \times \dfrac{1}{12}}$$

相对原子质量只是一个比值，它的国际单位制（SI）单位为 1（一般不写出）。采用相对原子质量，书写、记忆和计算都很方便，一般化学计算可采用相对原子质量的近似值。各原子的相对原子质量可查阅书末元素周期表。

（三）分子和原子的比较

见表 1-1。

表 1-1　分子与原子比较表

	分　子	原　子
相似点	质量和体积都很小，处于永恒运动中，分子间有间隔	质量和体积都很小，处于永恒运动中，原子间有间隔
	同种分子化学性质相同，不同种分子化学性质不同	同种原子化学性质相同，不同种原子化学性质不同
不同点	在化学反应中，分子可分解为原子	原子是化学变化中的最小粒子，在化学反应中不可再分，只能重新组合成新物质的分子
联　系	分子是由原子构成的，分子是构成物质的一种粒子	原子是构成分子的粒子，原子也是构成物质的一种粒子

学与习

1-1 原子和分子的根本区别是　　　　　　　　　　　　（　　）

A. 大小不同　　　　　　　　B. 能否直接构成宏观物质

C. 能否保持物质的化学性质　D. 在化学反应中能否再分

1-2 下列说法中不正确的是　　　　　　　　　　　　　（　　）

A. 原子能构成分子　　　　　B. 原子不能构成物质

C. 原子是在不停运动　　　　D. 原子间有间隔

1-3 查元素周期表，写出下列原子的相对原子质量。

H　O　S　Cl　P　Na　Ca　Mg　K

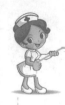
三、离子

(一) 离子的概念

带有电荷的原子或原子团叫做离子。带正电荷的离子叫做阳离子,带负电荷的离子叫做阴离子,离子所带正电荷数或负电荷数等于原子失去或得到的电子数。

由几种原子结合而成的一个原子集团叫做原子团。在许多化学反应中,原子团常作为一个整体参加反应,好像一个原子一样,含氧酸中的酸根都是原子团。原子团叫做根,根带上电荷就是离子。例如,NH_4 叫铵根,NH_4^+ 叫铵根离子;SO_4 叫硫酸根,SO_4^{2-} 叫硫酸根离子。

离子是构成物质的一种粒子,由离子直接构成的物质有:强碱及大多数盐,还有部分金属氧化物等。

(二) 离子符号

离子用离子符号表示。离子符号是在元素符号或原子团符号的右上角标出离子所带的电荷的多少及电荷的正负,当离子所带电荷数为1时,1可不写。如 Al^{3+} 表示一个铝离子带3个单位的正电荷,S^{2-} 表示一个硫离子带2个单位的负电荷,NH_4^+ 表示一个铵根离子带1个单位正电荷。

(三) 原子和离子的比较

见表1-2。

表1-2　原子与分子比较表

	原　子	离　子
相似点	质量和体积都很小,处于永恒运动中,原子间有间隔	质量和体积都很小,处于永恒运动中,离子间有间隔
	构成物质的一种粒子,同种原子化学性质相同,不同种原子化学性质不同	构成物质的一种粒子(构成离子化合物),同种离子化学性质相同,不同种离子化学性质不同
不同点	原子是电中性的,原子最外层电子一般为不稳定结构	离子是带有电荷的,离子最外层电子一般为稳定结构
联　系	阳离子 $\xrightarrow[失电子]{得电子}$ 原子 $\xrightarrow[失电子]{得电子}$ 阴离子	

1-4 氢气是一种高能燃料,下列粒子中能保持氢气化学性质的最小粒子是(　　)

　　A. H　　　　　　B. H^+　　　　　　C. H_2　　　　　　D. H_2O

1-5 下列关于分子、原子、离子的叙述中,错误的是　　　　　　　　　　(　　)

　　A. 带电的原子或原子团叫做离子

　　B. 分子是保持物质化学性质的唯一粒子

　　C. 原子可再分为更小的粒子

　　D. 分子、原子、离子都是构成物质的粒子

1-6 下列不显电性的三种粒子是　　　　　。

　　①氧分子　②氢氧根离子　③原子核　④质子　⑤中子

　　⑥电子　　⑦硫原子

原子分子学说发展简史

物质的构成是化学基本和核心的问题。古希腊哲学家德谟克里特认为物质是由看不见的不可分割的原子构成，当时只是一种猜想，没有实验根据。自古以来，人类对物质构成的探索和研究从未停止过。

随着科学实验的深入、技术的进步、一代又一代科学家的努力，人们对物质结构的认识逐步明确。1803年，英国化学家道尔顿提出了原子论，其要点为：① 一切元素都由不可再分的微粒构成，这种微粒叫做原子。原子在一切化学变化中都保持它的不可再分性。② 同一元素的原子，各方面的性质，特别是重量，都完全相同；不同元素的原子重量不同。原子的相对重量是每一种元素的特征性质。③ 不同元素的原子是以简单的整数比相化合。

1811年，意大利物理学家阿伏加德罗提出了分子假说，其核心观点是虽然相同体积气体的原子数不同，但分子数相同；物质由分子组成，分子由原子组成。

此后，许多科学家在科学实验的基础上对物质结构进行了更深入的探索，修正和完善了原子论和分子假说，形成了科学的原子分子学说。原子分子学说是最重要的化学理论之一，极大地推动了化学学科和其他众多学科的发展。

第二节　元素、化学式、化合价

一、元素、元素符号

(一) 元素的概念

氧分子是由氧原子构成的，水分子是由氢原子和氧原子构成的，二氧化碳分子是由氧原子和碳原子构成的。无论是氧分子中的氧原子、水分子中的氧原子，还是二氧化碳分子中的氧原子，不论氧原子存在于何种分子中，它们都是同一类原子即核电荷数都是8(或核内都有8个质子)的原子。同一类原子具有相同核电荷数。化学上，把具有相同核电荷数(即核内质子数)的同一类原子总称为元素。

例如，我们把核电荷数为1的原子总称为氢元素，核电荷数为6的原子总称为碳元素，核电荷数为8的原子总称为氧元素等，元素的种类取决于核电荷数(即核内质子数)，而与核内中子数没有关系。

目前农村常用的氮肥如硫酸铵[$(NH_4)_2SO_4$]、硝酸铵(NH_4NO_3)、碳酸氢铵(NH_4HCO_3)、氯化铵(NH_4Cl)、氨水($NH_3 \cdot H_2O$)、尿素[$CO(NH_2)_2$]等，都是含有氮元素的肥料，而在铁矿石、钢铁、铁锈等物质中都含有铁元素。

我们周围的世界里，已发现和人工合成的物质有几千万种。尽管物质的种类繁多，但组成物质的元素却不多。到目前为止，已经发现的元素有一百多种，其中有十几种是人造元素。世界上的物质都是由这一百多种元素所组成的。

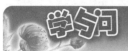

1-7　铁原子与铁离子都属于铁元素的原因是　　　　　　　　（　　）
　　　A. 具有相同的相对原子质量　　B. 具有相同的中子数
　　　C. 具有相同的核外电子数　　　D. 具有相同的核内质子数

（二）单质和化合物

物质的种类,按其组成可分为混合物和纯净物。

混合物是由两种或多种物质混合而成的,这些物质相互间没有发生化学反应。在混合物里各物质都保持各自的性质。如空气、石油、煤、天然气、水煤气、溶液、碱石灰等都是混合物。空气是由氧气、氮气、稀有气体、二氧化碳、水蒸气等多种成分组成的混合物,各种成分间没有发生化学反应,它们各自保持原来的性质。在混合物中的各成分的量时常会发生改变,因此混合物一般没有固定的组成。

纯净物是由一种物质组成的。与混合物不同,在纯净物中有固定的组成和性质。如氧气、水、二氧化碳、氯酸钾、氢氧化钠、高锰酸钾等都是纯净物。但绝对纯净的物质是没有的,通常所讲的纯净物是指杂质含量极少的物质。

化学上研究某一种物质,通常指的是纯净物。纯净物根据组成元素的种类又分为单质和化合物。

只由一种元素组成的纯净物叫做单质。例如,氢气是由氢元素组成的,铜是由铜元素组成的。单质又分为金属、非金属和稀有气体。

由两种或两种以上元素组成的纯净物叫做化合物。例如,水由氢元素和氧元素两种元素组成。氯酸钾由钾、氯、氧三种元素组成。化合物分为无机化合物和有机化合物两大类。无机化合物又分为氧化物、氢化物、酸、碱、盐等类。

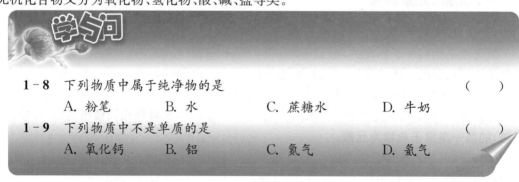

1-8　下列物质中属于纯净物的是　　　　　　　　　　　　　　（　　）
　　　A. 粉笔　　　　B. 水　　　　C. 蔗糖水　　　　D. 牛奶
1-9　下列物质中不是单质的是　　　　　　　　　　　　　　　（　　）
　　　A. 氧化钙　　　B. 铝　　　　C. 氮气　　　　D. 氦气

（三）元素的存在

各种元素在地壳里的含量相差很大。地壳主要是由氧、硅、铝、铁、钙、钠、钾、镁、氢等元素组成。含量最多的氧元素占地壳质量分数 48.60%,其次是硅元素占 26.30%。

生物细胞,不管其来源于动物(包括人体)、植物还是微生物,都含有近似的元素种类和质量分数。生物细胞中的主要元素是氧(65%)、碳(18%)、氢(10%)、氮(3%)、钙(1.5%)、磷(1.0%)、钾(0.35%)、硫(0.25%)、钠(0.15%)。

（四）元素符号

元素有一百多种,每种元素都用确定的符号来表示。用来表示不同元素的化学符号叫做元素符号。

国际上,统一采用元素的拉丁文名称的第一个大写字母表示元素,如果几种元素名称的第一个字母相同时,则再附加一个小写字母来区别。例如,用 C 表示碳元素,Ca 表示钙元素,Co 表示钴元素,Cu 表示铜元素,Cl 表示氯元素。

元素符号的含义(以 H 为例):

① 表示一种元素(如 H 表示氢元素);

② 表示该元素的一个原子(如 H 表示一个氢原子)。

（五）常见元素口诀

碳氢氧氮氯硫磷　　钾钙钠 镁 铝铁锌　　锰 钡 锡 铅 铜 汞 银
C H O N Cl S P　　K Ca Na Mg Al Fe Zn　　Mn Ba Sn Pb Cu Hg Ag

（六）元素与原子的比较

见表 1 - 3。

表 1 - 3　元素与原子比较表

	元　素	原　子
区　别	元素是宏观概念,只表示种类,不论个数	原子是微观概念,既表示种类,又表示数量含义
	化学变化中元素种类不变,但形态可能变化	化学变化中,原子种类数量不变,但最外层电子数可能变化
联　系	元素是同一类原子的总称,原子是构成元素的基本单元	

学 习

1 - 10　下列元素符号不正确的是　　　　　　　　　　　　　　　　　　（　　）

　　　A. 银 AG　　　　　B. 铜 Cu　　　　　C. 锌 Zn　　　　　D. 氯 Cl

1 - 11　下列化学符号,既能表示一种元素,又能表示一个原子的是　　　（　　）

　　　A. O_2　　　　　B. H　　　　　C. H_2O　　　　　D. O_3

1 - 12　下列各组元素符号表示都是金属元素的是　　　　　　　　　　　（　　）

　　　A. C、Cu、Ca　　　B. S、Fe、P　　　C. K、Mg、Ba　　　D. K、Na、H

1 - 13　甲醛(化学式为 CH_2O)是室内装潢时的主要污染物之一,下列说法中正确的是　　　　　　　　　　　　　　　　　　　　　　　　　　　　　　　（　　）

　　　A. 甲醛是由碳、氢、氧三种元素组成的

　　　B. 甲醛由碳原子和水分子构成

　　　C. 甲醛分子由碳原子、氢分子、氧原子构成

　　　D. 甲醛由一个碳元素、两个氢元素、一个氧元素组成

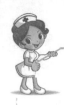

二、化学式、相对分子质量

（一）化学式

单质和化合物都有固定的组成，为了便于认识和研究物质，在化学上常用元素符号来表示单质和化合物的组成。例如，可分别用 H_2、CO_2、H_2O、CaO、$NaCl$ 来表示氢气、二氧化碳、水、氧化钙、氯化钠的组成。用元素符号来表示物质组成的式子叫做化学式。

1. 化学式的书写方法

（1）单质化学式的写法：由原子构成的单质直接用元素符号表示，如稀有气体（He、Ne、Ar 等）、金属单质（Fe、Hg、Zn 等）、固态非金属单质（C、S、P 等）。

由分子构成的单质，在元素符号的右下角用小数字表示单质分子里所含的原子个数，如 O_2、O_3、N_2、H_2 等。

（2）简单化合物化学式的写法：由两种元素组成的化合物中，如果是氧化物，一般把氧元素的符号写右侧，另一种元素的符号写左侧，然后在相应的元素符号右下角标上原子个数，原子个数为 1 时不标出。如 CO_2、H_2O、P_2O_5 等。如果由金属元素和非金属元素组成的化合物，一般把金属元素的符号写左侧，非金属元素的符号写右侧，然后标出相应的原子个数，如 KCl、Na_2O、$CaCl_2$ 等。

命名时，习惯上从右向左读，中间用"化"字相连，有时要读出原子个数，如 N_2O_5（五氧化二氮）、Na_2O（氧化钠）、$MgCl_2$（氯化镁）等。

2. 化学式的含义（以 H_2O 为例）

（1）表示一种物质（如 H_2O 表示水这种物质）。

（2）表示该物质由哪些元素组成（如 H_2O 表示水由氢元素和氧元素组成）。

（3）表示该物质的一个分子（如 H_2O 表示一个水分子）。

（4）表示构成物质的一个分子中各元素的原子个数（如 H_2O 表示一个水分子含一个氧原子和两个氢原子）。

（二）相对分子质量

相对分子质量等于化学式中各原子的相对原子质量的总和。与相对原子质量一样，相对分子质量也是以碳-12 原子的质量作标准，通过比较而得的相对质量，其国际单位制（SI）单位也为 1（一般不写）。

计算公式：

$$某分子的相对分子质量 = \frac{该分子的实际质量}{碳-12\ 原子质量 \times \frac{1}{12}}$$

根据化学式可进行如下一些计算：

1. 计算物质的相对分子质量　例如，求 $Al_2(SO_4)_3$ 的相对分子质量：

$$Al_2(SO_4)_3 的相对分子质量 = 27 \times 2 + (32 + 16 \times 4) \times 3 = 342$$

2. 计算组成物质的各元素的质量比　例如，求 NH_4NO_3 中各元素的质量比：

$$m(N) : m(H) : m(O) = 14 \times 2 : 1 \times 4 : 16 \times 3 = 7 : 1 : 12$$

3. 计算物质中某元素的质量分数　例如，求化肥尿素[$CO(NH_2)_2$]中氮元素的质量分数：

$$尿素中氮的质量分数 = \frac{氮的相对原子质量 \times 氮原子个数}{尿素的相对分子质量} \times 100\%$$

$$= \frac{14 \times 2}{12 + 16 + 14 \times 2 + 1 \times 4} \times 100\% = \frac{28}{60} \times 100\% = 46.7\%$$

（三）化学用语表示的意义

在化学式(或元素符号)前面和化学式中元素符号右下角的数字的含义是不同的。例如：

1. N　表示氮元素；表示 1 个氮原子。

2. 2N　表示 2 个氮原子。

3. N_2　表示氮气；表示氮气由氮元素组成；表示 1 个氮分子；表示 1 个氮分子由 2 个氮原子构成。

4. $4N_2$　表示 4 个氮分子。

5. NO_2　表示二氧化氮；表示二氧化氮由氧元素和氮元素组成；表示 1 个二氧化氮分子；表示 1 个二氧化氮分子由 1 个氮原子和 2 个氧原子构成。

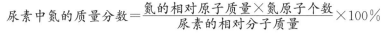

1-14　用数字和化学符号表示。

2 个氢分子_____，3 个氧原子_____，4 个铝离子_____子_____，6 个硫酸根离子_____，氯化钠_____，氢氧化钾_____。

1-15　说明化学用语表达的含义。

3P _____，$2Na^+$ _____，$5H_2$ _____。

1-16　油炸食物不宜多吃，因为食物长时间煎炸后会产生微量的丙烯醛(化学式为 C_3H_4O)等有毒物质，损害人体健康，下列有关丙烯醛的说法中，不正确的是 （　　）

A. 含有碳、氢、氧三种元素

B. 碳、氢、氧元素的质量比是 9：1：2

C. 分子中原子个数比依次为 3：4：1

D. 1 个丙烯醛分子由 3 个碳原子、4 个氢原子和 1 个氧原子构成

1-17　计算下列物质的相对分子质量。

O_2　H_2O　H_2SO_4　$NaOH$　HCl　$C_6H_{12}O_6$

三、化合价

（一）化合价的定义

一种元素一定数目的原子跟其他元素一定数目的原子化合的性质，叫做这种元素的化合价。

化合价有正价和负价之分。化合价是元素的性质，因此通常称为元素的化合价而不能称为原子的化合价。化合价是元素相化合时表现出来的一种性质，只存在于化合物中，因此在单质中，元素的化合价为零。

（二）化合价的表示方法

化合价用＋1，＋2，－1，－2等表示，标在元素符号的正上方，如 $\overset{+1}{N}\overset{-1}{Cl}$、$\overset{+2}{M}\overset{-2}{g}O$、$\overset{+3}{Al_2}\overset{-2}{O_3}$ 等。

离子所带电荷符号用＋,2＋,－,2－等表示，标在元素符号右上方,如 Na^+、Mg^{2+}、Cl^-、S^{2-} 等。

（三）确定化合价的一般规则

1. 化合价原则：在化合物中，各元素的正负化合价代数和等于零。

2. 单质中元素的化合价为零价。

3. 在化合物中，氢元素通常为＋1价，氧元素通常显－2价。

4. 金属和非金属元素化合时，金属元素显正价，非金属元素显负价。

5. 氧、氟与其他非金属元素化合时，氧元素显－2价，氟元素显－1价，其他非金属元素显正价。

6. 许多元素具有可变化合价，它们在不同的化合物中显示的化合价是不同的。

（四）常见元素、原子团的化合价

1. 常见元素、原子团的化合价　口诀

一价氢氯钾钠银、铵根硝酸（根）氢氧根；二价氧镁钙钡锌、碳酸（根）硫酸（根）硅酸根；二四六硫二四碳，三价铁铝磷酸根；亚铁亚铜要记清，莫忘单质都为零。

2. 常见元素、原子团的化合价（见表1-4）

表1-4　常见元素、原子团的化合价表

元素名称	元素符号	常见的化合价	元素名称	元素符号	常见的化合价
钾	K	＋1	磷酸根	PO_4	－3
钠	Na	＋1	氢	H	＋1
银	Ag	＋1	氟	F	－1
钙	Ca	＋2	氯	Cl	－1,＋1,＋5,＋7
镁	Mg	＋2	氧	O	－2
钡	Ba	＋2	硫	S	－2,＋4,＋6
锌	Zn	＋2	碳	C	＋2,＋4
铜	Cu	＋1,＋2	硅	Si	＋4
铁	Fe	＋2,＋3	氮	N	－3,＋2,＋4,＋5
铝	Al	＋3	磷	P	－3,＋3,＋5
锰	Mn	＋2,＋4,＋6,＋7	碳酸根	CO_3	－2
铵根	NH_4	＋1	硫酸根	SO_4	－2
硝酸根	NO_3	－1	硅酸根	SiO_3	－2
氢氧根	OH	－1			

（五）元素化合价的应用

依据在化合物中各元素正、负化合价代数和等于零的化合价原则解决问题。

1. 根据化合价书写化学式

例：书写氧化铝的化学式。

(1) 正价左，负价右：$\overset{+3\,-2}{AlO}$

(2) 交叉约简定个数：最小公倍数为 $3\times2=6$，Al：$6/3=2$；O：$6/2=3$

(3) 写右下，验正误：Al_2O_3 $(+3)\times2+(-2)\times3=0$

2. 根据化合价原则，计算某元素的未知化合价

例：求 $KMnO_4$ 中 Mn 的化合价。

设 $KMnO_4$ 中 Mn 的化合价为 x 价。

根据化合价原则有 $(+1)\times1+x+(-2)\times4=0$

解得：$x=+7$

3. 根据化合价原则，判断化学式正误

例：判断氧化钠（NaO）的化学式是否正确。

(1) 标出元素的化合价：$\overset{+1\,-2}{NaO}$

(2) 计算：$(+1)\times1+(-2)\times1=-1\neq0$

(3) 判断：NaO 的化学式错误，正确的化学式为 Na_2O。

学与问

1-18 在单质里元素的化合价为_____；在化合物里，氢元素的化合价通常为_____价，氧元素的化合价通常显_____价。金属元素在化合物中通常显_____价，非金属元素在与金属或氢元素化合时通常显_____价，在化合物里元素的正负化合价的代数和为_____。

1-19 标出下列物质中各元素的化合价：

SO_2　CO　Fe　HNO_3　MgO　S　O_3　N_2　$NaOH$　$CaCl_2$

知识链接

元素名称和化学式

化学元素的汉语名称的造字、读音一般都有其规律。在汉语里化学元素的名称都是用一个汉字来表达的。有一些是从古沿用至今的，如金、银、铜、铁、锡、铅等；有的是根据固有的字改变或增加偏旁而成为化学专用名称的，如碳、磷等；有的是从译音而创造的，如钠、锰、钨、钙等；有的是译意的，如轻气、养气、淡气等，后来又演变成

氢、氧、氮，仍保持原来的读音。现在我国通用的化学元素汉语名称中，金属元素除汞外均用"钅"字旁表示，非金属元素则按其单质在常温下的状态，分别用"气"、"氵"、"石"字旁表示。化学元素的读音，一般是按偏旁字发音的。例如镁读美，氟读弗，碘读典等，但也有不少例外，如氧读养，钠读纳，溴读嗅等。

知识链接

化学式是用元素符号表示各种物质的化学组成的式子,包括分子式、实验式、电子式、结构式、结构简式等。氧气、二氧化碳等是由单独的分子构成的单质或化合物,可分别用分子式 O_2、CO_2 等表示。但像氯化钠、氢氧化钠等离子化合物的晶体或水溶液中都不存在单独的分子,只能用实验式 NaCl、NaOH 等分别表示。实验式只表示该物质的组成元素及各元素间最简质量比和原子个数比。

第三节 化学方程式

化学方程式既能反映反应物、生成物和反应条件,又能反映出反应物、生成物各物质间的质量关系——质量守恒定律。化学方程式同元素符号、化学式一样,也是一种重要的化学用语,是学习化学的非常重要的工具。

一、质量守恒定律

参加化学反应的各物质的质量总和,等于反应后生成的各物质的质量总和。这个规律叫做质量守恒定律。这是因为在一切化学反应里,反应的实质是原子重新组合生成新物质的过程,反应前后原子的种类没有改变,原子的数目也没有增减,所以,化学反应前后各物质的质量总和必然相等。

二、化学方程式

1. 定义 用化学式表示物质化学反应的式子叫做化学方程式。

例如,甲烷在空气中燃烧,就是甲烷与氧气作用生成水和二氧化碳的反应,其化学方程式为:

$$CH_4 + 2O_2 \xrightarrow{\text{点燃}} 2H_2O + CO_2$$

2. 书写原则 书写化学方程式必须遵守两个原则:一是必须以客观事实为依据,不能凭空设想、随意臆造事实上不存在的化学式和化学反应。二是遵循质量守恒定律,使等号两边各元素的原子个数相等。

3. 书写步骤

(1) 正确写出化学式:左边写反应物的化学式,右边写生成物的化学式,中间用短线连接。

(2) 配平化学方程式:在化学式前填上适当的系数,使式子左、右两边的每一种元素的原子个数都相等,从而体现出质量守恒。

常用配平的方法:① 观察法,查左右两边各元素的原子个数,然后在化学式前填上适当的系数。如:

$$3Fe+2O_2 \xrightarrow{\text{点燃}} Fe_3O_4$$

② 最小公倍数法：找左、右两边原子个数变化较大的原子个数的最小公倍数，用这个公倍数分别除以左右两边有该原子的化学式中的原子个数，所得商为化学式前的系数，然后再依次调整其他原子的个数。如：

$$4P + 5O_2 \xrightarrow{\text{点燃}} 2P_2O_5$$

上式从"O"入手找最小公倍数 $2×5＝10$，O_2 前系数＝$10/2＝5$，P_2O_5 前系数＝$10/5＝2$，最后在 P 前填 4（配平后把短线改成"等号"）。

(3) 注明化学反应发生的条件：化学反应只有在一定条件下才能发生，因此，需要在化学方程式中注明反应发生的基本条件，如把点燃、加热（常用"△"号表示）、催化剂、高温等，写在"等号"的上方或下方。

(4) 标出生成物的状态："↑"和"↓"是生成物的状态符号，如果生成物中有气体，在气体物质的化学式右边要注"↑"气体符号；如果生成物中有固体，在固体物质的化学式右边要注"↓"沉淀符号。但是，如果反应物和生成物中都有气体，气体生成物就不需注"↑"。同样，如果反应物和生成物中都有固体，固体生成物也不需注"↓"。如：

$$2H_2O \xrightarrow{\text{通电}} 2H_2\uparrow + O_2\uparrow$$

$$AgNO_3 + NaCl =\!=\!= AgCl\downarrow + NaNO_3$$

$$C + O_2 \xrightarrow{\text{点燃}} CO_2$$

$$2Mg + O_2 \xrightarrow{\text{点燃}} 2MgO$$

4. 化学方程式的含义和读法

(1) 宏观上：表示反应物和生成物各是什么物质，反应在何种条件下进行，同时体现了反应物的一种性质，生成物的一种制法。例如：

$$S + O_2 \xrightarrow{\text{点燃}} SO_2$$

可读作（或表示）"在点燃的条件下，硫和氧气反应生成二氧化硫"，同时表明硫可以燃烧，氧气有氧化性、可以助燃的性质，也表明二氧化硫可用此法制取。

(2) 微观上：表示反应物、生成物各物质之间的分子或原子个数比。例如：

$$S + O_2 \xrightarrow{\text{点燃}} SO_2$$
$$1 \quad 1 \qquad\quad 1$$

可读作（或表示）"在点燃的条件下，一个硫原子与一个氧分子反应生成一个二氧化硫分子"。

(3) 质量上：表示了反应物、生成物各物质之间的质量比，即相对分子质量（或相对原子质量）×化学式前系数之比。例如：

$$C + O_2 \xrightarrow{\text{点燃}} CO_2$$
$$12 \quad 32 \qquad 44$$

可读作（或表示）"在点燃的条件下，每12份质量的碳和32份质量的氧气反应，生成44

份质量的二氧化碳"。

5．书写或读化学方程式常见的错误

（1）没有按化合价要求书写化学式,造成化学式写错或漏写。

（2）随意臆造化学式或事实上不存在的化学反应。

（3）化学方程式未配平或配平不完整。

（4）写错或漏写反应必需的条件。

（5）错写或漏写"↑"或"↓"。

（6）错把"＋"读成"加上",错把"＝"读成"等于"。（化学方程式中的"＋"表示"跟、和、与","＝"表示生成）。

1-20 在化学反应前后,下列叙述中错误的是　　　　　　　　　　　　（　　）

　　　A. 物质的质量总和是一样的　　　　B. 元素的种类是一样的

　　　C. 各种原子的总数是一样的　　　　D. 物质的分子个数是一样的

1-21 以 $CH_4 + 2O_2 \xrightarrow{\text{点燃}} 2H_2O + CO_2$ 为例,说明化学方程式的含义和读法。

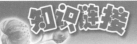
酒类酿造的化学原理

　　酒类酿造原料有两类,一类是含糖的水果类,另一类是富含淀粉的粮食类。水果类原料的酿造是在酵母菌作用下,将葡萄糖酵解转化成丙酮酸,丙酮酸在脱羧酶的作用下分解成乙醛和二氧化碳,在乙醇脱氢酶的作用下乙醛可还原成俗称酒精的乙醇。用高粱、小麦、水稻、山芋等富含淀粉的粮食类酿酒,要经历两个阶段:一是将淀粉水解成葡萄糖的糖化阶段,另一个是利用酵母菌将葡萄糖等转化为酒精的酒化阶段。在发酵过程中,当酒精含量达百分之十几时,酵母菌受到抑制而停止发酵,酒液中酒精含量难以提高。为了提高酒精的含量,人们发明了蒸馏法,利用酒精的沸点比水低且汽化快的性质,通过蒸馏可得到酒精含量高的酒。根据酒的生产方式、原料和酒精含量的不同,一般把酒分为白酒、黄酒、啤酒、果酒和配制酒五类。

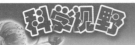
全球气候变暖产生的问题

　　全球气候变暖与臭氧层出现空洞、酸雨是当今世界的三大环境热点问题。大多数科学家认为造成全球气候变暖的原因是温室效应不断增强的缘故。

　　一、大气温室效应

　　大气中二氧化碳具有类似塑料薄膜和玻璃的作用,它不影响太阳光照射到地面,但可吸收被太阳光加热的由地

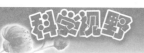

面向空间辐射的热能,阻止地球热量向空间散发,使底层的大气变暖,形成了大气温室效应。

二、全球气候变暖的利和弊

全球气候变暖有利也有弊,但总的来说,弊大于利。

气候变暖对农业生产会产生正面影响。大部分粮食作物在高浓度的二氧化碳环境中光合作用会增强,有利于农作物增产。

大气中二氧化碳浓度增加一倍,全球平均气温升高约 $1.5 \sim 4.3$ ℃,将使世界各地的冰川部分融化,造成海平面上升,大洋上的许多岛国将遭灭顶之灾,世界上经济发达的大量沿海地区将沦为水乡泽国。

气候变暖会造成全球雨量分布的变化,世界主要农业区即中纬度地区夏天将更加干燥,内陆湖泊、水库水位下降甚至干涸造成旱灾。

气候变暖会使热带、亚热带流行的疟疾、痢疾、寄生虫病向北蔓延,变暖的冬天会使一些病虫害轻易越冬,影响更多人健康。

三、防止温室效应的对策

要控制全球气候变暖就必须控制大气中二氧化碳的含量,通过国际间的合作,共同行动减少二氧化碳的排放量。首先,要提高煤、石油和天然气等化石能源的利用率。其次,使用太阳能、水能、生物燃料、风能、海洋能、地热能等清洁能源代替化石燃料。再次,应大力植树造林,减少对森林的滥砍滥伐,增加绿色植被,利用绿色植物在光合作用时大量吸收二氧化碳。

影响气候变暖的因素是多方面的。尽管大多数科学家认为,温室效应造成了全球气候变暖的趋势,近百年来全球二氧化碳是逐渐增加的,但地球气温并非一直上升。影响全球气候变化是个复杂的问题,对此尚需作进一步的研究和探索。

知识点归纳

知 识 点	知 识 内 容
分子	保持物质化学性质的最小粒子;质量和体积很小;处于永恒的运动中;分子间有间隔
原子	化学变化中的最小粒子;质量和体积很小;处于永恒的运动中;原子间有间隔
离子	带有电荷的原子或原子团;质量和体积很小;处于永恒的运动中;离子间有间隔
元素	具有相同核电荷数(即核内质子数)的同一类原子的总称
元素符号	用来表示不同元素的化学符号
化学式	用元素符号表示物质组成的式子

续表

知 识 点	知 识 内 容
相对分子质量	等于化学式中各原子的相对原子质量的总和
化合价	一种元素一定数目的原子跟其他元素一定数目的原子化合的性质
化学方程式	用化学式表示物质化学反应的式子

一、选择题

1. 物质在不同条件下的三种状态变化,主要是由于　　　　　　　　　　　　　　　　（　　）

　A. 分子的大小发生了变化　　　　　　　　　B. 分子的质量发生了变化

　C. 分子之间的间隔发生了变化　　　　　　　D. 分子总是不断运动的

2. 以下关于粒子的说法中,正确的是　　　　　　　　　　　　　　　　　　　　　（　　）

　A. 分子是化学变化中的最小粒子　　　　　　B. 分子的质量大,原子的质量小

　C. 原子不能再分　　　　　　　　　　　　　D. 分子、原子、离子都是构成物质的粒子

3. 双氧水(H_2O_2)是隐形眼镜洗液的主要成分,下列说法中正确的是　　　　　　　（　　）

　A. 由氢元素和氧元素组成　　　　　　　　　B. 由氢气和氧气组成

　C. 由1个氢分子和1个氧分子构成　　　　　D. 由2个氢原子和2个氧原子构成

4. 决定元素种类的是　　　　　　　　　　　　　　　　　　　　　　　　　　　　（　　）

　A. 中子数　　　　　　B. 质子数　　　　　　C. 核外电子数　　　　　D. 最外层电子数

5. 下列物质中一定属于氧化物的是　　　　　　　　　　　　　　　　　　　　　　（　　）

　A. 含有氧元素的化合物　　　　　　　　　　B. 能分解出氧气的化合物

　C. 氧气跟某种物质反应的生成物　　　　　　D. 由氧元素和另一种元素组成的化合物

6. 有关 O_2、H_2O、SO_2 三种物质的说法中正确的是　　　　　　　　　　　　　（　　）

　A. 都含有氧分子　　　　　　　　　　　　　B. 都含有氧元素

　C. 都属于化合物　　　　　　　　　　　　　D. 都属于氧化物

7. 下列化合物中,铁元素质量分数最小的是　　　　　　　　　　　　　　　　　　（　　）

　A. FeO　　　　　　　B. Fe_2O_3　　　　　C. Fe_3O_4　　　　　D. FeS

8. 燃放烟花爆竹能产生一种刺激性气味的气体,会污染空气,该气体由两种元素组成,其质量比为

1∶1,这种气体是　　　　　　　　　　　　　　　　　　　　　　　　　　　　　（　　）

　A. H_2S　　　　　　B. CO　　　　　　　C. NO_2　　　　　　D. SO_2

9. 下列化合物中氮元素的化合价最低的是　　　　　　　　　　　　　　　　　　　（　　）

　A. N_2　　　　　　　B. NH_3　　　　　　C. NO　　　　　　　D. N_2O_5

10. 某元素 R 具有不变化合价,其氧化物为 R_2O_3,则下列化学式中错误的是　　　（　　）

　A. $R_2(SO_4)_3$　　　B. R_2S_3　　　　　C. R_2Cl_3　　　　　D. $R(OH)_3$

11. 某化合物 R,其燃烧的化学方程式为 $R+3O_2 \xrightarrow{\text{点燃}} 2CO_2+3H_2O$,下列化学式符合 R 的是　（　　）

　A. C_2H_4　　　　　B. C_2H_6O　　　　C. C_2H_6　　　　　D. C_2H_4O

12. 在 $A+B = 2C+D$ 的反应中,a g A 和 b g B 完全反应后,生成 d g 的 D,则生成 C 的质量为　（　　）

　A. $(a+b-d)$ g　　　　　　　　　　　　　B. $(a+b-d)/2$ g

　C. $(d-a-b)$ g　　　　　　　　　　　　　D. $(a-b-d)/2$ g

13. 对于化学方程式 $2Mg+O_2\xrightarrow{\text{点燃}}2MgO$ 的读法错误的是　　　　（　　）

A. 镁加氧气等于氧化镁

B. 在点燃的条件下,镁和氧气反应生成氧化镁

C. 在点燃的条件下,每 2 个镁原子与一个氧分子反应生成两个氧化镁分子

D. 在点燃的条件下,每 48 份质量的镁跟 32 份质量的氧气反应生成 80 份质量的氧化镁

14. 下列物质中,硫元素的化合价由高到低排列的一组是　　　　（　　）

A. H_2S、H_2SO_4、H_2SO_3　　　　　　B. K_2SO_4、K_2SO_3、K_2S

C. H_2S、SO_2、SO_3　　　　　　　　　D. Na_2SO_4、Na_2S、Na_2SO_3

15. 下列化学式中,不正确的是　　　　（　　）

A. $ZnSO_4$　　　　B. ZnO　　　　C. CO_2　　　　D. AlO_2

16. 下列化合物中,含有 +7 价元素的是　　　　（　　）

A. $HClO_4$　　　　B. K_2MnO_4　　　　C. H_3PO_4　　　　D. $HClO_3$

二、填空题

1. 下列物质中属于纯净物的是＿＿＿＿＿＿＿＿＿（填编号,下同);属于混合物的是＿＿＿＿＿＿＿＿。

(1) 净化后的空气　(2) 四氧化三铁　(3) 硫磺　(4) 红磷　(5) 粗盐　(6) 氧气

(7) 矿泉水　(8) 蒸馏水　(9) 氧化汞　(10) 液态氧　(11) 盐酸　(12) 食醋

2. 海洛因是我国政府明令禁止的毒品,其化学式为 $C_{12}H_{23}NO_5$,它由＿＿＿＿元素组成,每个海洛因分子中共有＿＿＿＿个原子。

3. 过氧乙酸(CH_3COOOH)在抗击"非典"中是较为有效的消毒剂,请填写:(1) 过氧乙酸分子中,碳、氢、氧的原子个数比为＿＿＿＿;(2) 过氧乙酸中,碳、氢、氧元素的质量比为＿＿＿＿(最简整数比);(3) 过氧乙酸中,碳元素的质量分数为＿＿＿＿(结果精确至 0.1%)。

4. 写出下列符号中"2"的意义。

(1) 2Cl ＿＿＿＿＿＿＿＿＿,(2) N_2 ＿＿＿＿＿＿＿＿＿,(3) CO_2 ＿＿＿＿＿＿＿＿＿,

(4) Ca^{2+} ＿＿＿＿＿＿＿＿＿,(5) S^{2-} ＿＿＿＿＿＿＿＿＿。

5. 用数字和符号表示。

2 个铁离子＿＿＿＿,4 个硫酸根离子＿＿＿＿,3 个镁原子＿＿＿＿,5 个氧分子＿＿＿＿,氧化铝中铝元素的化合价为 +3 价＿＿＿＿。

6. 在下列各题横线上填上正确原因的序号:① 分子的体积很小;② 分子在不断运动;③ 分子间有一定的间隔;④ 分子发生了改变,分子保持物质的化学性质。

(1) 湿衣服晾晒后会变干,主要是因为＿＿＿＿。

(2) 在一定温度下,一定量的气体受压时体积缩小,主要是因为＿＿＿＿。

(3) 墨汁滴入一杯清水里,清水变黑了,主要是因为＿＿＿＿。

(4) 1 滴水大约有 $1.67×10^{21}$ 个水分子,说明＿＿＿＿。

(5) 氢气和氧气反应生成水后,生成物水的化学性质与反应物氢气和氧气的化学性质不同,是因为＿＿＿＿。

7. $4P_2O_5$ 表示＿＿＿＿＿＿＿＿＿。在 $4P+5O_2\xrightarrow{\text{点燃}}2P_2O_5$ 中,根据＿＿＿＿＿＿＿＿＿定律,每 31 份质量的磷跟＿＿＿＿＿＿＿＿＿份质量的氧气化合生成＿＿＿＿＿＿＿＿＿份质量的五氧化二磷。

三、配平下列方程式

1. $Fe_3O_4+\quad H_2\xrightarrow{\text{高温}}\quad Fe+\quad H_2O$

2. $C_2H_4+\quad O_2\xrightarrow{\text{点燃}}\quad CO_2+\quad H_2O$

3. $Fe_2O_3+\quad CO\xrightarrow{\text{高温}}\quad Fe+\quad CO_2$

四、简答题

1. 说明下列化学用语各表示的意义。

(1) H　(2) 2H　(3) H_2　(4) $2H_2$　(5) H_2O　(6) $2H_2O$

2. 简述原子和分子、原子和离子、原子和元素的异同及联系。

3. 以 $2H_2 + O_2 \xrightarrow{\text{点燃}} 2H_2O$ 为例，说明化学方程式的含义和读法。

4. 标出下列物质中各元素的化合价。

SiO_2　SO_3　H_2SO_4　$Cu(OH)_2$　$AgCl$　WO_3　CuO　Cu_2O　Fe_2O_3　FeO　Cu　H_2　O_2　$KClO_3$　$KMnO_4$

（丁宏伟）

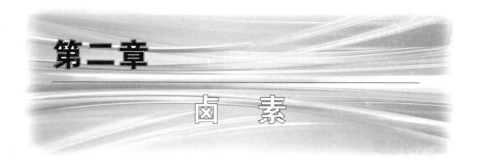

第二章

卤素

学习重点

1. 氯气的组成和氯原子的结构。
2. 氯气的化学性质。
3. 卤素的原子结构及单质的化学性质。
4. 卤离子的检验。

在已知的 112 种元素中,氟(F)、氯(Cl)、溴(Br)、碘(I)、砹(At)五种元素的原子结构相似,最外电子层上都有 7 个电子,它们的化学性质十分相似,在元素周期表中属于同一主族,称为卤族元素,简称卤素。卤素希腊原文含义是"成盐的元素",易与金属元素化合生成典型的盐,如氯化钠、碘化钾等。

卤素在自然界中分布很广,由于卤素单质的化学性质比较活泼,不可能以游离态形式存在,而是以稳定的金属卤化物的形式存在。如海水、盐湖、盐井里都含有丰富的氯化物;溴化物常与氯化物共存,但含量较少;碘主要存在于海带、海藻中;砹是放射性元素,在自然界中含量极少。

卤素是人体内的重要元素。氟存在于牙齿和骨骼中,氯以盐酸形式存在于胃液中,溴以化合物形式存在于脑下垂体的内分泌腺中,碘化物存在于甲状腺内。氟和碘是人体必需的微量元素。本章主要介绍氟、氯、溴、碘及它们的化合物。

第一节 氯 气

一、氯气的分子组成和氯原子的结构

氯气分子是由两个氯原子构成的双原子分子,分子式为 Cl_2。

氯原子的核电荷数是 17,原子核内有 17 个质子,核外有 17 个电子,最外电子层上有 7

个电子。在化学反应中,氯原子容易夺得1个电子,使最外电子层达到8个电子的稳定结构,形成－1价的阴离子,所以氯元素是活泼的非金属元素。

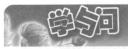

2-1 写出氯原子的原子结构示意图。

2-2 标出 Cl_2、HCl、NaCl 中氯元素的化合价。

二、氯气的性质

(一)氯气的物理性质

在通常情况下,氯气呈黄绿色,比空气重,能溶于水,常温下1体积水约能溶解2体积氯气,氯气的水溶液称为氯水。

氯气是有强烈刺激性气味的有毒气体。吸入少量氯气会使鼻、喉等黏膜受到刺激而发炎,引起胸部疼痛和咳嗽,吸入大量氯气会中毒致死。实验室内嗅闻氯气时,应用手轻轻在氯气瓶口扇动,只使极少量的氯气飘入鼻孔。

(二)氯气的化学性质

氯气的化学性质很活泼,有很强的氧化性,能与许多金属、非金属直接化合,也能与水和碱反应。

1. 氯气与金属的反应　氯气在一定条件下几乎能与所有的金属直接化合,生成金属氯化物。例如,活泼的金属钠点燃时能在氯气中剧烈燃烧,生成白色的氯化钠晶体。

$$2Na+Cl_2 \xrightarrow{\text{点燃}} 2NaCl$$

氯气也能与不活泼的金属反应,如把灼热的细铜丝放在氯气中能燃烧,生成氯化铜。

$$Cu+Cl_2 \xrightarrow{\text{高温}} CuCl_2$$

氯化铜溶解在水中形成绿色的氯化铜溶液。

但常温下,干燥的氯气不与铁反应,故可将氯气储存在钢瓶中。

2. 氯气与非金属的反应　氯气能与某些非金属直接化合。例如,氯气在常温下就能与氢气缓慢化合,如果用强光照射这两种气体的混合物,氢气和氯气就会迅速化合而发生猛烈的爆炸,生成氯化氢气体。纯净的氢气点燃后能在氯气中燃烧,发出苍白色的火焰,也生成氯化氢气体。

$$H_2+Cl_2 \xrightarrow{\text{光照或点燃}} 2HCl$$

氯化氢是无色有刺激性气味的气体,极易溶于水,在空气中能与水蒸气结合呈现雾状。0 ℃时,1体积水能溶解500体积氯化氢。氯化氢的水溶液称为氢氯酸,俗称盐酸。人体胃液中含有少量的盐酸,是消化食物所必需的。

又如,氯气与磷在点燃时反应,生成三氯化磷和五氯化磷的混合物。

$$2P+3Cl_2 \xrightarrow{\text{点燃}} 2PCl_3$$

$$2P+5Cl_2 \xrightarrow{\text{点燃}} 2PCl_5$$

氯气与硫化合比较困难,与氧、氮、碳等非金属不能直接化合。

3. 氯气与水的反应 氯气的水溶液称为氯水。氯水中溶解的部分氯气能与水缓慢反应,生成盐酸和次氯酸($HClO$)。

$$Cl_2 + H_2O \Longrightarrow HCl + HClO$$
$$\text{盐酸} \quad \text{次氯酸}$$

次氯酸是强氧化剂,能杀死水中细菌,所以饮用水通常用氯气(1 L 水中大约通入0.002 g 氯气)来杀菌消毒。次氯酸的强氧化性还能使一些染料和有机色质氧化成无色的化合物而褪色,故可作为布匹和纸浆等物质的漂白剂。

【演示实验2-1】 取湿润和干燥的有色布条各一块,分别放入盛有氯气的集气瓶内,观察发生的现象。

可以看到,湿润的有色布条放入氯气中,能褪色;干燥的有色布条在氯气中却不褪色。这说明起漂白作用的不是氯气本身,而是氯气与水反应生成的次氯酸。

次氯酸不稳定,容易分解放出氧气。当受日光照射时,次氯酸的分解速度加快。

$$2HClO \xrightarrow{\text{光照}} 2HCl + O_2\uparrow$$

因此,新制的氯水有杀菌和漂白作用,久置的氯水就会失去这种作用。

4. 氯气与碱的反应 氯气与碱溶液反应,生成次氯酸盐、金属氯化物和水。由于次氯酸盐比次氯酸稳定,容易保存,故工业上常用氯气和消石灰作用制取漂白粉(也称含氯石灰)。

$$2Ca(OH)_2 + 2Cl_2 \Longrightarrow Ca(ClO)_2 + CaCl_2 + 2H_2O$$
$$\text{次氯酸钙} \quad \text{氯化钙}$$

漂白粉是次氯酸钙和氯化钙的混合物,带有氯气的刺激性气味,其有效成分是次氯酸钙。次氯酸钙具有强氧化性,受光、受热时容易分解产生次氯酸。将漂白粉放入水中(水中一般溶有少量的二氧化碳),或与空气中的水蒸气和二氧化碳作用,都能产生次氯酸,因此漂白粉具有漂白和消毒作用。若在漂白粉水溶液中加入少量盐酸或硫酸,则会产生大量次氯酸,使漂白作用大大增强。

$$Ca(ClO)_2 + CO_2 + H_2O \Longrightarrow CaCO_3\downarrow + 2HClO$$
$$Ca(ClO)_2 + 2HCl \Longrightarrow CaCl_2 + 2HClO$$

所以,漂白粉与氯气的漂白作用原理相似。

氯气是一种重要的化工原料,用途广泛。除了制取盐酸、漂白粉外,还可用于漂白布匹、纸张及消毒饮用水,以及用于制取多种有机化合物,如聚氯乙烯塑料、氯仿、氯丁橡胶、四氯化碳等。

学与习

2-3 如何嗅闻氯气?

2-4 为什么说漂白粉与氯气的漂白作用原理相似?

2-5 液氯泄漏时,为什么可用浸有稀石灰水的毛巾或口罩捂住口鼻,进行救援或疏散?

2-6 写出氯气与氢氧化钠反应的化学方程式。

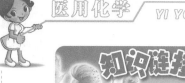

知识链接　自来水消毒处理方法

根据世界卫生组织的统计材料获知,世界上有80%的疾病与水有关。饮水不符合卫生标准而发生的疾病有三大类。一是介水传染病:通过水作媒介而传播的疾病;二是水致地方病:在饮水中含有过量或缺乏微量元素引起的地方性非传染病或地方性中毒病;三是水质中毒病:由于水源被有毒物质污染导致中毒或致病。现有技术测定结果表明,饮用水源中有七百多种有机物,其中一百多种为有害物质。

饮用水的水质关系到人体的健康,自来水的消毒处理非常重要,目前采用的消毒方法主要有液氯、紫外线、臭氧、二氧化氯。用臭氧消毒是一种非常好的杀菌消毒方法,其次是紫外线,再次是二氧化氯,最后是液氯。其中用紫外线、二氧化氯或臭氧消毒是新兴的、效果较好的消毒方法。臭氧消毒价格昂贵,只有发达国家用臭氧消毒自来水。

第二节　卤族元素

卤素在自然界都以化合态存在,它们的单质可以人工制得。

一、卤素的原子结构及单质的物理性质

卤素的单质都是双原子分子。卤素的原子结构及单质的物理性质见表2-1。

表2-1　卤素的原子结构及单质的物理性质

元素名称	元素符号	核电荷数	原子结构示意图	单质分子式	单质颜色与状态	密度(常温) $\rho(g/cm^3)$	沸点 $t(℃)$	熔点 $t(℃)$	溶解度(常温100 g水)
氟	F	9	(+9) 2 7	F_2	淡黄色气体	$1.69×10^{-3}$	-188.1	-219.6	反应
氯	Cl	17	(+17) 2 8 7	Cl_2	黄绿色气体	$3.21×10^{-3}$	-34.6	-101	226 cm³
溴	Br	35	(+35) 2 8 18 7	Br_2	红棕色液体	3.119	58.78	-7.2	4.17 g
碘	I	53	(+53) 2 8 18 18 7	I_2	紫黑色固体	4.93	184.4	113.5	0.029 g

从表2-1可以看出：卤素原子的最外层都有7个电子，从氟到碘，随着核电荷数的递增，电子层数依次增加，原子半径也依次增大。

卤素单质的物理性质虽有较大差别，但随着原子序数的递增呈现规律性的变化：密度、沸点、熔点都逐渐升高。常温下，氟、氯是气体，溴是液体，碘是固体。颜色从淡黄色至紫黑色，由浅逐渐变深。

卤素单质均具有刺激性气味和毒性。液体溴容易挥发成溴蒸气。吸入它们的气体都会引起咽喉和鼻腔黏膜的炎症。

溴、碘都能溶于水，但溶解度较小，更易溶于酒精、汽油、四氯化碳等有机溶剂。医药上消毒用的碘酒，就是碘和碘化钾的酒精溶液。

碘在常温下加热，不经过熔化就可直接变成紫色蒸气，蒸气遇冷时不经过液态又重新凝成固体。这种固体物质不经过转变成液态而直接变成气态的现象称为升华。利用碘的这一性质，可以精制碘。

人体中需要一定量的碘，饮水或食物中长期缺乏碘化物，易患甲状腺肿大症。碘盐是把含少量碘化物与大量食盐混合均匀后的产物，人们往往通过食用碘盐补充一定量的碘。

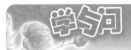

2-7 写出氟、氯的原子结构示意图。

2-8 指出氟、氯、溴、碘原子结构的共同点和不同点。

2-9 卤素单质的物理性质有哪些规律性变化？

二、卤素单质的化学性质

氟、溴、碘的最外电子层上与氯一样都有7个电子，因而它们的化学性质同氯相似，都是活泼的非金属元素。

（一）卤素与金属的反应

氟、溴、碘都像氯一样能与金属反应，生成金属卤化物。卤化物中卤素的化合价均为-1价。

反应的剧烈程度按氟、氯、溴、碘的顺序依次减弱。金属卤化物的稳定性随着氟化物、氯化物、溴化物、碘化物的顺序依次减弱。

（二）卤素与氢气的反应

和氯气一样，氟、溴、碘都能与氢气反应，生成卤化氢。但反应的剧烈程度明显地按氟、氯、溴、碘的顺序依次减弱，生成的气态氢化物的稳定性也按氟化氢（HF）、氯化氢（HCl）、溴化氢（HBr）、碘化氢（HI）的顺序依次减弱。

氟的性质比氯更活泼，氟气与氢气的反应不需要光照，在冷暗处就能剧烈地化合，并发生爆炸，生成氟化氢。

$$H_2 + F_2 \xrightarrow{暗处} 2HF$$

溴的性质不如氯活泼，溴与氢气的反应加热到500 ℃时，才较明显地进行。

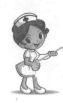

$$H_2 + Br_2 \xrightarrow{500\ ℃} 2HBr$$

碘的活泼性比溴差,碘与氢气的反应必须在不断加强热的条件下,才能缓慢地进行,而且生成的碘化氢很不稳定,同时发生分解。

$$H_2 + I_2 \xrightleftharpoons{强热} 2HI$$

和氯化氢一样,氟化氢、溴化氢、碘化氢都为无色且有刺激性气味的气体。氟化氢的毒性最大,具有强烈的腐蚀性。它们在潮湿的空气中都能雾化。

氟化氢、溴化氢和碘化氢都易溶于水,溶解于水中形成相应的酸:氢氟酸、氢溴酸和氢碘酸。它们和盐酸一样,都具有酸的通性。酸性按氢氟酸(HF)、盐酸(HCl)、氢溴酸(HBr)、氢碘酸(HI)的顺序依次增强。

（三）卤素与水的反应

氟、溴、碘也和氯气一样都能与水反应,但反应的程度有差别。氟与水发生剧烈反应,生成氟化氢和氧气。

$$2F_2 + 2H_2O == 4HF + O_2 \uparrow$$

溴与水反应生成氢溴酸和次溴酸,反应程度比氯气与水的反应弱。

$$Br_2 + H_2O == HBr + HBrO$$

碘与水的反应极微弱。

（四）卤素与碱的反应

卤素单质与碱溶液反应,生成卤化物、次卤酸盐和水。次卤酸盐会缓慢转化为卤化物和卤酸盐。用 NaOH 溶液吸收氯气以及漂白粉的制取都是根据卤素这个性质。

$$2NaOH + Cl_2 == NaCl + NaClO + H_2O$$

$$3NaClO == 2NaCl + NaClO_3$$

$$2NaOH + I_2 == NaI + NaIO + H_2O$$

（五）卤素单质化学活动性比较

上述反应可以看出,卤素各单质的化学活动性是有差异的。氟的化学性质最活泼,氯比溴活泼,溴比碘活泼。卤素化学性质上的这种差异,在它们相互置换的顺序上更加明显地表现出来。

【演示实验2-2】　取两支试管,分别加入 2 mL 溴化钠溶液和碘化钾溶液,再各滴入 1 mL 新制的饱和氯水,用力振摇,观察溶液颜色的变化。再各加入少量四氯化碳,振摇,观察四氯化碳层及下层溶液颜色的变化。

【演示实验2-3】　取 1 支盛有 2 mL 的碘化钾溶液的试管,滴入 5 滴溴水,用力振摇,观察溶液颜色。再加入少量四氯化碳,振摇,观察四氯化碳层及下层溶液颜色的变化。

实验结果表明,无色溴化钠溶液加入氯水后析出单质溴,溶液呈黄色;无色碘化钾溶液加入氯水或溴水后,析出单质碘,溶液呈现棕黄色。如果分别加入四氯化碳,振摇,静置后可以看到,黄色的溴溶液加入四氯化碳呈红棕色;棕黄色的碘溶液加入四氯化碳呈紫红色。

上述溶液颜色的变化,说明氯可以把溴或碘从它们的卤化物中置换出来,溴可以把碘从碘化物中置换出来。

$$2NaBr + Cl_2 = 2NaCl + Br_2$$

$$2KI + Cl_2 = 2KCl + I_2$$

$$2KI + Br_2 = 2KBr + I_2$$

此外,还可用实验证明,溴不能置换氯化物中的氯;碘不能置换氯化物中的氯和溴化物中的溴;氟能从熔化的氯化物、溴化物、碘化物中置换出氯、溴、碘。综上所述,说明卤素化学活动性的顺序为 $F_2 > Cl_2 > Br_2 > I_2$。

（六）碘与淀粉的反应

【演示实验2-4】 在白色点滴板上滴入少量的淀粉溶液,再加入2滴碘试液,观察溶液的颜色变化。

可以看到溶液呈蓝色。碘遇淀粉变蓝色,这是碘的一种特殊性质。利用碘的这个特性,可以检验碘或淀粉的存在。

总之,卤素是活泼的非金属元素,它们的活动性随着核电荷数的增加、原子半径的增大而减弱。卤素单质的化学性质比较见表2-2。

表2-2 卤素单质的化学性质比较

分子式	与氢气的反应及氢化物的稳定性	与水的反应	卤素的活泼性比较
F_2	在冷暗处就能剧烈化合而爆炸,HF很稳定	使水迅速分解,放出氧气	氟最活泼,能把氯、溴、碘从它们的卤化物中置换出来
Cl_2	在强光照射下能剧烈化合而爆炸,HCl较稳定	反应缓慢	氯较活泼,能把溴、碘从它们的卤化物中置换出来
Br_2	在加热条件下能缓慢化合,HBr较不稳定	反应微弱	溴不太活泼,能把碘从碘化物中置换出来
I_2	持续加强热才能缓慢化合,HI很不稳定,同时发生分解	反应极微弱	碘最不活泼,不能置换氟、氯、溴

学与问

2-10 比较 NaF、NaCl、NaBr、NaI 的稳定性。

2-11 比较卤素的气态氢化物的稳定性。

2-12 从原子结构上说明氟、氯、溴、碘在化学性质上相同点和不同点的原因。

2-13 如何检验碘或淀粉?

三、卤离子的检验

大多数金属卤化物都是白色晶体,易溶于水。但卤化银难溶于水(氟化银除外),而且不溶于稀硝酸,沉淀的颜色又各不相同,可根据这一特性来检验卤素离子。

【演示实验2-5】 在分别盛有少量氯化钠、溴化钠和碘化钾溶液的3支试管中,分别滴加硝酸银溶液,观察发生的现象。再向3支试管中各加入少量稀硝酸,观察有无变化。

可以观察到,加入硝酸银后,盛氯化钠溶液的试管中有白色沉淀生成;盛溴化钠溶液的试管中有浅黄色沉淀生成;盛碘化钾溶液的试管中有黄色沉淀生成。再加入稀硝酸后,生成的沉淀都不溶解。

$$NaCl + AgNO_3 == NaNO_3 + AgCl\downarrow(白色)$$

$$NaBr + AgNO_3 == NaNO_3 + AgBr\downarrow(浅黄色)$$

$$KI + AgNO_3 == KNO_3 + AgI\downarrow(黄色)$$

也可采用卤素间的置换反应来鉴别卤离子。

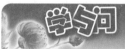

2-14　检验溴化钠或碘化钾,有哪两种化学方法?

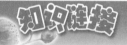

常见的金属卤化物

卤化物分为金属卤化物和非金属卤化物两大类。金属卤化物在自然界分布很广,医学上常见的金属卤化物主要有下列几种。

1. 氯化钠(NaCl)　氯化钠是人体正常生理活动不可缺少的物质。成人每天要摄取氯化钠8～15 g,来补充通过尿液、汗液等排泄掉的氯化钠。临床上用的生理盐水是9 g/L的氯化钠溶液,用于出血过多、严重腹泻等引起的失水病症,也可以用来清洗伤口或灌肠。

2. 氯化钾(KCl)　氯化钾的性质和氯化钠相似,但氯化钾的生理作用与氯化钠完全不同,不能相互代替,绝不能用氯化钾配制生理盐水。氯化钾是一种利尿药,也用于心脏性或肾脏性水肿,医药上制成片剂(0.25 g和0.50 g),

控释片(0.6 g)和注射液(1 g/10 mL)用于低血钾症。

3. 氯化铵(NH₄Cl)　氯化铵在医药上配制成注射液以治疗碱中毒,口服用作祛痰剂,应用于急、慢性呼吸道炎症和痰多不易咳出的患者。

4. 溴化钠(NaBr)　溴化钠常与溴化钾和溴化铵配制成三溴合剂,用作镇静剂,对中枢神经有抑制作用,用于治疗兴奋性失眠,对制止癫痫发作也有疗效。

5. 碘化钾(KI)　医药上用碘和碘化钾(助溶剂)配制的碘酊(20 g/L碘的酒精溶液)用于皮肤感染和消毒。碘化钾也用于治疗甲状腺肿大、慢性关节炎及动脉硬化等。碘化钾溶液又是重要的化学试剂,用于生物碱和蛋白质的检验。

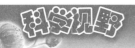

碘对人体健康的作用

碘元素对人体的健康起着至关重要的作用。科学家在研究中发现，碘是人体必需微量元素之一，有"智力元素"之称。健康成人体内的碘的总量为30 mg（20～50 mg），其中70％～80％存在于甲状腺中。

一、碘的生理功能

1. 促进生物氧化：甲状腺素能促进三羧酸循环中的生物氧化，协调生物氧化和磷酸化的偶联、调节能量转换。

2. 调节水盐代谢：甲状腺素可促进组织中水盐进入血液并从肾脏排出，缺乏时可引起组织内水盐潴留，在组织间隙出现含有大量黏蛋白的组织液，发生黏液性水肿。

3. 调节蛋白质合成与分解：当蛋白质摄入不足时，甲状腺素可促进蛋白质合成；当蛋白质摄入充足时，甲状腺素可促进蛋白质分解。

4. 促进糖类和脂肪代谢：甲状腺素能加速糖类的吸收和利用，促进糖原和脂肪分解氧化，调节血清胆固醇和磷脂浓度等。

5. 增强酶的活力：甲状腺素能活化体内一百多种酶，如细胞色素酶系、琥珀酸氧化酶系、碱性磷酸酶等，在物质代谢中起作用。

6. 促进维生素的吸收和利用：甲状腺素可促进烟酸的吸收利用、胡萝卜素转化为维生素A过程及核黄素合成核黄素腺嘌呤二核苷酸等。

7. 促进生长发育：甲状腺素促进骨骼的发育和蛋白质合成，维护中枢神经系统的正常结构。

值得注意的是，人体摄入过多的碘也是有害的，碘过量同样会引起"甲亢"。是否需要补碘，要经过正规体检，听取医生的建议，不可盲目补碘。

二、人体获得碘的主要来源

1. 食物：人体内的碘有80％～90％来自食物。

2. 饮水：10％～20％来自饮水。

3. 空气：5％左右来自空气。

海洋生物含碘量很高，如海带、紫菜、海鲜鱼、海蜇、龙虾等，其中干海带含碘可达240 mg/kg。陆地食品含碘量，动物性食品高于植物性食品，蛋、奶含碘量相对稍高，其次是肉类，淡水鱼的含碘量低于肉类。植物含碘量最低，特别是水果和蔬菜。

知识点归纳

知　识　点	知　识　内　容
氯　气	氯气分子是双原子分子（Cl_2）；氯气是黄绿色、比空气重、能溶于水的有毒气体；氯气的化学性质活泼，可与金属、非金属、水、碱等发生反应
卤　素	卤素单质都是双原子分子；卤素原子最外层上都有7个电子，从氟到碘电子层数依次增加；卤素单质的物理性质呈现规律性变化；卤素单质的化学性质相似，都是活泼的非金属元素，其化学活泼性依氟、氯、溴、碘顺序减弱
卤离子的检验	在金属卤化物溶液中，加入硝酸银溶液，再加硝酸，根据沉淀颜色的不同可检验卤离子的存在

复习检测题

一、选择题

1. 氯水具有漂白作用是因为含有 （　　）

　A. Cl_2　　　　　　　B. Cl^-　　　　　　　C. $HClO$　　　　　　　D. HCl

2. 下列物质中属于纯净物的是 （　　）

　A. 盐酸　　　　　　　B. 氯化氢　　　　　　C. 氯水　　　　　　　D. 漂白粉

3. 下列各组气体中,都能被氢氧化钠溶液吸收的是 （　　）

　A. Cl_2、HCl　　　　B. CO、Cl_2　　　　C. H_2、Cl_2　　　　D. CO_2、NH_3

4. 在碘化钾的无色溶液中通入足量的氯气,再加入四氯化碳,则四氯化碳层的颜色为 （　　）

　A. 棕红色　　　　　　B. 紫红色　　　　　　C. 橙黄色　　　　　　D. 蓝绿色

5. 下列氢化物中稳定性最差的是 （　　）

　A. HF　　　　　　　B. HCl　　　　　　　C. HBr　　　　　　　D. HI

6. 比较氟、氯、溴、碘的性质,下列说法中正确的是 （　　）

　A. 它们的原子最外层电子数递增　　　　　B. 各单质的化学活动性依次增强

　C. 生成金属卤化物的稳定性依次减弱　　　D. 各单质与水反应的剧烈程度递增

7. 下列能鉴别 KCl、$NaBr$、NaI、$NaNO_3$ 四种溶液的试剂是 （　　）

　A. 硝酸和硝酸银溶液　　　　　　　　　　B. 硝酸

　C. 淀粉　　　　　　　　　　　　　　　　D. 淀粉碘化钾溶液

二、填空题

1. 卤素是_____的简称,包括_____、_____、_____、_____和砹五种元素。

2. 卤素原子的最外电子层都有_____个电子,在化学反应中都易_____电子。卤素是活泼的_____元素,它们的活动性随着核电荷数的_____、原子半径的_____而减弱。

3. 氯气是_____色的气体,它的水溶液叫_____。

4. 写出 F、Cl 的原子结构示意图_____、_____。

5. 氯气的_____很活泼,它能跟_____、_____、_____以及_____发生化学反应。

6. 工业上用氯气和_____作用,可制得漂白粉,漂白粉的有效成分是_____。漂白粉的漂白原理与氯气的漂白原理是相同的,都是因为能够产生_____。

7. 除去碘晶体中混有的少量泥沙,一般采用_____法,将碘晶体_____使碘_____,然后冷却,即得纯碘。

8. 卤素单质的活动性由强到弱的顺序为_____;卤化氢的稳定性由强到弱的顺序为_____;金属卤化物的稳定性由强到弱的顺序为_____。

9. 医用生理盐水是_____g/L 的_____溶液,碘化钾在医药上可用来配制_____。

三、写出下列各组物质能相互作用的化学方程式

1. $NaBr + I_2$——

2. $NaI + Cl_2$——

3. $NaBr + Cl_2$——

4. $HBr + NaOH$——

5. $KCl + Br_2$——

6. $Cl_2 + H_2O$——

四、鉴别题

已知 3 个失去标签的试剂瓶,分别盛有 NaCl、NaBr、KI 溶液,举出鉴别它们的两种实验方法,并写出有关的化学方程式。

五、简答题

1. 为什么干燥的氯气没有漂白作用,而氯水有漂白作用?

2. 为什么新制的氯水有很强的漂白能力,放久后就没有漂白能力?

3. 氯气是有毒的,为什么能用氯气来消毒饮用的自来水?

4. 碘遇淀粉变蓝色,用此法也可鉴定碘化钾溶液中的碘离子吗?为什么?若在淀粉碘化钾溶液中加入氯水,有何现象?为什么?

（滕 燕）

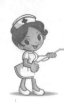

第三章

物质结构和元素周期律

学习重点

1. 原子的概念及组成。
2. 同位素的概念及应用。
3. 原子结构和性质的关系。
4. 元素周期律和元素周期表。
5. 化学键的概念及分类。
6. 配位化合物的概念、组成和命名。
7. 氧化还原反应及其基本概念，氧化、还原、氧化剂和还原剂。

任何物质所表现出的性质都是其内部结构的反映。因此，认识物质的结构和分子、原子、离子这些粒子的组成，以及它们与物质性质的关系，是深入学习化学的基础。本章将在已学过的物质结构初步知识的基础上，进一步学习原子的组成和结构及其与元素性质的关系、元素周期律、化学键等方面的知识。

第一节　原　　子

人类通过长期的科学研究和大量的科学实验得出：世界是由物质构成的，而物质是由许多基本微粒组成。这些基本微粒主要是分子、原子、离子等，而分子和离子又都源自原子。原子又是物质参加化学反应的最小基本微粒，故在化学中学习原子的相关知识十分重要。

一、原子的组成

原子的概念是由英国化学家道尔顿于 1803 年首次提出的。1911 年，英国物理学家卢瑟福从 α 射线照射到金箔上的研究发现了原子核的存在，提出了原子的天体模型。自然界的物质有 3 000 多万种，而构成这些物质的原子只有 400 多种。在每个原子中心有一个带正电的原子核，核外有若干电子绕核高速旋转。原子是由带正电的原子核和核外带负电的电子构成的。原子核所带的正电量与核外电子所带的负电量相等,整个原子是电中性的。

原子虽然是微观粒子,但整个原子的绝大部分是空的,原子核和电子的体积很小,仅占整个原子空间的极少部分。**原子核由质子和中子构成**。每个质子带一个单位正电荷,中子不带电。因此,原子核的核电荷数由质子数决定。**不同的元素含有不同的核电荷数**,按核电荷数由小到大的顺序给元素编号,所得的序号称为元素的原子序数。因此:

原子序数＝核电荷数＝核内质子数＝核外电子数

例如:第 8 号元素氧,氧原子的核电荷数是 8,原子序数为 8,原子核内有 8 个质子,核外有 8 个电子。

构成原子的粒子及其性质见表 3-1。质子和中子的质量都很小,通常用它们的相对质量,其近似整数值为 1。电子的质量更小,与质子和中子的质量相比,其相对质量可忽略不计。将原子核内所有的质子和中子的相对质量取近似整数值相加所得的数值,称为质量数。质量数用 A 表示,质子数用 Z 表示,中子数用 N 表示,显然:

$$质量数(A)＝质子数(Z)＋中子数(N)$$

表 3-1　构成原子的粒子及其性质

构成原子的粒子	电子	原子核	
		质　子	中　子
电性和电量	一个电子带一个单位负电荷	一个质子带一个单位正电荷	不显电性
质量(kg)	$9.109×10^{-31}$	$1.673×10^{-27}$	$1.675×10^{-27}$
相对质量*	$1/1\,836$**	1.007	1.008

注:*是指对 ^{12}C 原子质量的 $1/12$(约 $1.66×10^{-27}$ kg)相比较所得的数值。**是电子质量与质子质量之比。

如以 ^A_ZX 代表一个质量数为 A,质子数为 Z 的原子,那么,组成原子的粒子间的关系可表示如下:

$$原子\,^A_ZX \begin{cases} 原子核 \begin{cases} 质子\quad Z\,个 \\ 中子\quad (A-Z)\,个 \end{cases} \\ 核外电子\quad Z\,个 \end{cases}$$

例如,$^{14}_6C$ 表示碳原子的质量数为 14,质子数为 6,中子数为 8,核外电子数为 6,碳元素的原子序数为 6。

化学反应中,原子失去电子成为阳离子,得到电子成为阴离子。因此,同种元素的原子与离子间的区别仅仅是核外电子数不同(表 3-2)。

表 3-2　几种原子和离子的组成

原子和离子	原子序数	质量数	质子数	中子数	核外电子数
$^{23}_{11}Na$	11	23	11	12	11
$^{23}_{11}Na^+$	11	23	11	12	10
$^{37}_{17}Cl$	17	37	17	20	17
$^{37}_{17}Cl^-$	17	37	17	20	18

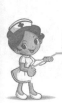

3-1 指出16号元素硫的原子序数、核电荷数、核内质子数和核外电子数。

3-2 分别指出 $^{60}_{27}Co$ 和 $^{235}_{92}U$ 中的质量数、质子数、中子数、核外电子数。

3-3 分别指出呈现在元素符号左上角数字、左下角数字、右上角数字、右下角数字及正上方数字所表示的意义。

二、同位素

元素是具有相同核电荷数(即质子数)的同一类原子的总称。也就是说,同种元素原子的质子数相同。若同种元素原子的原子核内含有不同数量的中子时,就形成同种元素的多种原子。如氢元素有3种不同的原子(表3-3),显然是由于原子核内中子数不同引起的。我们把这种质子数相同、中子数不同的同种元素的不同原子互称为同位素。

表3-3　氢元素的三种不同原子的组成

符号	名称	俗称	质子数	中子数	核电荷数	质量数
^1_1H 或 H	氕	氢	1	0	1	1
^2_1H 或 D	氘	重氢	1	1	1	2
^3_1H 或 T	氚	超重氢	1	2	1	3

大多数元素都有同位素。如碳元素有 $^{12}_6C$、$^{13}_6C$ 和 $^{14}_6C$ 同位素,其中 $^{12}_6C$ 就是把它质量的1/12作为相对原子质量标准的碳原子,称为碳-12;钴元素有 $^{59}_{27}Co$ 和 $^{60}_{27}Co$ 同位素;碘元素有 $^{127}_{53}I$ 和 $^{131}_{53}I$ 同位素;铀元素有 $^{234}_{92}U$、$^{235}_{92}U$ 和 $^{238}_{92}U$ 同位素。同一种元素的各种同位素,其核电荷数、质子数、核外电子数相同,中子数和质量数不同,故它们的物理性质上有差异,而化学性质基本相同。

在天然存在的元素中,不论是游离态还是化合态,同位素原子所占的百分比一般是不变的。平常所说某种元素的相对原子质量,是按照各种天然同位素原子所占的百分比计算出来的相对原子质量。如氯元素在自然界中存在 $^{35}_{17}Cl$ 和 $^{37}_{17}Cl$ 两种同位素,相对原子质量分别是34.97和36.96,其百分含量分别为75.77%和24.23%,所以氯元素的近似相对原子质量是:

$$34.97 \times 75.77\% + 36.96 \times 24.23\% = 35.45$$

3-4 分别指出 $^{127}_{53}I$ 和 $^{131}_{53}I$ 中核电荷数、质子数、核外电子数、质量数和中子数。

3-5 所有原子的原子核都是由质子和中子构成的,这句话对吗?

三、原子核外电子排布的表示法

为反映原子核外电子排布情况,化学上常用不同的方式表示,比较简单的是原子结构示意图和电子式两种。

（一）原子结构示意图

原子结构示意图用小圆圈加弧线表示。小圆圈代表原子核,圆圈内的$+Z$表示核电荷数;弧线表示电子层,弧线上的数字表示该电子层容纳的电子数。这种表示方法简单明了,图$3-1$为四种元素的原子结构示意图。

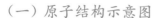

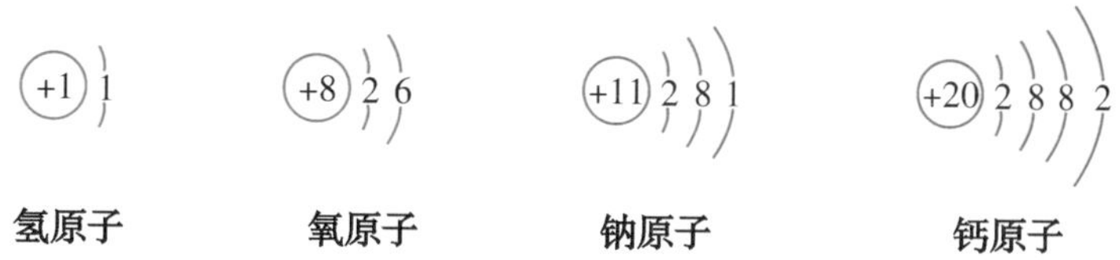

氢原子　　　　　氧原子　　　　　钠原子　　　　　　　钙原子

图 3 - 1　四种原子结构示意图

（二）电子式

电子式是用元素符号表示原子核和内层电子,并在元素符号周围用·或 × 表示原子最外层电子。第$11\sim18$号元素原子的电子式见图$3-2$。

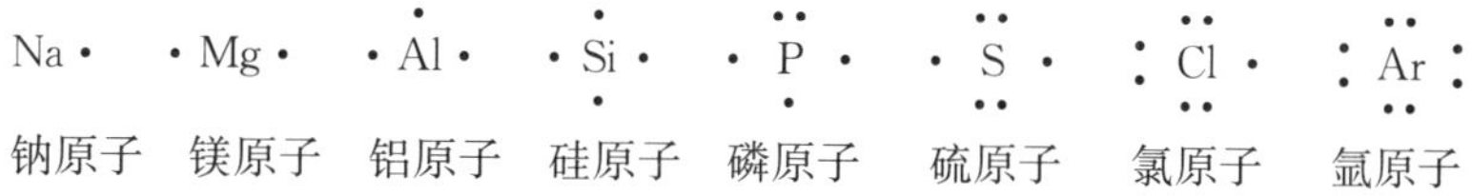

$$\text{Na·}\quad \text{·Mg·}\quad \text{·Al·}\quad \text{·Si·}\quad \text{·P·}\quad \text{·S·}\quad \text{·Cl·}\quad \text{·Ar·}$$

钠原子　镁原子　铝原子　硅原子　磷原子　硫原子　　氯原子　　氩原子

图 3 - 2　第 11～18 号元素原子的电子式

四、原子结构与元素性质的关系

元素的性质,与原子的电子层结构,特别是原子的最外层电子数的关系非常密切。例如,稀有气体的原子最外层电子数为8个(氦原子的最外层电子数为2个),它们的化学性质很稳定,一般很难与其他物质发生化学反应。因此,不论原子有几个电子层,通常认为最外层有8个电子(最外层是 K 层时有2个电子)的结构是一种相对稳定结构。而其他元素的原子是一种不稳定结构,都有得到或失去电子的倾向,使其最外层达到稳定结构。

元素的金属性是指原子失去电子成为阳离子的趋势;**元素的非金属性**是指原子得到电子成为阴离子的趋势。

金属元素的原子最外层电子数一般少于4个,在化学反应中比较容易失去电子,使次外层变成最外层,达到8个电子的稳定结构。元素的原子越容易失去电子,则生成的阳离子越稳定,该元素的金属性就越强,反之越弱。如:

钾(K)　　　钠(Na)　　　镁(Mg)　　　铝(Al)

————————————————————————→

金属性依次减弱(原子失去电子的能力依次减弱)

非金属元素的原子最外层电子数一般多于4个,在化学反应中比较容易得到电子,使最外层成为8个电子的稳定结构。元素的原子越容易得到电子,则生成的阴离子越稳定,该元素的非金属性就越强,反之越弱。如:

氟(F)　　　氯(Cl)　　　溴(Br)　　　碘(I)

————————————————————————→

非金属性依次减弱(原子得到电子的能力依次减弱)

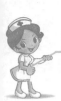
学与问

3-6 写出 C、F、Mg、K 的原子结构示意图。

3-7 写出 C、N、O、F 的电子式。

3-8 元素性质与原子的最外层电子数有怎样的密切关系?

知识链接　　同位素的应用

同位素有的是天然存在的,有的是人造的。有的稳定,有的具有放射性。

$$同位素\begin{cases}稳定性同位素 \\ 放射性同位素\begin{cases}天然放射性同位素 \\ 人造放射性同位素\end{cases}\end{cases}$$

许多同位素,特别是放射性同位素,在工农业生产、科学研究和日常生活中具有重要的用途。利用放射性同位素在发生衰变或聚变过程中释放出的巨大能量,可制造核武器或用于发电,如用 ^2_1H、^3_1H 可用作制造氢弹和作热核反应堆的原料,用 $^{235}_{92}U$ 制造原子弹和作核反应堆的燃料;通过测定 $^{14}_6C$ 的含量,可推算出文物或化石的"年龄";放射线很容易被灵敏的仪器检测,常用放射性同位素作示踪原子,如在农业肥料中加一些放射性同位素,就可知道某种作物在不同的生长期最需要含哪种元

素的肥料;放射线能抑制和破坏细胞的生长活动,如用 $^{60}_{27}Co$ 照射马铃薯、洋葱、大蒜等,可抑制发芽、长霉并能延长保存期,等等。

放射性同位素在医药卫生中也有着广泛的应用。在药物中加入放射性同位素,可用于药物的吸收、代谢、作用机理的研究,以及疾病的诊断等,如用 ^3_1H 用于脱氧核糖核酸和核糖核酸形成过程的研究,用 $^{131}_{53}I$ 被甲状腺吸收量来确定甲状腺的功能状态等;由于放射线具有很强的穿透能力,可用放射性同位素扫描来诊断脑、肝、肾、肺等病变;临床上还用放射线来治疗某些疾病和用于医疗器材的消毒,如用 $^{60}_{27}Co$ 远距离治疗机在体外照射来杀伤颅脑内、鼻咽部、肺、食管及淋巴系统等深部位的肿瘤。

第二节　元素周期律和元素周期表

一、元素周期律

自然界的一切客观事物都是互相联系和具有内部规律的。为了认识元素之间存在着的规律性变化,将第 1~18 号元素原子的最外层电子数、原子半径、主要化合价以及元素的金属性和非金属性列成表 3-4。

表 3-4　第 1～18 号元素性质的周期性变化

原子序数	元素名称	元素符号	最外层电子数	原子半径 $(10^{-10}\,m)$	最高正化合价、负化合价		金属性和非金属性
1	氢	H	1	0.37	+1		非金属元素
2	氦	He	2	—*	0		稀有气体
3	锂	Li	1	1.52	+1		活泼金属元素
4	铍	Be	2	0.89	+2		金属元素
5	硼	B	3	0.82	+3		不活泼非金属元素
6	碳	C	4	0.77	+4	-4	非金属元素
7	氮	N	5	0.75	+5	-3	活泼非金属元素
8	氧	O	6	0.74		-2	很活泼非金属元素
9	氟	F	7	0.71		-1	最活泼非金属元素
10	氖	Ne	8	—	0		稀有气体
11	钠	Na	1	1.86	+1		很活泼金属元素
12	镁	Mg	2	1.60	+2		活泼金属元素
13	铝	Al	3	1.43	+3		金属元素
14	硅	Si	4	1.17	+4	-4	不活泼非金属元素
15	磷	P	5	1.10	+5	-3	非金属元素
16	硫	S	6	1.02	+6	-2	活泼非金属元素
17	氯	Cl	7	0.99	+7	-1	很活泼非金属元素
18	氩	Ar	8	—	0		稀有气体

* 稀有气体元素的原子半径测定的依据与其他元素不同,数值不具有可比性,故不列出。

比较表 3-4 中各元素的性质,不难发现,随着原子序数的递增,元素的各种性质都呈现出一种周期性变化,即每间隔一定数目的元素之后,又出现了与前面元素性质相类似的元素。

（一）原子最外层电子数的周期性变化

从 3 号元素锂到 10 号元素氖,原子最外层电子数由 1 个递增到 8 个(由于 K 层最多为 2 个电子,所以氢和氦的原子最外层电子数为 1 个、2 个);从 11 号元素钠到 18 号元素氩,原子最外层电子数也从 1 个递增到 8 个。若对 18 号以后的元素继续研究,同样发现,每隔一定数目的元素,也会重复出现原子最外层电子数从 1 个递增到 8 个的情况。因而可得出:随着原子序数的递增,元素原子的最外层电子数呈周期性变化。

（二）原子半径的周期性变化

从表 3-4 中可看出,由锂到氟,随着原子序数的递增,原子半径由大逐渐变小;再由钠到氯,随着原子序数的递增,原子半径也由大逐渐变小。后面的元素,原子半径也有这样的变化趋势。因而可得出:随着原子序数的递增,元素原子的半径呈现周期性变化。

（三）元素化合价的周期性变化

从 11 号元素到 18 号元素,化合价的变化基本上重复出现了 3 号元素到 10 号元素的变化:最高正化合价由+1依次递增到+7(氧、氟例外);非金属元素的负化合价由-4递变到-1,且最高正化合价与负化合价的绝对值之和为8;稀有气体元素的化合价为0。18号以后的元素的化合价也同样有相似的变化。因而可得出:**元素的化合价随原子序数的递增而呈现周期性的变化。**

(四)元素金属性和非金属性的周期性变化

从表3-4中可看出,由锂到氖以及由钠到氩,随着原子序数的递增,从活泼金属开始,金属性逐渐减弱,再逐渐过渡到非金属,非金属性逐渐增强,到活泼的非金属,最后是稀有气体。18号以后的元素,其金属性和非金属性也同样出现这种规律性变化。因而可得出:**随着原子序数的递增,元素的金属性和非金属性呈现周期性变化。**

综上所述,可归纳出:**元素的性质随着原子序数的递增呈现周期性变化的规律称为元素周期律。**

元素性质周期性变化的实质是元素原子核外电子排布的周期性变化。因此,元素周期律深刻地揭示了原子结构和元素性质的内在联系。需要指出的是,元素性质的周期性变化,并不是简单机械的重复,而是一种递进的循环的变化。

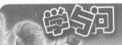

3-9 元素性质呈现哪些周期性变化?元素性质周期性变化的实质是什么?

二、元素周期表

根据元素周期律,对目前已确认的112种元素,先将电子层数相同的元素,按原子序数递增顺序从左到右排成横行,再把不同横行中最外层电子数相同、性质相似的元素,按电子层数递增顺序由上而下排成纵列,这样制成的一张表称为**元素周期表**(见附录)。

元素周期表是元素周期律的具体表现形式,它反映了元素间相互联系及变化的规律,是学习化学的重要工具。

(一)元素周期表的结构

1. **周期**　周期表中的一个横行称为一个周期,共7个周期,即具有相同的电子层数又按照原子序数递增顺序排列的一系列元素称为一个周期。依次用1,2,3,…,7表示。周期的序数等于该周期元素原子具有的电子层数。

除第1和第7周期外,其余每一周期的元素都从最外层电子数为1的碱金属开始,逐渐过渡到最外层电子数为7的卤素,最后以最外层电子数为8的稀有气体元素结束。

各周期元素的数目不完全相同。第1周期只有2种元素,第2、3周期各有8种元素,第4、5周期各有18种元素,第6周期有32种元素,第7周期目前只有26种元素,还未填满。含元素数目较少的第1、2、3周期称为**短周期**,含元素数目较多的第4、5、6周期称为**长周期**,未填满的第7周期称为**不完全周期**。

第6周期中,57号元素镧(La)到71号元素镥(Lu),共15种元素,它们原子的电子层结构和性质十分相似,总称为**镧系元素**。第7周期中,89号元素锕(Ac)到103号元素铹(Lr),共15种元素,它们原子的电子层结构和性质也十分相似,总称为**锕系元素**。为了使周期表的结构紧凑,将全体镧系元素和锕系元素分别按周期各放在同一格内,并按原子序数递增的顺序,把它们分两行另列在表的下方。92 号元素铀(U)以后的各种元素,多数是由人工核反应制得的,称为**超铀元素**。

2. **族**　周期表中有 18 个纵行,除第 8、9、10 三个纵行总标为一个族外,其余 15 个纵行,各标为一个**族**。族的序数用罗马数字Ⅰ、Ⅱ、Ⅲ等表示。

(1) **主族**:由短周期元素和长周期元素共同构成的族,称为**主族**。共有 7 个主族。主族元素的族序数后标 A,如Ⅰ A、Ⅱ A、…、Ⅶ A。主族序数等于该主族元素原子的最外层电子数。

(2) **副族**:完全由长周期元素构成的族,称为**副族**。共有 7 个副族。副族元素的族序数后标 B,如Ⅰ B、Ⅱ B、…、Ⅶ B。

(3) **第Ⅷ族**:周期表中的第 8、9、10 纵行构成的一个族,称为**第Ⅷ族**。全部由长周期元素构成,共 9 种元素。

元素周期表中部的第Ⅷ族和全部副族元素,共六十多种元素,通称为过渡元素。这些元素都是金属,所以又把它们称为过渡金属元素。

(4) **0 族**:由稀有气体元素构成的族,称为 **0 族**。这些元素原子的最外层电子结构为稳定结构,化学性质非常不活泼,通常情况下难以和其他物质发生化学反应,它们的化合价通常为 0 价,因而称为 0 族。

学与问

3-10　某元素核外有 3 个电子层,最外层有 5 个电子,该元素位于周期表中第几周期、第几主族?是什么元素?

3-11　某元素在周期表中位于第 4 周期、第 7 主族,该元素的原子有几个电子层、最外层有几个电子?

(二)元素的性质与元素在周期表中位置的关系

元素在周期表中的位置,反映了该元素的原子结构和一定的性质。因此,可以根据某元素在周期表中的位置,推测它的原子结构和某些性质。下面以元素的金属性和非金属性为例,来说明周期表中元素的性质及其递变规律。

元素的金属性的强弱,可以从它的单质跟水或酸反应置换出氢的难易程度,以及它的最高价氧化物的水化物——氢氧化物的碱性强弱来判断。而元素非金属性的强弱,可以从它的单质跟氢气生成气态氢化物的难易程度和氢化物的稳定性,以及它的最高价氧化物的水化物——含氧酸的酸性强弱来判断。

1. **同周期元素性质的递变规律**　在同一周期中,各元素的原子核外电子层数相同,但从左到右,核电荷数依次增多,原子半径逐渐减小,失电子能力逐渐减弱,得电子能力逐渐增强。因此可以得出:同周期元素从左到右,金属性逐渐减弱,非金属性逐渐增强。这个结论可从第 3 周期(11~18 号)元素性质的递变中得到证明。

第 11 号元素钠是非常活泼的金属元素。

【演示实验 3-1】　取一个盛有少量水的小烧杯,用镊子取绿豆大小金属钠 1 块,用滤纸吸干表面的煤油,放入烧杯中,观察现象。向反应后的溶液中加入几滴酚酞试液,观察颜色变化。

实验表明,金属钠跟冷水剧烈反应,钠粒熔化成液态,变成小球,并受到生成氢气的推动在水面上迅速游动,发出轻微的嘶嘶声。生成的氢氧化钠是强碱,加入酚酞试液呈红色。

$$2Na + 2H_2O \xrightarrow{\text{冷水}} 2NaOH + H_2\uparrow$$

第 12 号元素镁是活泼金属元素。

【演示实验 3-2】 取两小段镁带,用砂纸擦去表面的氧化膜,放入试管中。向试管中加入 3 mL 水,并滴入 2 滴酚酞试液,观察现象。然后,加热试管至水沸腾,观察现象。

实验表明,镁的单质不易跟冷水作用,但能跟沸水起反应,放出氢气,溶液呈淡红色。生成的氢氧化镁的碱性比氢氧化钠弱,说明镁的金属活动性不如钠强。

$$Mg + 2H_2O \xrightarrow{\text{加热}} Mg(OH)_2 + H_2\uparrow$$

第 13 号元素铝是金属元素。

【演示实验 3-3】 取 1 小段镁带和 1 小块铝片,用砂纸擦去表面的氧化膜,分别放入两支试管中,再各加 2 mL 1 mol/L 盐酸,观察现象。

实验表明,铝和镁都能跟盐酸反应,置换出氢气,但铝与酸的反应不如镁跟酸的反应剧烈,说明铝的金属活动性不如镁强。

$$Mg + 2HCl == MgCl_2 + H_2\uparrow$$
$$2Al + 6HCl == 2AlCl_3 + 3H_2\uparrow$$

铝的氧化物(Al_2O_3)既能跟酸反应,又能跟碱反应,称为两性氧化物。

$$Al_2O_3 + 6HCl == 2AlCl_3 + 3H_2O$$
$$Al_2O_3 + 2NaOH == 2NaAlO_2 + H_2O$$
偏铝酸钠

【演示实验 3-4】 在试管中加入少量 $AlCl_3$ 溶液,再滴加 NaOH 稀溶液至产生大量 $Al(OH)_3$ 白色絮状沉淀为止。将 $Al(OH)_3$ 沉淀分盛在两支试管中,然后分别加入稀 H_2SO_4 和过量的 NaOH 溶液,观察现象。

实验表明,铝的氧化物对应的水化物氢氧化铝[$Al(OH)_3$]既可与酸起反应,也可与碱起反应,称为两性氢氧化物。$Al(OH)_3$ 跟碱反应时,分子式可写成 H_3AlO_3(铝酸)。

$$2Al(OH)_3 + 3H_2SO_4 == Al_2(SO_4)_3 + 6H_2O$$
$$H_3AlO_3 + NaOH == NaAlO_2 + 2H_2O$$

以上说明铝已表现出一定的非金属性。

第 14 号元素硅是不活泼非金属元素。硅只有在高温下才能与氢气反应生成气态氢化物甲硅烷(SiH_4);硅的氧化物二氧化硅(SiO_2)是酸性氧化物,它对应的水化物硅酸(H_2SiO_3)是很弱的酸。

第 15 号元素磷是非金属元素。磷的蒸气和氢气起反应生成气态氢化物磷化氢(PH_3),但相当困难;磷的最高价氧化物是 P_2O_5,它的对应水化物是磷酸(H_3PO_4),属于中强酸。

第 16 号元素硫是比较活泼的非金属元素。在加热的条件下硫能跟氢气化合生成气态氢化物硫化氢(H_2S),硫化氢稳定性较差,在较高温度时可以分解;硫的最高价氧化物是 SO_3,它的对应水化物是硫酸(H_2SO_4),属强酸。

第 17 号元素氯是很活泼的非金属元素。氯气跟氢气在光照或点燃时能发生爆炸,生成气态氢化物氯化氢(HCl)，氯化氢十分稳定。氯的最高价氧化物是Cl_2O_7，它的对应水化物是高氯酸($HClO_4$)。高氯酸的酸性比硫酸的酸性还强。

第 18 号元素氩是一种稀有气体元素。

可以看出，第 3 周期元素性质的变化规律是：

$$\underrightarrow{\text{Na Mg Al Si P S Cl}}\qquad\text{Ar}$$

　　金属性逐渐减弱，非金属性逐渐增强　　稀有气体元素

对其他周期的元素性质进行同样的研究，也会得出类似的结论。

2. 同主族元素性质的递变规律　同一主族元素中，虽然各元素的最外层电子数相同，但从上而下，电子层数依次增多，原子半径逐渐增大，失去电子的能力逐渐增强，得到电子的能力逐渐减弱。因此可以得出：同主族元素从上而下，金属性逐渐增强，非金属性逐渐减弱。这个结论可从第ⅠA族碱金属和第ⅦA族卤素的性质递变中得到证明。

第ⅠA族元素都是活泼的金属元素，它们的最高价氧化物的水化物——氢氧化物几乎都是强碱，故该族元素又称为碱金属。

【演示实验 3－5】　在两个烧杯中各放入一些水，然后各取绿豆大小的钠、钾，用滤纸吸干它们表面的煤油，分别投入两个烧杯中，观察现象并比较。反应完毕后，分别向两个烧杯中滴入几滴酚酞试液，观察溶液的颜色变化。

实验表明，同钠一样，钾也能与水反应，生成氢气和氢氧化钾。但钾与水的反应比钠与水的反应更剧烈，反应放出的热可以使生成的氢气燃烧，并发生轻微的爆炸，因而证明钾的金属性比钠更强。

铷、铯与水的反应比钾与水的反应还要剧烈，它们遇水立即燃烧，甚至发生爆炸。可见第ⅠA族元素，元素的金属性按照锂、钠、钾、铷、铯、钫的顺序逐渐增强。

第ⅦA族卤素的性质我们已学习过，它们的非金属性按照氟、氯、溴、碘、砹的顺序逐渐减弱。

副族元素和第Ⅷ族元素性质的变化规律比较复杂，这里不再讨论。

根据以上元素性质的递变规律，可在元素周期表中对金属元素和非金属元素分区，见表3－5。表中虚线的左边是金属元素，右边是非金属元素；左下方是金属性最强的元素，右上方是非金属性最强的元素；周期表最右一个纵行是稀有气体元素。由于元素的金属性和非金属性之间没有严格的界线，因此，位于分界线附近的元素，既能表现出一定的金属性，又能表现出一定的非金属性。

表3－5　主族元素的金属性和非金属性递变

周　期	族								
	ⅠA	ⅡA	ⅢA	ⅣA	ⅤA	ⅥA	ⅦA		0
1	非金属性逐渐增强								稀有气体元素
2	金属性逐渐增强	Li	Be	B	C	N	O	F	非金属性逐渐增强
3		Na	Mg	Al	Si	P	S	Cl	
4		K	Ca	Ga	Ge	As	Se	Br	
5		Rb	Sr	In	Sn	Sb	Te	I	
6		Cs	Ba	Ti	Pb	Bi	Po	At	
7		Fr	Ra						
	金属性逐渐增强								

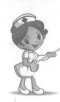

学与问

3-12 根据元素性质递变规律,比较 Li 与 Be 金属性、K 与 Mg 金属性的强弱。比较 N 与 P 非金属性、F 与 S 非金属性的强弱。

3-13 根据元素性质递变规律,指出元素周期表中金属性最强的元素和非金属性最强的元素。

知识链接　　微量元素与人体健康

自然界中存在的元素大多数是构成人体的元素,但许多元素在人体组织和体液中分布不均匀,图 3-3 为某些元素在人体组织、体液中富集情况示意图。此外,不同的元素在人体中的含量也不一样,我们把占人体质量 0.01% 以上的元素称为**常量元素**,而把占人体质量 0.01% 以下的元素称为**微量元素**。常量元素如氧、碳、氢、氮、钙、磷、硫、钾、钠、氯、镁等,它们的总质量占人体质量 99.95% 以上。

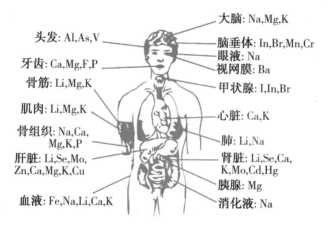

图 3-3　某些元素在人体组织、体液中富集情况示意图

人体内的微量元素根据其生理功能可分为两类:一类是**必需微量元素**,有十几种,如铁、氟、碘、锌、硒、钴、铜、锰、钼等,是维持人体正常生理功能的重要元素;另一类是**有毒微量元素**,主要是重金属元素,如铅、汞、镉、砷等,多是因环境污染,通过食物链、空气进入人体内,有些可在体内蓄积,引起急性或慢性中毒而危害健康,有些可致畸、致癌,甚至造成死亡。

必需微量元素含量虽少,但对人体的生长、发育、衰老、疾病乃至死亡都起着十分重要的作用,是构成各种生命活动的重要物质如蛋白质、酶、激素、维生素等必不可少的组成成分。例如,铁是构成血红蛋白的成分,锌是构成多种激素、酶和遗传物质的必需元素,钴是维生素 B$_{12}$ 的成分等。

必需微量元素在食物中分布较广,一般情况下人们可通过均衡饮食来满

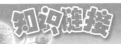

足机体对必需微量元素的需要。但由于食物中的微量元素含量与土壤、水中的微量元素的含量有关,因此,微量元素缺乏呈地区性分布。例如:地方性甲状腺肿和克汀病高发区多为内陆缺碘地区;低氟地区儿童龋齿发病率高;克山病区硒缺乏等。故补充必需微量元素应有明确的针对性,如我国广大内陆地区普遍食用碘盐。

必须指出,必需微量元素在体内也不是越多越好,一旦摄入量过多,会造成在体内蓄积而引起中毒,特别是有些微量元素的正常生理浓度和中毒剂量很接近,如铜是人体必需微量元素,若摄入量超过正常生理需要(成人每日每千克体重不超过 0.5 mg)时,会引起铜中毒。因此,不能盲目地补充微量元素。

第三节　化学键

元素的原子以不同的种类、数目和排列方式相互结合成各种分子,这些分子是构成我们这个世界的物质基础。原子能结合成分子说明原子之间存在着相互作用,特别是直接相邻的原子之间作用更强烈,难以破坏,是使原子互相连接形成分子的主要因素。我们把这种分子中相邻的原子(离子)之间强烈的相互作用称为化学键。

原子相互作用形成化学键时,原子核不发生变化,只是核外电子排布发生了改变,特别是最外层电子数及排布方式发生了改变。由于各种元素原子的核外电子排布不同,各原子之间的相互作用也不同。因此,化学键有几种不同的类型。

$$
化学键
\begin{cases}
离子键 \\
共价键
\begin{cases}
非极性共价键 \\
极性共价键
\end{cases} \\
金属键
\end{cases}
$$

本书主要介绍离子键和共价键。

一、离子键

(一) 离子键的形成

以金属钠和氯气反应生成氯化钠为例。钠原子的最外层只有 1 个电子,容易失去,而氯原子的最外层有 7 个电子,容易得到 1 个电子,因而可通过得失电子使双方最外层都成为 8 个电子的稳定结构。当金属钠和氯气反应时,发生了这种电子转移,形成了具有带正电荷的钠离子(Na^+)和带负电荷的氯离子(Cl^-)。阴、阳离子之间通过静电相互吸引,但与此同时,两离子的原子核之间、核外电子之间会产生排斥力。当两离子接近到某一距离时,吸引力和排斥力达到平衡,便形成了稳定的化学键。这种阴、阳离子之间通过静电相互作用所形成的化学键,称为离子键。离子键的本质是静电相互作用。

活泼金属元素(如 K、Ca、Na、Mg 等)与活泼非金属元素(如 F、O、Cl、Br 等)之间相互化合时形成的化学键是离子键。如 $NaCl$、K_2O、CaF_2 等化合物都是由离子键形成的。

离子键的形成可用电子式表示，如：

氯化钠（NaCl）　　　　$Na^+ + \cdot \ddot{\underset{..}{Cl}} \colon \longrightarrow Na^+ \left[\overset{\times}{\underset{..}{\ddot{Cl}}} \colon \right]^-$

氧化钠（K₂O）　　　　$K^+ + \cdot \ddot{\underset{..}{O}} \cdot + \times K \longrightarrow K^+ \left[\overset{\times}{\underset{..}{\ddot{O}}} {\times} \right]^{2-} K^+$

氟化钙（CaF₂）　　　　$\colon \ddot{\underset{..}{F}} \cdot + \times Ca \times + \cdot \ddot{\underset{..}{F}} \colon \longrightarrow \left[\colon \overset{..}{\underset{..}{F}} {\times} \right] Ca^{2+} \left[\overset{\times}{\underset{..}{\ddot{F}}} \colon \right]$

（二）离子化合物

由离子键形成的化合物称为**离子化合物**。如 $NaCl$、MgO、CaF_2、KBr 等。

在离子化合物中，离子具有的电荷数，就是该元素的化合价。如：Na^+、K^+ 是 +1 价，Ca^{2+}、Mg^{2+} 是 +2 价，Cl^-、Br^- 是 -1 价，O^{2-}、S^{2-} 是 -2 价。

二、共价键

（一）共价键的形成

当吸引电子能力相同或相差不大的元素的原子间相互作用时，不能通过得失电子形成阴、阳离子，只能通过共用电子对的形式形成化学键。如两个氢原子形成氢分子时，由于其得失电子的能力相同，电子不是从一个氢原子转移到另一个氢原子，而是在两个氢原子间共用，形成共用电子对。共用电子对同时绕两个氢原子核运动，使每个氢原子都具有氦原子的稳定结构。这样，两个氢原子通过共用电子对结合成一个氢分子。这种原子间通过共用电子对所形成的化学键，称为**共价键**。共价键的本质是共用电子对。

非金属元素原子间相互结合时形成的化学键是共价键。如 H_2、Cl_2、N_2、HCl、H_2O、NH_3 等分子都是由共价键形成的。

需要说明的是，原子间形成共价键时，两原子间可以共用一对电子，也可共用两对或三对电子，分别形成共价单键、共价双键、共价叁键。

共用电子对可用短线表示。当用短线表示共用电子对时，则能反映出分子结构，我们把这种表示分子结构的式子称为结构式。

用电子式表示共价键的形成，如：

氢气（H₂）　　$H \cdot + \cdot H \longrightarrow H \colon H$　　或　　$H - H$

氧气（O₂）　　$\cdot \ddot{O} \cdot + \cdot \ddot{O} \cdot \longrightarrow \ddot{O} \colon\colon \ddot{O}$　　或　　$O = O$

氮气（N₂）　　$\colon N \cdot + \cdot N \colon \longrightarrow \colon N \colon\colon N \colon$　　或　　$N \equiv N$

氯化氢（HCl）　　$H \times + \cdot \ddot{\underset{..}{Cl}} \colon \longrightarrow H \overset{\times}{\,} \ddot{\underset{..}{Cl}} \colon$　　或　　$H - Cl$

水（H₂O）　　$H \times + \cdot \ddot{O} \cdot + \times H \longrightarrow H \overset{\times}{\underset{..}{\ddot{O}}} \times H$　　或　　$H - O - H$

氨气（NH₃）　　$3H \times + \cdot \ddot{N} \cdot \longrightarrow H \overset{..}{\underset{\underset{H}{\times}}{\times}} N \overset{}{\times} H$　　或　　$H - \underset{\underset{H}{|}}{N} - H$

共价键还有一种特殊的形式——配位键。成键原子间的共用电子对是由一个原子单独提供并和另一个原子共用。如氨气跟氯化氢反应生成氯化铵。

$$NH_3 + HCl \longrightarrow NH_4Cl$$

其中氨分子与氢离子间以配位键结合形成铵离子。这是因为氨分子中氮原子的最外电子层上有一对尚未共用的电子对,习惯上称为孤电子对,氢离子核外没有电子。当氨分子与氢离子作用时,氮原子上的孤电子对就和氢离子共用,形成配位键。这种共用电子对由一个原子单方面提供而跟另一个原子共用形成的共价键称为**配位键**。

配位键可用箭头"→"表示,箭头指向接受电子的原子。氨分子与氢离子形成铵离子可表示如下:

（二）共价键的类型

根据所共用的电子对在两原子间是否存在偏移现象,共价键可进一步分为非极性共价键和极性共价键。

1. 非极性共价键　由同种元素原子间形成的共价键,两个原子吸引电子的能力相同,共用电子对不偏向任何一个原子,这种共价键称为**非极性共价键**,简称**非极性键**。如 H—H、N≡N 键都是非极性键。非金属单质分子中的化学键都属于非极性键。如 H_2、O_2、Cl_2、N_2、I_2 等。

2. 极性共价键　由不同种元素的原子形成的共价键,由于两原子吸引电子的能力不同,共用电子必然偏向吸引电子能力较强的原子一方,这样的共价键称为**极性共价键**,简称**极性键**。如 H—Cl 键是极性键,共用电子偏向 Cl 原子一方。不同种元素原子间形成的共价键都属于极性键。如 HF、HCl、HBr 等。

形成共价键的两原子吸引电子的能力相差越大,形成极性键的极性越强。如键的极性 H—F＞H—Cl＞H—Br＞H—I。

（三）共价化合物

全部由共价键形成的化合物称为共价化合物。如 HCl、H_2O、NH_3、CO_2 等都是共价化合物。

共价化合物中,元素的化合价是该元素一个原子与其他原子之间形成共用电子对的数目,共用电子对偏向的一方为负价,偏离的一方为正价。例如,HCl 中,H 为 +1 价、Cl 为 -1 价;H_2O 中,H 为 +1 价、O 为 -2 价;NH_3 中,H 为 +1 价、N 为 -3 价。

由多原子组成的分子中,往往不只含有一种化学键。例如:

氢氧化钠(NaOH)　Na^+ 和 OH^- 之间是离子键,O—H 之间是共价键。

氯化铵(NH_4Cl)　NH_4^+ 和 Cl^- 之间是离子键,NH_4^+ 中有 3 个 N—H 是共价键,1 个 N→H 是配位键。

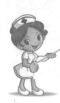

3-14　离子键和共价键分别在什么条件下形成？其本质分别是什么？

3-15　非极性共价键与极性共价键有何异同？为何说配位键是特殊的共价键？

3-16　指出 F_2、Br_2、CO_2、NH_3 分子中共价键的类型。

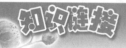

分子间作用力和氢键

一、分子间作用力

任何物质的分子之间必定存在微弱作用力。我们把这种分子与分子之间的作用力称为**分子间作用力**，分子间作用力是由荷兰物理学家范德华首先提出来的，又称为**范德华力**。分子间作用力大小与分子的极性大小、相对分子质量的大小有关。但与化学键相比，分子间的作用力要弱得多。分子间作用力仅对物质的物理性质有一定的影响。如熔点、沸点、溶解度等。

二、氢键

我们在研究同主族非金属元素氢化物的熔、沸点变化规律时发现：NH_3 的沸点比 PH_3 高、H_2O 的沸点比 H_2S 高，HF 的沸点比 HCl、HBr、HI 都要高。这些事实与"结构相似，相对分子质量越大的物质的熔、沸点越高"的规律不相符。这说明在 NH_3、H_2O、HF 等分子之间存在着一种比分子间作用力稍强的作用力，即氢键。下面以水为例来说明什么是氢键。

水分子是极性分子，由于氧原子吸引电子的能力很强，使氢氧键中的共用电子对强烈地偏向氧原子一边，而氢原子核外只有一个电子层，这就使它几乎

成了一个裸露的带正电荷的原子核。这个氢原子就可以与另一个水分子中带负电荷的氧原子相吸引，使水分子之间产生较强的结合力。凡和非金属性很强的元素原子(F、O、N)形成共价键的氢原子还可以再和这些元素的已成键的另一个原子相互作用，这种相互作用称为**氢键**。氢键是一种特殊的分子间作用力，它不是化学键，作用也比化学键弱得多。为区别化学键，氢键用"……"表示，如水分子间氢键可表示为：

$$\begin{array}{ccccc} & H & & H & & H \\ & | & & | & & | \\ O-H & \cdots\cdots & O-H & \cdots\cdots & O-H \end{array}$$

分子间形成氢键会对物质的某些物理性质产生影响。如具有氢键的化合物的熔、沸点比没有氢键的同类化合物要高，能与水分子形成氢键的物质在水中溶解度大，如氨气极易溶于水，就是氨分子与水分子间可形成氢键。

氢键也可在分子内形成，如蛋白质、核酸分子内都存在氢键，可以说氢键是这些高分子化合物维持空间结构的重要作用力。

第四节　配位化合物

配位化合物简称配合物，是一类普遍存在、结构复杂、应用广泛的化合物。它与医学的关系十分密切，如生物体内的金属离子大多数都是以配合物的形式存在，它们在生命活动中起着极其重要的作用。

一、配位化合物的概念

【演示实验 3－6】 取两支试管，各加入 2 mL 硫酸铜溶液，然后分别加入少量的氢氧化钠溶液、氯化钡溶液。观察现象。

实验表明：在硫酸铜溶液中加氢氧化钠溶液产生蓝色硫酸铜沉淀，表示溶液中有铜离子存在：

$$CuSO_4 + 2NaOH = Cu(OH)_2 \downarrow + Na_2SO_4$$

加入氯化钡溶液，出现白色硫酸钡沉淀，表示溶液中有硫酸根离子存在：

$$CuSO_4 + BaCl_2 = BaSO_4 \downarrow + CuCl_2$$

【演示实验 3－7】 在试管加入 2 mL 硫酸铜溶液，滴加适量的氨水，观察现象。再将反应后的溶液分装在两支试管中，在一支试管中加入少量氯化钡溶液，在另一支试管中加少量氢氧化钠溶液，观察现象。

实验表明：在硫酸铜溶液中加入氨水，开始出现浅蓝色碱式硫酸铜$[Cu_2(OH)_2SO_4]$沉淀，继续加入氨水，至沉淀刚好消失，变成深蓝色溶液。此深蓝色溶液中加氯化钡溶液，产生白色硫酸钡沉淀，表示溶液中仍有硫酸根离子存在；而加氢氧化钠溶液并无氢氧化铜沉淀和氨气产生，表示铜离子和氨分子已稳定地结合。

经分析证实，在深蓝色溶液中，生成了一种复杂的四氨合铜（Ⅱ）离子$[Cu(NH_3)_4]^{2+}$。

$$CuSO_4 + 4NH_3 = [Cu(NH_3)_4]SO_4$$

这种由一个金属阳离子和一定数目的中性分子或阴离子结合而成的复杂离子称为配离子；配离子和带有相反电荷的其他离子所形成的化合物称为配位化合物，简称配合物。如：

配离子　　　$[Cu(NH_3)_4]^{2+}$　　　四氨合铜（Ⅱ）离子

配合物　　　$[Cu(NH_3)_4]SO_4$　　　硫酸四氨合铜（Ⅱ）

二、配位化合物的组成

配合物是由配离子和带相反电荷的其他离子所组成的化合物。在配离子中含有金属离子，在金属离子周围结合着几个中性分子或阴离子。图 3－4 是硫酸四氨合铜（Ⅱ）配合物的组成，其中（a）是结构示意图，（b）是组成说明。

（一）中心离子

配离子中的金属阳离子称为**中心离子**，又称配合物形成体，位于配合物的中心。常见的中心离子多为过渡元素的金属离子，如 Ag^+、Cu^{2+}、Zn^{2+}、Hg^{2+}、Fe^{3+}、Fe^{2+} 等。

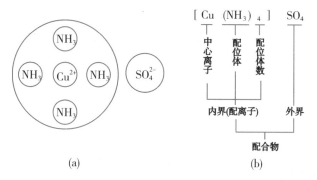

(a)   (b)

图 3-4　配合物的构成

（二）配位体

在中心离子周围并与其直接相连接的中性分子或阴离子,称为配位体。配位体必须有孤电子对,其孤电子对与中心离子共用,形成配位键。即配离子中的中心离子与配位体是以配位键相结合的,由于中心离子与配位体相距较近,结合较紧密,常称为配合物的内界,书写配离子的化学式用方括弧表示。常见的配位体有 NH_3、H_2O、F^-、Cl^-、CN^-、SCN^- 等。配位体中提供孤电子对并与中心离子直接结合的原子称为配位原子,常见的配位原子有 N、O、S、F、Cl、Br、C 等。

（三）配位数

配位原子与中心离子形成的配位键的总数,称为中心离子的配位数。如:$[Cu(NH_3)_4]SO_4$ 中,中心离子 Cu^{2+} 的配位数为 4;$[Fe(CN)_6]^{3-}$ 中,中心离子 Fe^{3+} 的配位数是 6。一些常见的中心离子配位数见表 3-6。

表 3-6　一些常见金属离子的配位数

配位数	金属阳离子
2	Ag^+、Cu^+、Au^+
4	Cu^{2+}、Zn^{2+}、Co^{2+}、Ni^{2+}、Hg^{2+}、Pt^{2+}
6	Fe^{2+}、Fe^{3+}、Al^{3+}、Ca^{2+}、Cr^{3+}、Co^{2+}、Co^{3+}

（四）外界离子

配合物中距离中心离子较远的离子,与配离子以离子键相结合,它构成配合物的外界,称为外界离子。

常见配合物的分子组成见表 3-7。

表 3-7　几种常见配合物的分子组成

配合物	配离子			外界离子
	中心离子	配位体	配位数	
$[Cu(NH_3)_4]SO_4$	Cu^{2+}	NH_3	4	SO_4^{2-}
$[Ag(NH_3)_2]Cl$	Ag^+	NH_3	2	Cl^-
$K_3[Fe(CN)_6]$	Fe^{3+}	CN^-	6	K^+
$K_2[HgI_4]$	Hg^{2+}	I^-	4	K^+

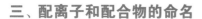

三、配离子和配合物的命名

配合物的命名原则服从一般无机化合物的命名原则,与无机化合物命名相比,更复杂的地方在于配离子的命名。

(一)配离子的命名

配离子的命名方法按照如下顺序:配位数(用中文数字表示)+配位体名称+合+中心离子名称+中心离子化合价(放在括号内,用罗马数字表示)+离子。例如:

$[Cu(NH_3)_4]^{2+}$　　　　四氨合铜(Ⅱ)离子

$[Ag(NH_3)_2]^+$　　　　　二氨合银(Ⅰ)离子

$[Fe(SCN)_6]^{3-}$　　　　六硫氰合铁(Ⅲ)离子

$[Fe(CN)_6]^{4-}$　　　　　六氰合铁(Ⅱ)离子

(二)配合物的命名

按照阴离子在前、阳离子在后原则,分别称为:某化某、某酸某或氢氧化某。例如:

$[Cu(NH_3)_4]SO_4$　　　　硫酸四氨合铜(Ⅱ)

$[Cu(NH_3)_4]Cl_2$　　　　氯化四氨合铜(Ⅱ)

$K_3[Fe(SCN)_6]$　　　　　六硫氰合铁(Ⅲ)酸钾

$Na_4[Fe(CN)_6]$　　　　　六氰合铁(Ⅱ)酸钠

$[Ag(NH_3)_2]OH$　　　　氢氧化二氨合银(Ⅰ)

学与问

3-17 指出下列配合物的组成:

　　1. $K_3[Fe(CN)_6]$　　　　　　　2. $[Ag(NH_3)_2]Br$

3-18 命名下列配离子或配合物:

　　1. $[Zn(NH_3)_4]^{2+}$　　　　　　2. $[AlF_6]^{3-}$

　　3. $[Fe(CN)_6]^{3-}$　　　　　　　4. $K_2[HgI_4]$

　　5. $[Fe(H_2O)_6]SO_4$　　　　　6. $[Co(NH_3)_6]Cl_3$

知识链接

配合物的应用

配合物的应用非常普遍,已应用在很多领域,如:核反应堆材料的生产,有色金属和稀有金属的提炼,激光材料、超导材料的分离提纯,石油化工及有机合成中配位催化剂的制备,药物生产以及高分子材料、电镀、印染、鞣革、硬水软化和化学分析等诸多领域都应用到配合物知识。

第五节 氧化还原反应

氧化还原反应是一大类重要的化学反应,它与工农业生产、科学研究、医药卫生和日常生活都有密切的关系。氧化还原反应的重要性在于反应中能放出能量,释放能量的形式可以是热能、电能和光能。如:煤和石油的燃烧为生产和生活提供热能,电池为计算器、手机、随身听提供电能,糖类、蛋白质、脂肪等在体内氧化提供生命活动所需要的能量,等等。

一、氧化还原反应

(一)氧化还原反应的特征

在初中化学中,根据反应中物质是否得到氧或失去氧,把化学反应分为氧化反应和还原反应。由于在同一反应中,有物质得到氧,必然有另一物质失去氧,得到氧与失去氧是同时进行的,即氧化反应和还原反应是在一个反应中同时发生的两个过程,不能人为地将其分割开来,因此合称为氧化还原反应。如氢气还原氧化铜的反应。

$$\underset{\text{失去氧,被还原}}{\underbrace{CuO} + \overset{\text{得到氧,被氧化}}{\overbrace{H_2 \xrightarrow{\triangle} Cu}} + H_2O}$$

但这种从得、失氧的角度来分析氧化还原反应有很大的局限性,只能分析有氧参加的反应,并不能反映该类反应的本质。下面从元素化合价升降的角度来分析这类反应。

$$\underset{\text{化合价降低,被还原}}{\underbrace{\overset{+2}{CuO}} + \overbrace{\overset{0}{H_2} \xrightarrow{\triangle} \overset{0}{Cu}}^{\text{化合价升高,被氧化}} + \overset{+1}{H_2}O}$$

铜元素的化合价从氧化铜中的 +2 价降低为单质铜中的 0 价,氢元素的化合价从氢气中的 0 价升高为水中的 +1 价。反应前后元素的化合价有升降变化。

又如水蒸气在高温下与碳的反应:

$$\underset{\text{化合价降低,被还原}}{\underbrace{\overset{+1}{H_2}O}} + \overset{0}{C} \xrightarrow{\text{高温}} \overset{0}{H_2} + \underset{\text{化合价升高,被氧化}}{\underbrace{\overset{+2}{C}O}}$$

以此观点分析大量的氧化还原反应可以得出这样的结论:物质所含元素化合价升高的反应是氧化反应;物质所含元素化合价降低的反应是还原反应;只要有元素化合价升降的化学反应就是氧化还原反应。没有元素化合物升降的化学反应就是非氧化还原反应。氧化还原反应的特征是:反应前后元素的化合价有升降变化。

再从化合价升降变化的角度来分析没有得氧和失氧的反应:

$$\underset{\text{化合价降低,被还原}}{\underbrace{\overset{0}{Zn} + \overset{+2}{Cu}SO_4 \xrightarrow{} \overset{+2}{Zn}SO_4}} + \overbrace{\overset{0}{Cu}}^{\text{化合价升高,被氧化}}$$

$$\overset{\text{化合价升高,被氧化}}{2\overset{0}{Na} + \overset{0}{Cl_2} == 2\overset{+1\ -1}{NaCl}}$$
化合价降低,被还原

上述两个反应中,反应前后元素的化合价有升降变化,是氧化还原反应。

$$\overset{+1\ -2+1}{Na\,OH} + \overset{+1-1}{HCl} == \overset{+1-1}{NaCl} + \overset{+1\ -2}{H_2O}$$

此反应前后元素的化合价无变化,是非氧化还原反应。

（二）氧化还原反应的本质

我们知道元素的化合价与电子的得失或偏移有密切关系,因而不难推出,氧化还原反应与电子的转移有密切关系。

如金属钠与氯气生成氯化钠的反应。钠原子的最外层有 1 个电子,氯原子的最外层有 7 个电子,当钠与氯反应时,钠原子失去 1 个电子成为钠离子,氯原子得到 1 个电子成为氯离子。在这个反应中发生的电子转移可用下面的化学方程式表示,式中"e^-"表示电子。

$$\overset{\text{失去}2\times e^-,\text{化合价升高,被氧化}}{2\overset{0}{Na} + \overset{0}{Cl_2} == 2\overset{+1\ -1}{NaCl}}$$
得到 $2\times e^-$,化合价降低,被还原

也可用箭头表示不同种元素的原子间得到和失去电子的情况：

$$\overset{2e^-}{2Na + Cl_2 == 2NaCl}$$

又如氯气和氢气的反应,由于生成的氯化氢是共价化合物,氯原子和氢原子都没有完全失去或得到电子,电子的转移是以元素原子间共用电子对偏移形式实现的。在氯化氢分子中,共用电子对偏向氯原子,偏离氢原子,故氢为 +1 价,氯为 -1 价。共用电子对的偏移也能引起元素化合价发生升降变化。

$$\overset{\text{共用电子对偏离,化合价升高,被氧化}}{\overset{0}{H_2} + \overset{0}{Cl_2} == 2\overset{+1-1}{HCl}}$$
共用电子对偏向,化合价降低,被还原

$$\overset{2e^-}{H_2 + Cl_2 == 2HCl}$$

由此可得出**氧化还原反应的本质**：反应中发生了电子的得失或共用电子对的偏移,即发生了电子的转移。凡是有电子转移（得失或偏移）的反应称为**氧化还原反应**。

氧化还原反应中,电子转移（得失或偏移）和化合价升降的关系如下：

化合价升高,失去 e^-,被氧化
$$-4\ -3\ -2\ -1\ 0\ +1\ +2\ +3\ +4\ +5\ +6\ +7$$
化合价降低,得到 e^-,被还原

二、氧化剂和还原剂的概念

氧化剂和还原剂都是反应物,它们共同参加氧化还原反应。在反应中,电子从还原剂转移到氧化剂。

在反应中化合价降低或得到电子的物质称为氧化剂。其所含元素的化合价降低。氧化剂具有氧化性,反应时本身被还原。

在反应中化合价升高或失去电子的物质称为还原剂。其所含元素的化合价升高。还原剂具有还原性,反应时本身被氧化。

例如:

$$\underset{+2}{CuO} + \underset{0}{H_2} \xrightarrow{\triangle} \underset{0}{Cu} + \underset{+1}{H_2O}$$

失去 $2×e^-$,化合价升高,被氧化
得到 $2e^-$,化合价降低,被还原

此反应 CuO 是氧化剂,H_2 是还原剂。

$$\underset{0}{2Na} + \underset{0}{Cl_2} = \underset{+1\ -1}{2NaCl}$$

失去 $2×e^-$,化合价升高,被氧化
得到 $2×e^-$,化合价降低,被还原

此反应 Cl_2 是氧化剂,Na 是还原剂。

氧化剂和还原剂可以是不同的反应物,也可以是同一种反应物。如:

$$\underset{0}{H_2O+Cl_2} = \underset{-1}{HCl}+ \underset{+1}{HClO}$$

失去 $1×e^-$,化合价升高,被氧化
得到 $1×e^-$,化合价降低,被还原

此反应中,氯气既是氧化剂,又是还原剂。

氧化剂、还原剂参加反应后生成的产物,分别称为还原产物、氧化产物。

失去电子、化合价升高、氧化反应、被氧化
氧化剂+还原剂===还原产物+氧化产物
得到电子、化合价降低、还原反应、被还原

学与问

3-19 氧化还原反应的特征和本质分别是什么?

3-20 举出几种常见的氧化剂和还原剂。

3-21 指出下列氧化还原反应中氧化剂、还原剂、氧化产物和还原产物:

1. $Zn + CuSO_4 === ZnSO_4 + Cu$ 2. $2KClO_3 === 2KCl + 3O_2\uparrow$

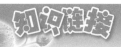

常用的氧化剂和还原剂

氧化剂和还原剂的种类很多。活泼的非金属元素的单质(如 F_2、Cl_2、O_2 等)、高价的含氧化合物(如 $KMnO_4$、$KClO_4$、$K_2Cr_2O_7$、HNO_3、浓 H_2SO_4 等)、某些氧化物或过氧化物(如 MnO_2、H_2O_2)等都可作氧化剂;活泼的金属元素的单质和某些非金属单质(如 Na、Mg、Zn、C、H_2)、低价金属离子(如 Fe^{2+}、Sn^{2+}、Cu^+)、低价化合物(如 CO、SO_2、H_2S、$Na_2S_2O_3$、$NaNO_2$、KI)等可作为还原剂。不同氧化剂的氧化性有强弱之分,不同还原剂的还原性也有强弱之分。下面重点介绍几种与医药卫生关系密切的氧化剂和还原剂。

(一)高锰酸钾($KMnO_4$)

高锰酸钾俗称灰锰氧,是强氧化剂,为深紫色、有光泽的晶体,易溶于水,水溶液根据浓度高低呈暗紫红色到浅紫红色。医学上简称 P.P 粉,常用其稀溶液作为外用消毒剂。

(二)过氧化氢(H_2O_2)

纯净过氧化氢为无色黏稠液,可与水以任意比例混合,其水溶液称为双氧水。过氧化氢受热、光照、接触灰尘等均易分解。双氧水有消毒杀菌作用。医药上常用 3%(质量分数)的过氧化氢水溶液作为外用消毒剂,清洗创口。高浓度的过氧化氢溶液有较强的氧化性,对皮肤有很强的刺激作用,使用时应稀释。

(三)硫代硫酸钠($Na_2S_2O_3$)

市售的硫代硫酸钠含 5 个分子结晶水($Na_2S_2O_3 \cdot 5H_2O$),俗名大苏打或海波,为无色晶体,易溶于水,具有较强的还原性,易被空气氧化。医药上用硫代硫酸钠治疗慢性荨麻疹或作解毒剂。

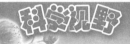

元素周期律的发现

元素的性质随着元素原子序数(即核电荷数或核内质子数)的递增而呈周期性的变化,这一规律叫做元素周期律。

1869 年,俄国化学家门捷列夫在批判和继承前人工作的基础上,对大量实验事实进行了订正、分析和概括,成功地对元素进行了科学分类。他总结出一条规律:元素(以及由它所形成的单质和化合物)的性质随着相对原子质量的递增而呈现周期性的变化。这就是元素周期律。他还根据元素周期律编制了第一张元素周期表,把已经发现的 63 种元素全部列入表里。他预言了类似硼、铝、硅的未知元素(门捷列夫叫它们为类硼、类铝和类硅元素,即以后发现的钪、镓、锗)的性质,并为这些元素在表中留下了空位。他在周期表中也没有机械地完全按照相对原子质量数值由小到大的顺序排列,并指出了当时测定某些元素的相对原子质量数值有错误。若干年后,他的预言都得到了证实。门捷列夫工作的成功,引起了科学界的震动。人们为了纪念他的功绩,就把元素周期律和元素周期表称为门捷列夫元素周期律和门捷列夫元素周期表。但是由于时代的局限,门捷列夫揭示的元素内在联系的规律还是初步的,他未能认识到形成元素性质周期性变化的根本原因。

科学视野

　　20世纪以来，随着科学技术的发展，人们对于原子的结构有了更深刻的认识。人们发现，引起元素性质周期性变化的本质原因不是相对原子质量的递增，而是核电荷数（原子序数）的递增，也就是核外电子排布的周期性变化。后来，科学家又对元素周期表作了许多改进，如增加了0族等，把元素周期表修正为现在的形式。

　　元素周期律的发现，对化学的发展有着非常重要的意义。

　　元素周期表是学习和研究化学的一种重要工具。元素周期表是元素周期律的具体表现形式，反映了元素性质的递变规律。可利用元素在周期表中的位置，来判断元素的原子结构和一般性质。元素周期表为新元素的发现及预测它们的原子结构和性质提供线索，

也可用来指导对元素的性质进行系统研究，推动物质结构理论的发展。

　　元素周期律和元素周期表对于生产和科研也有一定的指导作用。在周期表中位置靠近的元素性质相似，因而有类似的用途，这为寻找新材料提供了途径。例如，常用来制造农药的元素有氟、氯、硫、磷等，它们在周期表中占有一定的区域，对这个区域里的元素进行充分研究，可能找到制造新品种农药的原料。又如，可在元素周期表中金属和非金属分界处找到半导体材料，如硅、锗、硒、镓等；可在过渡元素中寻找到催化剂和耐高温、耐腐蚀的合金材料，等等。

　　元素周期律还有力地论证了事物变化中由量变引起质变的自然规律。

知识点归纳

知 识 点	知 识 内 容
原子的组成	原子是由带正电的原子核和核外带负电的电子构成的 原子核由质子和中子构成
质量数	将原子核内所有的质子和中子的相对质量取近似整数值相加所得的数值 质量数＝质子数＋中子数
同位素	质子数相同、中子数不同的同种元素的不同原子
元素周期律	元素的性质随着原子序数的递增呈现周期性变化的规律
元素周期表	7个周期：3个短周期、3个长周期、1个不完全周期 16个族：7个主族、7个副族、1个0族、1个第8族 周期序数＝电子层数，主族序数＝最外层电子数
元素性质 递变规律	同周期元素从左到右，金属性逐渐减弱，非金属性逐渐增强 同主族元素从上而下，金属性逐渐增强，非金属性逐渐减弱

知　识　点	知　识　内　容
化学键	分子中相邻的原子(离子)之间强烈的相互作用 化学键分为离子键、共价键和金属键
离子键	阴、阳离子之间通过静电相互作用所形成的化学键
共价键	原子间通过共用电子对所形成的化学键 共价键分为非极性键和极性键;配位键是特殊的共价键
配离子	由一个金属阳离子和一定数目的中性分子或阴离子结合而成的复杂离子
配合物	配离子和带有相反电荷的其他离子所形成的化合物
氧化还原反应	特征:反应前后元素的化合价有升降变化;本质:发生了电子的转移

复习检测题

一、名词解释

1. 原子序数　2. 元素周期律　3. 化学键　4. 氢键　5. 配离子　6. 氧化还原反应

二、选择题

1. 某元素的元素符号为X,其核电荷数为a,中子数为b,此元素的原子构成可表示为　　　（　　）

A. $^a_b X$　　　　　B. $^b_a X$　　　　　C. $^{a+b}_a X$　　　　　D. $_{a+b}^a X$

2. 下列原子中,原子核内没有中子的是　　　（　　）

A. $^1_1 H$　　　　　B. $^4_2 He$　　　　　C. $^{12}_6 C$　　　　　D. $^2_1 H$

3. 微粒$^A_Z X^{n+}$,其原子核外的电子数为　　　（　　）

A. n　　　　　B. $A-Z$　　　　　C. $Z-n$　　　　　D. Z

4. 下列互为同位素的一组是　　　（　　）

A. $^{23}_{11} Na$ 和 $^{23}_{11} Na^+$　　　B. $^{16}_8 O$ 和 $^{18}_8 O$　　　C. $^{40}_{19} K$ 和 $^{40}_{20} Ca$　　　D. $^{35}_{17} Cl$ 和 $^{35}_{17} Cl^-$

5. 下列元素原子核外具有4个电子层的是　　　（　　）

A. $_6 C$　　　　　B. $_7 N$　　　　　C. $_{18} Ar$　　　　　D. $_{19} K$

6. 元素周期表结构中,与元素原子核外电子层数有关的是　　　（　　）

A. 周期　　　　　B. 主族　　　　　C. 副族　　　　　D. 分区

7. 元素的化学性质主要取决于元素原子的　　　（　　）

A. 核电荷数　　　　B. 质量数　　　　C. 核外电子层数　　　　D. 最外层电子数

8. 元素化学性质发生周期性变化的根本原因是　　　（　　）

A. 元素核电荷数逐渐增大　　　　　　　B. 元素原子核外电子排布呈现周期性变化

C. 元素原子半径呈现周期性变化　　　　D. 元素化合价呈现周期性变化

9. 下列元素的最高价氧化物的水化物的酸性最强的是　　　（　　）

A. C　　　　　B. P　　　　　C. S　　　　　D. Cl

10. 下列物质中,含有共价键的离子化合物是　　　（　　）

A. H_2S　　　　B. $NaOH$　　　　C. $CaCl_2$　　　　D. I_2

11. 下列物质中,既含有离子键又含有共价键和配位键的是　　　（　　）

A. Na_2O　　　　B. $NaOH$　　　　C. HCl　　　　D. NH_4Cl

12. 下列物质分子间能形成氢键的是　　　　　　　　　　　　　　　　　　　(　)

A. HCl 　　　　　　B. H_2O 　　　　　　C. H_2S 　　　　　　D. CH_4

13. 下列反应中不属于氧化还原反应的是　　　　　　　　　　　　　　　　　(　)

A. $2KI + Br_2 =\!=\!= 2KBr + I_2$ 　　　　　B. $SO_3 + H_2O =\!=\!= H_2SO_4$

C. $Cl_2 + 2NaOH =\!=\!= NaClO + NaCl + H_2O$ 　　D. $Cl_2 + H_2 =\!=\!= 2HCl$

14. 在 $3Cl_2 + 2Fe =\!=\!= 2FeCl_3$ 的反应中,发生电子转移的数目是　　　　(　)

A. 2 　　　　　　B. 3 　　　　　　C. 6 　　　　　　D. 12

15. 在 $2H_2O_2 =\!=\!= 2H_2O + O_2\uparrow$ 的反应中,H_2O_2　　　　　　　　　　(　)

A. 是氧化剂 　　　　　　　　　　B. 是还原剂

C. 既是氧化剂,又是还原剂 　　　　D. 既不是氧化剂,又不是还原剂

16. 下列关于氧化还原反应的叙述中,不正确的是　　　　　　　　　　　　(　)

A. 反应中元素的化合价有升降变化 　　B. 反应中一定有氧参加

C. 氧化反应与还原反应同时进行 　　　D. 反应中发生电子转移

17. 下列关于氧化剂的叙述中,不正确的是　　　　　　　　　　　　　　　(　)

A. 在反应中其所含元素化合价降低 　　B. 在反应中得到电子

C. 在反应中被还原 　　　　　　　　　D. 其反应产物称为氧化产物

三、填空题

1. 原子由带正电荷的_____和核外带负电荷的_____构成。原子核由带正电荷的_____和不带电荷的_____构成。

2. 将原子核内所有的质子和中子的相对质量近似整数加起来,所得的数值称为_____,用符号_____表示,核电荷数用符号_____表示,则原子 X 的组成可表示为_____。

3. 填写下表中的空白。

原子或离子组成	原子序数	质子数	中子数	电子数	质量数
$^{27}_{13}Al$					
	20			18	40
		14	14	14	
$^{80}_{35}Br^-$					

4. 填表。

元素符号	原子序数	原子结构示意图	在周期表中的位置	是金属还是非金属	最高价氧化物的水化物的化学式及酸碱性	气态氢化物的化学式
			第 2 周期 第 Ⅴ A 族			
S						
	15					

5. 下表列出①～⑨九种元素在周期表中的位置。

周期＼主族	ⅠA	ⅡA	ⅢA	ⅣA	ⅤA	ⅥA	ⅦA	0
2				⑤		⑥		
3	①	③	④				⑦	⑨
4	②						⑧	

(1) 这九种元素名称及符号分别是① _____ 、② _____ 、③ _____ 、④ _____ 、⑤ _____ 、
⑥ _____ 、⑦ _____ 、⑧ _____ 、⑨ _____ ，其中化学性质最不活泼的是 _____ 、金属性最强的是
_____ 、非金属性最强的是 _____ 。

(2) 在①、③、④三种元素的最高价氧化物对应的水化物中，碱性最强的是 _____ 。

(3) ①、②、③三种元素按原子半径由大到小的顺序排列为 _____ 。

(4) ⑥元素氢化物的化学式是 _____ ，该氢化物在常温下跟①发生反应的化学方程式是
_____ 。

(5) ⑧元素跟①元素形成化合物的化学式是 _____ 。

6. 同一周期元素原子的 _____ 相同，从左到右， _____ 逐渐增强， _____ 逐渐减弱。

7. 同一主族元素，其原子的 _____ 相同，从上而下， _____ 依次增多，原子半径 _____ ，
金属性 _____ ，非金属性 _____ 。

8. 配位键是一种特殊的 _____ ，两原子间的 _____ 是由 _____ 单独提供，并与 _____
_____ 所共用。

9. 氧化还原反应的特征是：反应前后，元素 _____ 有 _____ 变化。元素化合价 _____ 的反应是
氧化反应，元素化合价 _____ 的反应是还原反应。

四、写出下列配离子或配合物的名称、化学式

1. $[Fe(CN)_6]^{4-}$

2. $[Zn(NH_3)_4]^{2+}$

3. $[Cu(NH_3)_4]SO_4$

4. $K_3[Fe(CN)_6]$

5. $[Ag(NH_3)_2]OH$

6. 六氰合钴（Ⅱ）离子

7. 四碘合汞（Ⅱ）酸钾

五、用电子式表示下列化合物

1. KCl

2. HBr

3. CaO

4. H_2S

六、下列反应中，哪些是氧化还原反应？若是氧化还原反应，注明氧化剂和还原剂。

1. $CaCO_3 + 2HCl = CaCl_2 + CO_2\uparrow + H_2O$

2. $2KI + Cl_2 = 2KCl + I_2$

3. $2KMnO_4 + 16HCl = 2MnCl_2 + 5Cl_2\uparrow + 2KCl + 8H_2O$

4. $Cl_2 + H_2O = HClO + HCl$

5. $2Na + 2H_2O = 2NaOH + H_2\uparrow$

七、简答题

1. 简述原子的组成。

2. 举例说明离子键与共价键的异同。

3. 什么叫氧化还原反应？如何判别？举例说明什么是氧化、还原、氧化剂和还原剂。

（朱道林）

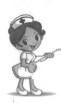
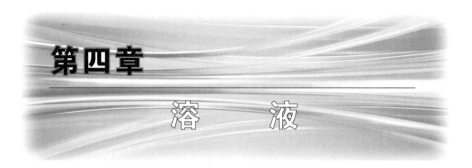

第四章

溶　液

学习重点

1. 物质的量及其单位，摩尔质量，有关物质的量的计算。
2. 物质的量浓度和质量浓度的概念、符号、关系式及有关计算。
3. 溶液的配制和稀释的计算及实验操作。
4. 渗透压与溶液浓度的关系，比较渗透压的大小。
5. 渗透压在医学上的意义。

溶液是自然界中常见的一种体系。海洋、湖泊、江河等均为含有水和无机盐类的溶液体系，大部分化学反应只有在溶液中才能进行得比较完全。人体的体液是溶液，食物的消化和吸收、营养物质的运输和转化、代谢废物的排泄等都离不开溶液。本章主要介绍物质的量和溶液的相关知识。

第一节　物质的量

物质是由许多原子、分子、离子等微观粒子构成的。物质之间的化学反应，如果只取一个或几个原子、分子或离子来进行，是难以做到的。因为单个或几个粒子不但难以称量，而且难以观察到反应现象。在实际生活中，分子、原子或离子都是以特定数目的"集体"的宏观形式出现的，所以，生产和科学实验需要一个物理量把微观粒子数目与宏观可称量的物质质量联系起来，这个物理量就是"物质的量"。

一、物质的量及其单位

（一）物质的量

物质的量是表示以某一特定数目的基本单元（粒子）为集体数及其倍数的物理量。它是国际单位制（SI）7个基本物理量之一，用"n"作为物质的量的符号。某物质基本单元 B 的物

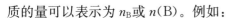

质的量可以表示为 n_B 或 $n(B)$。例如：

氢原子的物质的量可表示为 n_H 或 $n(H)$；

氢分子的物质的量可表示为 n_{H_2} 或 $n(H_2)$；

氢离子的物质的量可表示为 n_{H^+} 或 $n(H^+)$。

物质的基本单元可以是原子、分子、离子、质子、中子、电子等粒子。根据需要，物质的基本单元也可以是某些粒子的特定组合，如 $\frac{1}{3}Fe^{3+}$ 等。"物质的量"是个特定词组，是专有名词，使用时不能拆开、缺字、加字或颠倒。

(二)物质的量的单位——摩尔

物质的量与质量、长度、体积等一样，是一种物理量的名称，是表示物质基本单元数量的基本物理量。1971 年第 14 届国际计量大会(CGPM)通过决议，规定物质的量的单位是"摩尔"，物质 B 的物质的量用符号 $n(B)$ 表示，单位摩尔(mole)用符号 mol 表示。

摩尔一词来源于拉丁文 moles，原意为大量和堆集。科学上应用 12 g ^{12}C(即 0.012 kg ^{12}C)来衡量碳原子集体。^{12}C 就是原子核里有 6 个质子和 6 个中子的碳原子。12 g ^{12}C 含有的碳原子数就是阿伏加德罗常数。阿伏加德罗常数(符号 N_A)经过实验已测得比较精确的数值，即 $N_A = 6.02 \times 10^{23} mol^{-1}$，科学上通常采用 6.02×10^{23} 这个非常近似的数值。

摩尔的定义是：**摩尔是一系统的物质的量，该系统中所含的基本单元数与 0.012 kg 碳-12 的原子数目相同。**

由摩尔的定义可知：

1 mol C 含有 6.02×10^{23} 个碳原子；

1 mol O_2 含有 6.02×10^{23} 个氧分子；

1 mol H_2O 含有 6.02×10^{23} 个水分子；

1 mol H^+ 含有 6.02×10^{23} 个氢离子；

0.5 mol H^+ 含有 $0.5 \times 6.02 \times 10^{23}$ 个氢离子；

2 mol H^+ 含有 $2 \times 6.02 \times 10^{23}$ 个氢离子。

物质的量(n)是与物质基本单元数(N)成正比的物理量，它们之间的关系如下：

$$物质的量 = \frac{基本单元数（粒子数）}{阿伏加德罗常数}$$

$$n = \frac{N}{N_A} \quad 或 \quad N = nN_A$$

这一关系表明：物质的量是物质基本单元数与阿伏加德罗常数之比。

物质的量这个物理量只适用于微观粒子，使用摩尔作单位时，所指粒子必须十分明确，且粒子的种类要用化学式表示。可以是原子、分子、离子、电子及其他粒子，或这些粒子的特定组合。如：$n(H)$、$n(H_2)$、$n\left(\frac{1}{2}H_2O\right)$、$n(H_2SO_4)$、$n(2H_2+O_2)$ 等。例如：我们只能说 1 mol H 或 1 mol H_2，而不能笼统地说 1 mol 氢。

从而可以推知：物质的量相等的任何物质，它们所含的基本单元数一定相同。若要比较几种物质所含基本单元数目的大小，只需比较它们的物质的量的多少即可。

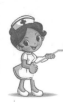

学与习

4-1 物质的量是表示 　　　　　　　　　　　　　　　　（　　）
　　A．物质数量的量　　　　　　　B．物质质量的量
　　C．物质基本单元数目的量　　　D．物质单位的量

4-2 $6.02×10^{23}$ 个 O_2 的物质的量是_____mol，$3.01×10^{23}$ 个 Fe 的物质的量是_____mol，$6.02×10^{22}$ 个 H^+ 的物质的量是_____mol。

4-3 1 mol Na^+ 含有_____个 Na^+，2 mol H_2O 含有_____个 H_2O。

二、摩尔质量

单位物质的量的物质所具有的质量称为摩尔质量。即该物质的质量与该物质的物质的量之比。摩尔质量的符号为 $M\left(M=\dfrac{m}{n}\right)$。物质的质量、摩尔质量和物质的量之间的关系可以用下式表示：

$$物质的量=\dfrac{物质的质量}{摩尔质量}$$

$$n=\dfrac{m}{M}$$

摩尔质量的基本单位是 kg/mol，化学上常用 g/mol 作单位。物质基本单元 B 的摩尔质量的表示方法为 M_B 或 $M(B)$，如氢原子的摩尔质量表示为 M_H 或 $M(H)$。

一种元素的相对原子质量是以 ^{12}C 的质量的 1/12 作为标准，其他元素原子的质量跟它相比较所得的数值，如氢的相对原子质量是 1，氧的相对原子质量是 16，钠的相对原子质量是 23，等等。1 个碳原子的质量跟 1 个氧原子的质量之比是 12∶16。1 mol 碳原子跟 1 mol 氧原子所含有的原子数相同，都是 $6.02×10^{23}$。根据摩尔的定义，1 mol 碳原子的质量是 12 g，那么 1 mol 氧原子的质量就是 16 g。同理，**1 mol 任何原子的质量若以克为单位，数值上等于该种原子的相对原子质量**。由此我们可以直接推知：

H 的相对原子质量是 1，1 mol H 的质量是 1 g，即 $M(H)=1$ g/mol；

Na 的相对原子质量是 23，1 mol Na 的质量是 23 g，即 $M(Na)=23$ g/mol。

我们既然可以推算 1 mol 任何原子的质量，同样地也可以推知：**1 mol 任何分子的质量，若以克为单位，数值上等于该种分子的相对分子质量**。

H_2 的相对分子质量是 2，1 mol H_2 的质量是 2 g，即 $M(H_2)=2$ g/mol；

O_2 的相对分子质量是 32，1 mol O_2 的质量是 32 g，即 $M(O_2)=32$ g/mol；

H_2O 的相对分子质量是 18，1 mol H_2O 的质量是 18 g，即 $M(H_2O)=18$ g/mol；

H_2SO_4 的相对分子质量是 98，1 mol H_2SO_4 的质量是 98 g，即 $M(H_2SO_4)=98$ g/mol。

我们同样也可以推知 1 mol 离子的质量。由于电子的质量非常微小，失去或得到的电子的质量一般可以忽略不计。因此，**离子的摩尔质量可以看成形成离子的原子或原子团的摩尔质量**。如：

1 mol H^+ 的质量是 1 g，即 $M(H^+)=1$ g/mol；

1 mol Na^+ 的质量是 23 g，即 $M(Na^+) = 23$ g/mol；

1 mol SO_4^{2-} 的质量是 96 g，即 $M(SO_4^{2-}) = 96$ g/mol。

总之，任何物质的基本单元 B 的摩尔质量如果以 **g/mol** 为单位，其数值就等于该物质的化学式量。

在实际应用中，摩尔这个单位有时显得偏大，常常还采用毫摩尔（mmol）和微摩尔（μmol）作辅助单位。三者的换算关系为：

$$1 \text{ mol} = 10^3 \text{ mmol} = 10^6 \mu\text{mol}$$

学与问

4-4 任何物质的基本单元 B 的摩尔质量如果以 kg/mol 为单位，其数值是否等于该物质的化学式量？

4-5 摩尔质量与化学式量有何联系与区别？

4-6 计算下列物质的摩尔质量：

NaOH CO_2 NaCl 蔗糖($C_{12}H_{22}O_{11}$)

三、关于物质的量的计算

有关物质的量的计算主要有以下几种类型：

1. 已知物质的质量，求物质的量。

例 4-1 90 g 水的物质的量是多少？

解 ∵ $M(H_2O) = 18$ g/mol　　$m(H_2O) = 90$ g

∴ $n = \dfrac{m}{M} = \dfrac{90 \text{ g}}{18 \text{ g/mol}} = 5$ mol

答：90 g 水的物质的量是 5 mol。

2. 已知物质的量，求物质的质量。

例 4-2 2.5 mol 铜原子的质量是多少克？

解 ∵ $M(Cu) = 64$ g/mol　　$n(Cu) = 2.5$ mol

∴ $m = n \times M = 2.5 \text{ mol} \times 64 \text{ g/mol} = 160$ g

答：2.5 mol 铜原子的质量是 160 g。

3. 求物质的粒子数。

例 4-3 4.9 g 硫酸里含有多少个硫酸分子？

解 ∵ $M(H_2SO_4) = 98$ g/mol　$m(H_2SO_4) = 4.9$ g

∴ $n = \dfrac{m}{M} = \dfrac{4.9 \text{ g}}{98 \text{ g/mol}} = 0.05$ mol

$N = n \times N_A = 0.05 \text{ mol} \times 6.02 \times 10^{23} \text{ mol}^{-1} = 3.01 \times 10^{22}$

答：4.9 g 硫酸含有 3.01×10^{22} 个硫酸分子。

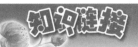

知识链接　气体摩尔体积

1摩尔某物质在一定条件下所具有的体积称为该物质在该条件下的摩尔体积。

摩尔体积的符号为V_m,摩尔体积的SI单位是m^3/mol。化学上对固态或液态物质常用cm^3/mol作单位,对气态物质则常用L/mol作单位。

实验证明,在同温和同压下(即状况相同),任何气体如果其物质的量n相同,则所占有的体积也几乎相同。比较不同气体体积必须在同温同压下进行比较才有意义,通常是在标准状况下(即0℃,101.325 kPa时的状况)进行

比较。

1 mol气态物质在标准状况下(STP)的体积称为气体摩尔体积。用$V_{m,0}$表示。

实验测得,在标准状况下,1 mol任何气体所占的体积都基本相同,都约等于22.4 L。

在标准状况下,气体物质的量、气体体积和气体摩尔体积的关系为:

$$n=\frac{V}{V_{m,0}}=\frac{V}{22.4\ L/mol}$$

第二节　溶液的浓度

一、溶液的概念

一种或几种物质以分子或离子的状态分散到另一种物质里,形成均匀、稳定、澄清的体系称为溶液。其中能溶解其他物质的物质称溶剂,被溶解的物质称溶质。

溶液是由溶质和溶剂所组成的。如生理盐水,水是溶剂,氯化钠是溶质。水是常用的溶剂,通常不指明溶剂的溶液,都是指水溶液。除水之外,酒精、汽油、氯仿等也是常用的溶剂(如酒精能溶解碘,汽油能溶解油脂等),统称为非水溶剂。一般情况下,当固体或气体溶于液体形成溶液时,固体或气体是溶质,液体是溶剂;当两种液体相互溶解而形成溶液(如乙酸甲酯和酒精)时,量少的一种液体称溶质,量多的一种液体称溶剂。另外,配制酒精溶液时,不论浓度大小,习惯上都以酒精为溶质,水为溶剂。

二、溶液浓度的表示方法和计算

溶液的浓度是指一定量的溶液或溶剂中所含溶质的量,可以用下式表示:

$$溶液的浓度=\frac{溶质的量}{溶液(或溶剂)的量}$$

在实际应用中常通过控制溶液的浓度来满足不同的要求。例如化学反应、给病人用药(如注射液)都要求溶液具有一定的浓度。溶液的浓度有多种表示方法,医学上常用以下

几种。

（一）物质的量浓度

溶液中溶质 B 的物质的量除以溶液的体积，称为溶质 B 的物质的量浓度。B 的物质的量浓度用符号 $c(B)$ 或 c_B 表示。即

$$B\text{ 的物质的量浓度} = \frac{B\text{ 的物质的量}}{\text{溶液的体积}}$$

定义方程式为：

$$c_B = \frac{n_B}{V}$$

如果已知溶质的质量，则

$$c_B = \frac{\dfrac{m_B}{M_B}}{V}$$

$$c_B = \frac{m_B}{M_B V}$$

物质的量浓度的 SI 单位是摩尔每立方米，符号为 mol/m^3。但由于此单位不太实用，故在化学和医学上常用单位是摩尔每升（mol/L）、毫摩尔每升（$mmol/L$）、微摩尔每升（$\mu mol/L$）作为辅助单位。三者的关系为：

$$1\ mol/L = 10^3\ mmol/L = 10^6\ \mu mol/L$$

例如：

$c(NaCl) = 0.1\ mol/L$，表示每升溶液中含 $0.1\ mol\ NaCl$；

$c(Na^+) = 1.5\ mol/L$，表示每升溶液中含 $1.5\ mol\ Na^+$。

关于物质的量计算主要有下列几类。

1. 已知溶质物质的量，求物质的量浓度。

例 4-4 某 KOH 溶液 500 mL 中含 0.5 mol 的 KOH，试问该 KOH 溶液的物质的量浓度为多少？

解 $\because n(KOH) = 0.5\ mol$　$V = 500\ mL = 0.5\ L$

$$c_B = \frac{n_B}{V}$$

$\therefore c(KOH) = \dfrac{n(KOH)}{V} = \dfrac{0.5\ mol}{0.5\ L} = 1.0\ mol/L$

答：该 KOH 溶液的物质的量浓度为 1.0 mol/L。

2. 已知溶质的质量和溶液体积，求物质的量浓度。

例 4-5 100 mL 正常人的血清中含 10.0 mg Ca^{2+}，计算正常人血清中含 Ca^{2+} 的物质的量浓度。

解 $\because m(Ca^{2+}) = 10.0\ mg = 0.010\ g$　$M(Ca^{2+}) = 40.0\ g/mol$

$$V = 100\ mL = 0.1\ L$$

$\therefore c_B = \dfrac{n_B}{V} = \dfrac{m_B}{M_B V} = \dfrac{0.010\ g}{40.0\ g/mol \times 0.1\ L} = 2.5 \times 10^{-3}\ mol/L = 2.5\ mmol/L$

答：正常人血清中 Ca^{2+} 的物质的量浓度为 2.5 mmol/L。

3. 已知物质的量浓度和溶液体积,求溶质的质量。

例 4 - 6 500 mL 2 mol/L NaOH 溶液中,含 NaOH 多少克?

解 ∵ $c(NaOH)=2\ mol/L$ 　$V=500\ mL=0.5\ L$ 　$M(NaOH)=40\ g/mol$

由 $c_B=\dfrac{m_B}{M_B V}$ 　得　$m_B=c_B M_B V$

∴ $m(NaOH)=2\ mol/L\times0.5\ L\times40\ g/mol=40\ g$

答：含 NaOH 40 克。

4. 已知溶质的质量和溶液物质的量浓度,求溶液的体积。

例 4 - 7 用 90 g 葡萄糖($C_6H_{12}O_6$),能配制 0.28 mol/L 的静脉注射液多少毫升?

解：∵ $c(B)=0.28\ mol/L$ 　$m(B)=90\ g$ 　$M(B)=180\ g/mol$

由 $c_B=\dfrac{m_B}{M_B V}$ 　得 $V=\dfrac{m_B}{c_B M_B}$

∴ $V=\dfrac{90\ g}{0.28\ mol/L\times180\ g/mol}=1.8\ L=1\ 800\ mL$

答：用 90 g 葡萄糖($C_6H_{12}O_6$),能配制 0.28 mol/L 的静脉注射液 1 800 mL。

物质的量浓度已在医学上广泛使用。世界卫生组织建议,在医学上表示溶液浓度时,凡是已知相对分子质量的物质,均用其物质的量浓度;对于未知其相对分子质量的物质,则可用其他溶液的浓度来表示,如质量浓度。

学与问

4 - 7　将 324 g $C_{12}H_{22}O_{11}$(蔗糖)溶解在水中制得 2 L 溶液,其溶液的物质的量浓度是多少?

4 - 8　从 1 L 1 mol/L $C_{12}H_{22}O_{11}$ 溶液中取出 100 mL,取出的溶液中 $C_{12}H_{22}O_{11}$ 的物质的量浓度是多少?

(二) 质量浓度

溶液中溶质 B 的质量除以溶液的体积,称为溶质 B 的质量浓度。用符号 ρ_B 表示。即

$$质量浓度=\frac{溶质质量}{溶液体积}$$

定义方程式为：

$$\rho_B=\frac{m_B}{V}$$

质量浓度的 SI 单位是 kg/m^3,常用的单位是克每升(g/L),以毫克每升(mg/L)、微克每升($\mu g/L$)作为辅助单位。在实际工作中可根据不同情况采用不同的单位。

$$1\ g/L=10^3\ mg/L=10^6\ \mu g/L$$

由于密度的表示符号为 ρ,所以在这里要注意质量浓度 ρ_B 与密度 ρ 的区别。

例 4 - 8 在 100 mL 生理盐水中含有 0.90 g NaCl,计算生理盐水的质量浓度。

解：∵ $m(NaCl)=0.90\text{ g}$，$V=100\text{ mL}=0.1\text{ L}$

∴ $\rho_{NaCl}=\dfrac{m(NaCl)}{V}=\dfrac{0.90\text{ g}}{0.1\text{ L}}=9.0\text{ g/L}$

答：生理盐水的质量浓度为 9.0 g/L。

例 4-9　100 mL 正常人血浆中含血浆蛋白 7 g，问血浆蛋白在血浆中的质量浓度为多少？

解：∵ $m_B=7\text{ g}$，$V=100\text{ mL}=0.1\text{ L}$

∴ $\rho(\text{血浆蛋白})=\dfrac{m(\text{血浆蛋白})}{V}=\dfrac{7\text{ g}}{0.1\text{ L}}=70\text{ g/L}$

答：血浆蛋白的质量浓度为 70 g/L。

（三）质量分数

溶质 B 的质量分数是指 B 的质量 m_B 与溶液的质量 m 之比。用符号 w_B 表示。即

$$质量分数=\frac{溶质质量}{溶液质量}$$

定义方程式为：

$$w_B=\frac{m_B}{m}$$

因为 m_B 和 m 的单位相同，故质量分数是一个无量纲的量，其值可以用小数或百分数表示。

例 4-10　将 10 g KCl 溶于 100 g 水中配成溶液，计算此溶液中 KCl 的质量分数。

解：∵ $m_B=10\text{ g}$，$m=100+10=110(\text{g})$

∴ $w_B=\dfrac{m_B}{m}=\dfrac{10\text{ g}}{110\text{ g}}=0.091(9.1\%)$

答：此溶液中 KCl 的质量分数为 0.091。

（四）体积分数

溶质 B 的体积分数是指 B 的体积 V_B 与溶液的体积 V 之比。用符号 φ_B 表示。即

$$体积分数=\frac{溶质体积}{溶液体积}$$

定义方程式为：

$$\varphi_B=\frac{V_B}{V}$$

要注意，V_B 和 V 的体积单位必须相同，故体积分数也是一个无量纲的量，其值可以用小数或百分数表示。

例 4-11　取 750 mL 纯酒精加水配成 $1\,000\text{ mL}$ 医用消毒酒精溶液，计算此酒精溶液中酒精的体积分数。

解：∵ $V_B=750\text{ mL}$，$V=1\,000\text{ mL}$

∴ $\varphi_B=\dfrac{V_B}{V}=\dfrac{750\text{ mL}}{1\,000\text{ mL}}=0.75\ (75\%)$

答：该酒精溶液中酒精的体积分数为 0.75。

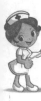

例 4－12　在 311 K 时,人的动脉血中 100.0 mL 含氧气 19.6 mL,求此温度下,人的动脉血中含氧气的体积分数。

解：$\because \varphi_B = \dfrac{V_B}{V}$

$\therefore \varphi(O_2) = \dfrac{V(O_2)}{V} = \dfrac{19.6 \text{ mL}}{100.0 \text{ mL}} = 0.196(19.6\%)$

答：此温度下人动脉血中含氧气的体积分数为 0.196。

在临床上,常用到红细胞压积的概念,它是指红细胞在全血中所占的体积分数,正常人的红细胞压积为 $\varphi_B = 0.37 \sim 0.50$。

学与问

4－9　将 180 g $C_6H_{12}O_6$(葡萄糖)溶解在水中制得 3 L 溶液,其溶液的质量浓度是多少?

4－10　从 1 L 1 g/L $C_6H_{12}O_6$ 溶液中取出 100 mL,取出的溶液中 $C_6H_{12}O_6$ 的质量浓度是多少?

4－11　将 20 g NaOH 溶于水制成 200 mL 溶液,求该溶液的物质的量浓度和质量浓度。

三、溶液浓度的换算

(一) 质量浓度与物质的量浓度间的换算

质量浓度和物质的量浓度是两种常用的浓度表示方法,根据它们的基本定义,可以求出它们之间的关系为:

$$\rho_B = c_B M_B$$

或

$$c_B = \frac{\rho_B}{M_B}$$

例 4－13　50 g/L 碳酸氢钠($NaHCO_3$)注射液的物质的量浓度是多少?

解：$\because M(NaHCO_3) = 84 \text{ g/mol}$　$\rho(NaHCO_3) = 50 \text{ g/L}$

$\therefore c(NaHCO_3) = \dfrac{\rho(NaHCO_3)}{M(NaHCO_3)} = \dfrac{50 \text{ g/L}}{84 \text{ g/mol}} = 0.6 \text{ mol/L}$

答：该碳酸氢钠注射液的物质的量浓度为 0.6 mol/L。

例 4－14　临床上纠正酸中毒用的乳酸钠($NaC_3H_5O_3$)注射液的物质的量浓度为 1 mol/L,问该注射液的质量浓度是多少?

解：$\because c_B = 1 \text{ mol/L}$　$M_B = 112 \text{ g/mol}$

$$\rho_B = c_B M_B$$

$\therefore \rho(NaC_3H_5O_3) = 1 \text{ mol/L} \times 112 \text{ g/mol} = 112 \text{ g/L}$

答：该注射液的质量浓度是 112 g/L。

(二) 质量分数与物质的量浓度间的换算

质量分数是用质量表示溶液的量,而其他浓度均以体积表示溶液的量。在进行浓度换

算时,需要知道溶液的密度 ρ,根据它们的基本定义,可以导出它们之间的关系为:

$$c_B = \frac{w_B \rho}{M_B}$$

或

$$w_B = \frac{c_B M_B}{\rho}$$

例 4-15　已知硫酸溶液的质量分数 $w_B = 0.98$, $\rho = 1.84$ kg/L,计算此硫酸溶液的物质的量浓度。

解　$\because$ $w_B = 0.98$　$\rho = 1.84$ kg/L $= 1\,840$ g/L　$M(H_2SO_4) = 98$ g/mol

$\therefore$ $c(H_2SO_4) = \dfrac{w(H_2SO_4)\rho}{M(H_2SO_4)} = \dfrac{0.98 \times 1\,840 \text{ g/L}}{98 \text{ g/mol}} = 18.4$ mol/L

答:此硫酸溶液的物质的量浓度为 18.4 mol/L。

四、溶液的配制和稀释

(一)溶液的配制

溶液配制的基本方法有两种:

1. 一定质量溶液的配制

这种溶液的配制是将定量的溶质和溶剂混合均匀即得。如用质量分数(w_B)表示溶液的浓度时采用此法配制较方便。

例 4-16　如何配制 400 g 质量分数为 0.09 的 NaCl 溶液?

解: ① 计算:400 g 溶液中含 NaCl 的质量为:

$$m(NaCl) = 0.09 \times 400 \text{ g} = 36 \text{ g}$$

配制该溶液所需水的质量为:

$$M(H_2O) = 400 \text{ g} - 36 \text{ g} = 364 \text{ g}$$

② 配制:称量 36 g 干燥 NaCl 和 364 g 水,混合均匀即可得到质量分数为 0.09 的 NaCl 溶液 400 g。

2. 一定体积溶液的配制

另一种是用一定体积的溶液中所含溶质的量来表示溶液的浓度,如用体积分数、质量浓度和物质的量浓度等来表示的溶液。由于溶质和溶剂混合后的体积往往比溶质和溶剂单独存在的体积之和增大或缩小。配制这些溶液时,是将一定量的溶质与适量的溶剂混合,使溶质完全溶解,然后再加溶剂到所需体积,最后用玻璃棒搅匀。

例 4-17　怎样配制 500 mL 的 0.5 mol/L NaHCO₃溶液?

解: ① 计算:$V = 500$ mL $= 0.5$ L,$M(NaHCO_3) = 84$ g/mol,$c(NaHCO_3) = 0.5$ mol/L

$$n(NaHCO_3) = c(NaHCO_3)V = 0.5 \text{ mol/L} \times 0.5 \text{ L} = 0.25 \text{ mol}$$

$$m(NaHCO_3) = n(NaHCO_3)M(NaHCO_3) = 84 \text{ g/mol} \times 0.25 \text{ mol} = 21 \text{ g}$$

② 配制:按计算结果,称取 21 g NaHCO₃放入烧杯中,加适量蒸馏水溶解。将溶液倒入容量瓶,再用少量蒸馏水洗涤烧杯 2～3 次,并把每次洗涤液也注入容量瓶中。最后加蒸馏水至 500 mL,混合均匀即可。

（二）溶液的稀释

在溶液中加入溶剂后，溶液的体积增大而浓度变小的过程称为溶液的稀释。

在实际工作中经常会遇到溶液的稀释，在市场上所购的分析纯或其他高浓度的溶液必须先稀释后再使用，如硫酸、盐酸等。临床上更是常常要配制和稀释溶液。

由于稀释时只加入溶剂而未加入溶质，所以溶液在稀释前后溶质的量保持不变。即：

$$稀释前溶质的量 = 稀释后溶质的量$$

此原理的表示式被称为**稀释公式**：

$$c_1 V_1 = c_2 V_2$$

式中 c 为与溶液体积有关的浓度，V 为体积。应用此式时，c_1 和 V_1 表示稀释前浓溶液的浓度和体积，c_2 和 V_2 表示稀释后稀溶液的浓度和体积，c_1 和 c_2 必须用同一浓度表示法。V_1 和 V_2 也必须采用同一体积单位。**若稀释前后浓度表示法或体积单位不同，要换算一致后方可代入稀释公式计算。**

例 4-18 配制 0.2 mol/L 盐酸溶液 100 mL，需取 2 mol/L 盐酸溶液多少毫升？如何配制？

解：① 计算：设需 2 mol/L 盐酸的体积为 $V_1 \text{ mL}$。

∵ $c_1 = 2 \text{ mol/L}$ $V_1 = ?$ $c_2 = 0.2 \text{ mol/L}$ $V_2 = 100 \text{ mL}$

根据稀释公式，有：

$$V_1 = \frac{c_2 V_2}{c_1} = \frac{0.2 \times 100}{2.0} = 10 \text{ mL}$$

答：需取 2 mol/L 盐酸溶液 10 mL。

② 移取：用 10 mL 吸量管吸取所需 2 mol/L 盐酸溶液 10 mL 移至 50 mL 烧杯中。

③ 稀释：用量筒量取 20 mL 蒸馏水倒入烧杯中，用玻璃棒缓慢搅动使其混匀。

④ 转移：用玻璃棒将烧杯内的溶液引流入 100 mL 容量瓶中，然后用少量蒸馏水洗涤烧杯 $2\sim3$ 次，每次的洗涤液都引入容量瓶中。

⑤ 定容：向容量瓶中加蒸馏水，当加到离标线 $1\sim2 \text{ cm}$ 处时，改用胶头滴管滴加蒸馏水至溶液凹液面最低处与标线平视相切。盖好瓶塞，将溶液混匀。

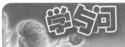

4-12 为何要用蒸馏水洗涤烧杯内壁？为何要将洗涤烧杯后的溶液注入容量瓶中？为何要轻轻振荡容量瓶，使容量瓶中的溶液充分混合？

4-13 现需配制 500 mL 9 g/L 的氯化钠溶液，如何配制？

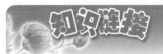

高分子化合物

高分子化合物，简称高分子，是由几千个甚至几万个原子构成的大分子化合物，它们的结构复杂，相对分子质量在 1 万以上，甚至高达几百万。淀粉、蛋白质、核酸、橡胶、塑料等都是高分子化合物。

人类的活动与高分子化合物有着密切的关系。在日常生活中，人们一直

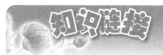

在应用天然的高分子化合物,如日常膳食的淀粉和蛋白质,衣着的棉、麻、丝、毛和皮等,都是天然的高分子化合物。

近年来,医用高分子材料的研究与发展突飞猛进,从人工器官到高效、定向的高分子药物控缓释体系的研究,几乎遍及生物医学的各个方面。医用高分子是一门生命科学、材料科学与高分子化学交叉的新兴学科,它是功能高分子中最重要和发展最快的一个领域,也是高分子科学的前沿。

第三节 溶液的渗透压

一、渗透现象和渗透压

假设在很浓的蔗糖溶液的液面上加一层清水,则水分子从上层进入下层。同时,蔗糖分子从下层进入上层。一定时间后,上面的水也有甜味了,直到形成浓度均匀一致的溶液为止。这个过程称为扩散。

有一种性质特殊的薄膜,它只允许较小的溶剂水分子自由通过而溶质分子很难通过,这种薄膜称为半透膜。半透膜有天然存在的,像生物的细胞膜、动物的膀胱膜、肠衣、鸡蛋衣等。也可以人工制得,如羊皮纸、火棉胶、玻璃纸和硫酸纸等。如果用半透膜将蔗糖水溶液和纯水隔开,就会发生渗透现象。

下面通过一个简单的实验来说明渗透现象。如图 4-1 所示,把一个长颈漏斗口用半透膜扎紧,然后把它安装固定在烧杯中。在烧杯中装入水,而在长颈漏斗内装入 500 g/L 蔗糖溶液,使烧杯和长颈漏斗的液面相平。一段时间后,便可看到长颈漏斗内液面慢慢升高,达到一定高度(h)后不再上升,这说明水能透过半透膜进入溶液(蔗糖溶液)中,而使其液面上升。这种溶剂分子通过半透膜由纯溶剂进入溶液(或由稀溶液进入浓溶液)的现象称为渗透现象,简称渗透。

渗透现象可以用分子运动学说来解释。由于在半透膜内是蔗糖溶液,而膜外是纯水,因此半透膜内外水的浓度(单位体积内水分子的个数)不相等,纯溶剂中水的浓度大于蔗糖溶液中水的浓度,因此单位时间内从纯溶剂进入溶液的水分子比从蔗糖溶液方面进入纯水中的水分子要多得多,因而产生了渗透现象。结果表现为水不断透过半透膜渗入蔗糖溶液,使蔗糖溶液的浓度逐渐变稀而体积逐渐增大,溶液的液面上升。

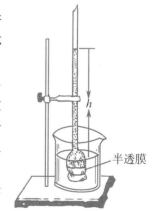

图 4-1 渗透现象示意图

随着渗透作用的进行,管内溶液的液面逐渐升高,内、外液面产生液面差,管内液柱的压强使纯水中的水分子从外进入蔗糖溶液的速度逐渐减慢。当管中的液面上升到一定高度时,水分子向两个方向渗透的速度相等,即单位时间内水分子从纯水进入溶液的数目与从溶液进入纯水的数目相等,体系达到动态平衡,称为渗透平衡。这时管内液面不再升高,渗透现象不再进行。此时管内液柱所产生的压强称为蔗糖溶液的渗透压。

渗透压的大小可以用管内外液面高度之差(h)来衡量。这段液面高度之差(h)所产生的压强即为该溶液的渗透压。因此渗透压可以定义为:将两种浓度不同的溶液用半透膜隔开,恰能阻止渗透现象继续发生,而达到动态平衡的压力,称为渗透压,也简称渗压。

渗透压的单位为帕(Pa)或千帕(kPa),医学上常用千帕(kPa)。不同浓度溶液的渗透压大小不同。

若用半透膜把两种不同浓度的溶液隔开也能发生渗透现象,这时水从稀溶液渗入浓溶液中去。由此可见渗透现象的实质是水分子由纯水向溶液或由稀溶液向浓溶液方向渗透的过程,但必须有半透膜存在,否则只是扩散而不是渗透。总之,产生渗透现象必须具备两个条件:一是有半透膜存在;二是半透膜两侧溶液有浓度差。

二、渗透压与溶液浓度的关系

凡是溶液都有渗透压。不同浓度的溶液具有不同的渗透压。实验证明:稀溶液渗透压的大小与单位体积溶液中所含溶质的粒子数(分子或离子)及绝对温度成正比,而与溶质的本性无关。这个规律称为渗透压定律。

$$\Pi = c(B)RT$$

式中,Π:溶液的渗透压(kPa);

$c(B)$:溶质 B 粒子的物质的量浓度(mol/L);

R:普适气体常数[$R = 8.314$ kPa·L/(mol·K)];

T:绝对温度($T = 273.15 + t/℃$)(K)。

从上式可以看出,由于 R 是常数,所以在一定温度下,稀溶液的渗透压与溶液中所含溶质粒子的物质的量浓度(即溶质的粒子数)成正比,而与溶质的本性(如轻重、大小、分子或离子以及荷电量等)无关。因此,常用溶液 $c(B)$ 的高低来衡量溶液渗透压的大小。

溶液中起渗透作用的粒子总浓度称为渗透浓度。因此渗透浓度越大,渗透压就越大;渗透浓度越小,渗透压就越小。如果比较两种溶液的渗透压大小,只需比较两者的渗透浓度大小即可。

在非电解质溶液中,一个分子就是一个粒子,产生渗透作用的粒子就是非电解质分子。对于任何非电解质溶液来说,在相同温度下,只要物质的量浓度相同,单位体积内溶质的粒子数目就相同,它们的渗透压也必然相等。如 0.3 mol/L 葡萄糖($C_6H_{12}O_6$)溶液和 0.3 mol/L 蔗糖($C_{12}H_{22}O_{11}$)溶液,它们的渗透压相等。当两种非电解质溶液的物质的量浓度不同时,浓度较大的溶液,渗透压也较大。如 $c(C_6H_{12}O_6)$ 为 0.6 mol/L 溶液的渗透压是 $c(C_6H_{12}O_6)$ 为 0.3 mol/L 溶液渗透压的 2 倍。

在强电解质溶液中,情况就不同了。因为强电解质分子在溶液中能全部电离成离子,使溶液中的粒子数成倍增加,因此强电解质溶液中溶质粒子的物质的量浓度应该是电解质电离出的阴、阳离子的物质的量浓度的总和。不同的电解质溶液,即使物质的量浓度相等,渗透压也未必相等。

例 4-19 比较 0.1 mol/L NaCl 溶液与 0.1 mol/L $CaCl_2$ 溶液的渗透压大小。

解：NaCl、CaCl₂ 在水中的电离情况如下：

$$NaCl = Na^+ + Cl^-$$
$$CaCl_2 = Ca^{2+} + 2Cl^-$$

0.1 mol/L NaCl 溶液中离子总浓度为 0.2 mol/L，而 0.1 mol/L CaCl₂ 溶液中离子总浓度为 0.3 mol/L。所以 0.1 mol/L NaCl 溶液的渗透压小于 0.1 mol/L CaCl₂ 溶液的渗透压。

例 4-20　比较 9 g/L NaCl 溶液和 0.308 mol/L 葡萄糖溶液的渗透压。

解：先把 9 g/L NaCl 溶液的质量浓度换算成物质的量浓度。

$$c(NaCl) = \frac{\rho(NaCl)}{M(NaCl)} = \frac{9\ g/L}{58.5\ g/mol} = 0.154\ mol/L$$

∵ NaCl = Na⁺ + Cl⁻

∴ NaCl 溶液中溶质粒子浓度为 0.154 mol/L × 2 = 0.308 mol/L

答：9 g/L NaCl 溶液与 0.308 mol/L 葡萄糖溶液的渗透压相等。

三、渗透压在医学上的意义

（一）医学中的渗透单位

医学上除了用千帕（kPa）表示溶液渗透压外，还常采用毫渗摩尔浓度，又称毫渗量/升（mOsmol/L）。毫渗量/升（mOsmol/L）是指溶液中能产生渗透效应的各种物质粒子（分子或离子）的总浓度以 mmol/L 来计算的渗透压单位。

（二）等渗溶液、低渗溶液和高渗溶液

溶液的渗透压高低是相比较而言的。在相同温度下，渗透压相等的两种溶液，称为等渗溶液。对于渗透压不相等的两种溶液，渗透压低的溶液称为低渗溶液，渗透压高的溶液称为高渗溶液。

血浆中各种阴阳离子的总浓度约为 300 mmol/L，即正常人血浆的渗透浓度约为 300 mmol/L。所以临床上规定凡临床上使用的溶液，渗透压在 280～320 mmol/L 范围内的溶液称为等渗溶液，溶液浓度低于 280 mmol/L 的称为低渗溶液，溶液浓度高于 320 mmol/L 的称为高渗溶液。在实际应用中，略低于 280 mmol/L 或略高于 320 mmol/L 的溶液，在临床上也作为等渗溶液使用。

临床上常用的等渗溶液有：

0.278 mol/L（50 g/L）葡萄糖溶液；

0.154 mol/L（9 g/L）NaCl 溶液（生理盐水）；

0.149 mol/L（12.5 g/L）NaHCO₃ 溶液；

1/6 mol/L（18.7 g/L）乳酸钠溶液。

临床上常用的高渗溶液有：

2.78 mol/L（500 g/L）葡萄糖溶液；

0.60 mol/L（50g/L）NaHCO₃ 溶液。

0.278 mol/L 葡萄糖氯化钠溶液（生理盐水中含 0.278 mol/L 葡萄糖），毫摩尔浓度应为 308+278=586（mmol/L），其中生理盐水维持渗透压，葡萄糖则供给热量和水。

输液是临床治疗中常用的处置之一。输液必须掌握的基本原则是不因输入液体而影响血浆渗透压。所以大量输液时，必须使用等渗溶液。下面讨论红细胞分别在三种不同浓度的 NaCl 溶液中所产生的现象。① 将红细胞放到低渗的 0.068 mol/L NaCl 溶液中,在显微镜下可以看到红细胞逐渐膨胀,最后破裂,医学上称这种现象为溶血。这是因为红细胞内液的渗透压大于外面的 0.068 mol/L NaCl 溶液的渗透压,因此,水分子就要向红细胞内渗透,使红细胞膨胀,以致破裂。② 如将红细胞放到高渗的 0.256 mol/L NaCl 溶液中,在显微镜下可以看到红细胞逐渐皱缩,这种现象称为胞浆分离。因为这时红细胞内液的渗透压小于外面的 0.256 mol/L NaCl 溶液的渗透压,因此,水分子由红细胞内向外渗透,使红细胞皱缩。③ 如将红细胞放到等渗的生理盐水中,在显微镜下看到红细胞维持原状。这是因为红细胞与生理盐水渗透压相等,细胞内外达到渗透平衡的缘故。图 4-2 为红细胞在不同浓度 NaCl 溶液中的形态示意图。

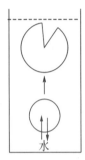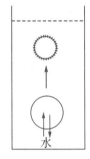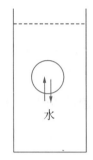

甲:红细胞置于0.068 mol·L⁻¹ 氯化钠溶液中逐渐膨胀, 最后破裂

乙:红细胞置于0.256 mol·L⁻¹ 氯化钠溶液中逐渐皱缩

丙:红细胞置于0.154 mol·L⁻¹ 氯化钠溶液中保持原来 形状

图 4-2 红细胞在不同浓度 NaCl 溶液中的形态示意图

在医疗工作中,不仅大量补液时要注意溶液的渗透压,就是小剂量注射时,也要考虑注射液的渗透压。但临床上也经常用高渗溶液,如渗透压比血浆高 10 倍的 2.78 mol/L 葡萄糖溶液。因对急需增加血液中葡萄糖的患者,如用等渗溶液,注射液体积太大,所需注射时间太长,反而不易收效。需要注意,**用高渗溶液作静脉注射时,用量不能太大,注射速度要缓慢**,否则易造成局部高渗引起红细胞皱缩。当高渗溶液缓缓注入体内时,可被大量体液稀释成等渗溶液。

学习问

4-14 扩散与渗透有何不同?产生渗透现象要具备什么条件?

4-15 电解质与非电解质在计算渗透浓度时,有何不同?

4-16 在 37 ℃时,NaCl 溶液与葡萄糖溶液的渗透压相等,则两溶液的物质的量浓度的关系为 (　　)

A. c(NaCl)$=c$(葡萄糖)　　　　 B. c(NaCl)$=2c$(葡萄糖)

C. c(葡萄糖)$=2c$(NaCl)　　　　 D. c(NaCl)$=3c$(葡萄糖)

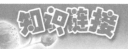

晶体渗透压与胶体渗透压

人体血浆中既有小分子和小离子（如葡萄糖和 Na^+、Cl^- 等），也有大分子和大离子胶体物质（如蛋白质、核酸等）。血浆总渗透压是这两类物质所产生的渗透压的总和。由小分子和小离子所产生的渗透压称为**晶体渗透压**，由大分子和大离子所产生的渗透压称为**胶体渗透压**。

细胞膜是一种间隔着细胞内液和细胞外液的半透膜，它只允许水分子自由透过而不允许其他分子和离子透过。由于晶体渗透压远大于胶体渗透压，因此水分子的渗透方向主要取决于晶体渗透压。当人体缺水时，细胞外液各种溶质的浓度升高，外液的晶体渗透压增大，于是细胞内液中的水分子将向细胞外液渗透，造成细胞皱缩。如果大量饮水，则又会导致细胞外液晶体渗透压减小，水分子透过细胞膜向细胞内液渗透，使细胞肿胀，严重时可引起水肿。

毛细血管壁也是体内的一种半透膜。晶体渗透压对维持血管内外血液和组织间液的水盐平衡不起作用，因此这一平衡只取决于胶体渗透压。人体因某种原因导致血浆蛋白质减少时，血浆的胶体渗透压降低，血浆中的水和其他小分子、小离子就会透过毛细血管壁而进入组织间液，导致血容量（人体血液总量）降低，组织间液增多，这是形成水肿的原因之一。

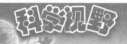

生命的源泉——水

水是一切生物所必需的物质，即使是极耐旱的沙漠生物，亦需要一定的水分才能生存。从生理上说，水比其他食物还重要。一个健康的人，如果没有其他重要的营养物质，生命可维持一个月以上；但如果没有水，人陷于饥饿和干渴中，只能维持 10 天。在沙漠地带，人缺水 24 小时即导致死亡。因此，水是一切生命有机体的组成物质，是生命发生、发育和繁衍的源泉。

水不仅是生命的摇篮，而且是生命体的重要组成部分。一个成年人体重的 65%～70% 是由水构成的。水在生命活动中起着非常重要的作用。水在细胞中以两种形式存在：一部分水与其他物质相结合，叫做结合水；另一部分水以游离的形式存在，可以自由流动，叫做自由水。自由水既可作为良好的溶剂，溶解糖类、蛋白质、维生素、无机盐等物质，保证这些物质的正常代谢，又可以作为运输工具，保证体内营养物质的供给和代谢废物的排出；因为水具有高比热容、高汽化热及在生命体内的高密度的性质，它还可以内养脏腑、外润肌肤、调节和维持人的体温等。

在生命体内，水是介质，也是生命活动的参与者。在糖类、脂肪、蛋白质的水解反应中，水是反应物；在氧化、聚合、葡萄糖酵解反应中，水又是生成物。

人体内所有组织、器官和体液都含有水，但分布不均衡。在淋巴和脑脊髓中含水量最多，占 90% 以上；在皮肤中占 60%～70%；而脂肪组织和骨骼、头发、牙齿的含水量最少，在 30% 以下。肌肉含水约 50%，血液含水约 80%。

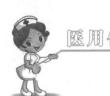

知识点归纳

一、物质的量

知 识 点	知 识 内 容
物质的量	物质的量是表示以某一特定数目的基本单元(粒子)为集体数目及其倍数的物理量。符号 n_B 或 $n(B)$
摩尔	摩尔是一系统的物质的量,该系统中所含的基本单元数与 0.012 kg 碳-12 的原子数目相同。摩尔(mol)是物质的量的单位。1 mol$=10^3$ mmol$=10^6$ μmol
摩尔质量	单位物质的量的物质所具有的质量称为摩尔质量。符号 M_B 或 $M(B)$,常用单位 g/mol
物质的量的计算	物质的量$=\dfrac{\text{基本单元数(粒子数)}}{\text{阿伏加德罗常数}}$　$n=\dfrac{N}{N_A}$　$N_A=6.02\times10^{23}$ mol^{-1} 物质的量$=\dfrac{\text{物质的质量}}{\text{摩尔质量}}$　$n=\dfrac{m}{M}$

二、溶液浓度

表示方法	概 念	符 号	关系式	常用单位
物质的量浓度	溶液中溶质 B 的物质的量除以溶液的体积	c_B 或 $c(B)$	$c_B=\dfrac{n_B}{V}$	mol/L
质量浓度	溶液中溶质 B 的质量除以溶液的体积	ρ_B 或 $\rho(B)$	$\rho_B=\dfrac{m_B}{V}$	g/L
质量分数	溶质 B 的质量分数是指 B 的质量 m_B 与溶液的质量 m 之比	w_B 或 $w(B)$	$w_B=\dfrac{m_B}{m}$	
体积分数	溶质 B 的体积分数是指 B 的体积 V_B 与溶液的体积 V 之比	φ_B 或 $\varphi(B)$	$\varphi_B=\dfrac{V_B}{V}$	

三、溶液浓度的换算和稀释

知 识 点	知 识 内 容
质量浓度与物质的量浓度间的换算	$\rho_B=c_B M_B$ 或 $c_B=\dfrac{\rho_B}{M_B}$
质量分数与物质的量浓度间的换算	$c_B=\dfrac{w_B\rho}{M_B}$ 或 $w_B=\dfrac{c_B M_B}{\rho}$
稀释公式	$c_1V_1=c_2V_2$

四、溶液的渗透压

知 识 点	知 识 内 容
渗透现象	溶剂分子通过半透膜由纯溶剂进入溶液(或由稀溶液进入浓溶液)的现象,称为渗透现象,简称渗透
渗透压	将两种浓度不同的溶液用半透膜隔开,恰能阻止渗透现象继续发生,而达到动态平衡的压力,称为渗透压,简称渗压

续表

知 识 点	知 识 内 容
渗透压与溶液浓度的关系	稀溶液渗透压的大小与单位体积溶液中所含的粒子数(分子或离子)及绝对温度成正比,而与溶质的本性无关。称为渗透定律
渗透压在医学上的意义	临床上规定凡渗透压在 280～320 mmol/L 范围内的溶液称为等渗溶液;浓度低于 280 mmol/L 的溶液称为低渗溶液;浓度高于 320 mmol/L 的溶液称为高渗溶液。临床上给病人输入大量液体时,必须使用等渗溶液,若需输高渗溶液,须严格控制用量和注射速度

一、选择题

1. 物质的量是表示 （ ）

A. 物质数量的量   B. 物质质量的量

C. 物质基本单元数目的量   D. 物质单位的量

2. 在 0.5 mol Na_2SO_4 中,含有的 Na^+ 数目是 （ ）

A. 3.01×10^{23} B. 6.02×10^{23} C. 0.5   D. 1

3. 下列说法中,正确的是 （ ）

A. 1 mol O 的质量是 32 g/mol   B. OH^- 的摩尔质量是 17 g

C. 1 mol H_2O 的质量是 18 g/mol   D. CO_2 的摩尔质量是 44 g/mol

4. 配制 0.10 mol/L 乳酸钠($NaC_3H_5O_3$)溶液 250 mL,需用 112 g/L 乳酸钠溶液的体积为 （ ）

A. 50 mL   B. 40 mL   C. 25 mL   D. 15 mL

5. 静脉滴注 0.9 g/L NaCl 溶液,红细胞结果会 （ ）

A. 正常   B. 基本正常   C. 皱缩   D. 溶血

6. 0.154 mol/L NaCl 溶液的渗透浓度(以 mmol/L 表示)为 （ ）

A. 0.308   B. 308   C. 154   D. 0.154

7. 人体血液平均每 100 mL 中含 K^+ 19 mg,则血液中 K^+ 的渗透浓度约为(以 mmol/L 表示) （ ）

A. 0.004 9   B. 4.9   C. 49   D. 490

8. 将 12.5 g 葡萄糖溶于水,配成 250 mL 溶液,该溶液的质量浓度为 （ ）

A. 25 g/L   B. 5.0 g/L   C. 50 g/L   D. 0.025 g/L

9. 下列 4 种质量浓度相同的溶液中,渗透压最大的是 （ ）

A. 蔗糖溶液   B. 葡萄糖溶液   C. KCl 溶液   D. NaCl 溶液

10. 500 mL 生理盐水中,Na^+ 的渗透浓度为 （ ）

A. 308 mmol/L   B. 154 mmol/L   C. 0.308 mmol/L   D. 0.154 mmol/L

11. 会使红细胞发生皱缩的是 （ ）

A. 12.5 g/L $NaHCO_3$ 溶液   B. 1.00 g/L NaCl 溶液

C. 112 g/L $NaC_3H_5O_3$ 溶液   D. 50 g/L 葡萄糖溶液

12. 欲使被半透膜隔开的两种溶液处于渗透平衡,则必须有 （ ）

A. 两溶液物质的量浓度相同   B. 两溶液体积相同

C. 两溶液的质量浓度相同   D. 两溶液渗透浓度相同

13. 已知 $CaCl_2$ 溶液与蔗糖溶液的渗透浓度均为 300 mmol/L,则两者物质的量浓度的关系为 （ ）

A. c(蔗糖)$=3c$($CaCl_2$)   B. c($CaCl_2$)$=3c$(蔗糖)

C. c(蔗糖)＝c(CaCl$_2$) 　　　　　　　　　　　　D. c(蔗糖)＝$2c$(CaCl$_2$)

14. 将 100 g/L NaCl 溶液与 100 g/L 葡萄糖溶液以任意体积比混合后,其混合液 　　　(　　)

A. 一定是低渗溶液 　　　　　　　　　　　　B. 一定是等渗溶液

C. 一定是高渗溶液 　　　　　　　　　　　　D. 不能肯定是等、高、低渗溶液

15. 影响渗透压的因素有 　　　　　　　　　　　　　　　　　　　　　　　　　　(　　)

A. 浓度、温度 　　　　B. 压力、密度 　　　　C. 浓度、压力 　　　　D. 压力、温度

二、填空题

1. 2 mol H$_2$SO$_4$ 中含有_____mol H$^+$,_____mol SO$_4^{2-}$。

2. 氯化钠的摩尔质量 M(NaCl)＝_____,0.5 mol NaCl 的质量 m(NaCl)＝_____。

3. 氢氧化钠的摩尔质量 M(NaOH)＝_____,20 g NaOH 的物质的量 n(NaOH)＝_____。

4. 1 mol CaCO$_3$ 中 m(Ca)＝_____,64 g SO$_2$ 中的氧原子数 N(O)＝_____。

5. 2 mol HCl 的分子数 N(HCl)＝_____,质量 m(HCl)＝_____。

6. 恰好完全中和 0.5 mol HCl,需要_____g NaOH;恰好完全中和 0.5 mol H$_2$SO$_4$,需要_____g NaOH。

7. 世界卫生组织建议:在医学上表示溶液浓度时,可用_____和_____,它们的常用单位分别是_____和_____。

8. 用半透膜把纯溶剂或稀溶液与溶液或浓溶液隔开,溶剂分子的渗透方向为_____。

9. 渗透压与溶液浓度关系的数学表示式为_____。其重要意义在于,在一定温度下,稀溶液的渗透压只与一定量溶液中溶质的_____成正比,而与溶质的_____无关。

10. 医学上的等渗溶液是以_____为标准确定的。

三、判断题

1. 质量浓度是指 100 g 水中所含溶质的克数。 　　　　　　　　　　　　　　(　　)

2. 32 g 氧气中含有 $6.02×10^{23}$ 个氧分子。 　　　　　　　　　　　　　(　　)

3. 1 mL 1 mol/L 的硫酸溶液比 10 mL 1 mol/L 的硫酸溶液浓度小。 　　　　(　　)

4. 所谓某物质的浓度通常是指某物质的物质的量浓度。 　　　　　　　　　　(　　)

5. 将红细胞放入某氯化钠水溶液中出现破裂,该氯化钠溶液为高渗溶液。 　　(　　)

6. 两个等渗溶液以任意体积比混合所得溶液仍为等渗溶液(设无化学反应发生)。 　(　　)

四、简答题

1. 产生渗透现象的条件是什么?

2. 分别比较下列各组溶液中两种溶液渗透压的高低,各组中两溶液如用半透膜隔开,指出渗透方向。

(1) 50 g/L 葡萄糖溶液与 50 g/L 蔗糖溶液;

(2) 1 mol/L 葡萄糖溶液与 1 mol/L 蔗糖溶液;

(3) 0.1 mol/L 葡萄糖溶液与 0.1 mol/L NaCl 溶液;

(4) 0.2 mol/L NaCl 溶液与 0.2 mol/L CaCl$_2$ 溶液。

五、计算题

1. 要配制 0.10 mol/L HCl 溶液 1 000 mL,需要密度为 1.19 g/cm,质量分数为 37% 的浓盐酸多少毫升?

2. 某患者需补 $4.0×10^{-2}$ mol K$^+$,问需用多少支 100 g/L KCl 针剂(每支 10 mL)加到葡萄糖溶液中静脉滴注?

3. 正常人血清中每 100 mL 约含 Ca^{2+} 10 mg,其渗透浓度是多少?

4. 1.17 g/L 的氯化钠溶液所产生的渗透压与质量浓度为多少的葡萄糖溶液产生的渗透压相等?

5. 计算下列溶液的渗透浓度:

(1) ρ_B＝56 g/L 的乳酸钠(C$_3$H$_5$O$_3$Na);(2) ρ_B＝21 g/L 的 NaHCO$_3$

(宋海南、丁宏伟)

第五章

化学反应速率和化学平衡

学习重点

1. 化学反应速率的概念及表示方法。
2. 影响化学反应速率的因素及应用。
3. 可逆反应和化学平衡的概念。
4. 影响化学平衡移动的因素。

对化学反应的研究常要涉及两方面的问题：一是化学反应的快慢，即化学反应速率问题；二是化学反应进行的程度，即化学平衡问题。本章重点学习影响化学反应速率和化学平衡的因素。

第一节 化学反应速率

一、化学反应速率的概念

人们在日常生活和生产实践中，会接触到各类化学反应。有的快到瞬间完成，如炸药的爆炸、胶片的感光、离子间的反应等；有的则很慢，以至察觉不出有变化，如钢铁的生锈、塑料的老化等，而煤和石油的形成则需要几十万年以至亿万年的时间。

化学上衡量化学反应快慢的量，称为化学反应速率。

化学反应速率常用单位时间内反应物浓度的减少或生成物浓度的增加来表示。浓度用物质的量浓度，单位为 mol/L；时间用秒（s）、分（min）或小时（h）来表示，则化学反应速率的单位为 mol/(L·s)、mol/(L·min) 或 mol/(L·h)。

例如，在一定温度和压强下，由 N_2 和 H_2 合成 NH_3 的反应：

$$N_2 + 3H_2 \Longrightarrow 2NH_3$$

对于此反应,若生成物 NH_3 经过 4 秒钟,浓度增加了 2 mol/L,则反应物 H_2 的浓度必然减少了 3 mol/L,N_2 的浓度则减少了 1 mol/L。

以 NH_3 的浓度变化表示反应速率:

$$v_{NH_3} = \frac{2 \text{ mol/L}}{4 \text{ s}} = 0.5 \text{ mol/(L·s)}$$

以 H_2 的浓度变化表示反应速率:

$$v_{H_2} = \frac{3 \text{ mol/L}}{4 \text{ s}} = 0.75 \text{ mol/(L·s)}$$

以 N_2 的浓度变化表示反应速率:

$$v_{N_2} = \frac{1 \text{ mol/L}}{4 \text{ s}} = 0.25 \text{ mol/(L·s)}$$

由此可见,同一反应用不同的反应物或生成物浓度的变化来表示反应速率所得的数值不一定相同。如合成氨中:

$$v_{NH_3} : v_{H_2} : v_{N_2} = 1 : 3 : 2$$

在同一反应中,虽然各物质表示的反应速率所得数值不一定相同,但由于它们在同一时间内,浓度变化量的比值等于化学方程式中相应化学式前面的系数之比,所以在同一化学反应中,只要已知一种物质的反应速率,就可根据化学方程式计算出用其他物质表示的反应速率。因此,同一反应可以采用反应中任何一种物质在单位时间内浓度的变化量来表示整个反应的速率。

由于整个反应过程中,反应物和生成物的浓度在随时变化,反应速率也在随时变化,所以,反应速率通常是指某一段时间内的平均速率。

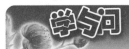

5-1 化学反应速率的定义、表示方法及单位各是什么?

5-2 写出化学反应 $aA + bB \Longrightarrow dD + eE$ 中各物质 A、B、D、E 化学反应速率之比。

二、影响化学反应速率的因素

影响化学反应速率的因素有内因和外因。内因是影响化学反应速率的决定因素,主要取决于反应物的本性,如其组成、结构和性质等。例如,氢气和氟气在低温、暗处即可发生爆炸,而在同样条件下,氢气和氯气反应比较缓慢,需用强光照射或点燃才能迅速化合。

化学反应速率还受外界条件的影响,同一化学反应,因反应条件不同,反应速率也会不同。影响化学反应速率的外界因素很多,主要有浓度、压强、温度和催化剂。

(一)浓度对化学反应速率的影响

反应物的浓度对化学反应速率的影响很大。如硫在空气中只能缓慢燃烧产生微弱的淡蓝色火焰,而硫在纯氧中则能迅速燃烧,并发出明亮的蓝紫色火焰。这是由于在其他条件相同时,纯氧中氧气的浓度大约是空气中氧气浓度的 5 倍的缘故。又如,稀硫酸和硫代硫酸钠的反应。

$$H_2SO_4 + Na_2S_2O_3 =\!=\!= Na_2SO_4 + SO_2\uparrow + S\downarrow + H_2O$$

【演示实验 5-1】　取两支试管，在第 1 支试管中加入 0.1 mol/L Na$_2$S$_2$O$_3$ 溶液 4 mL，在第 2 支试管中加入 0.1 mol/L Na$_2$S$_2$O$_3$ 溶液和蒸馏水各 2 mL。另取两支试管，各加入 0.1 mol/L H$_2$SO$_4$ 溶液 2 mL。然后，同时分别倒入上面两支盛有 Na$_2$S$_2$O$_3$ 溶液的试管中，振荡试管，观察两支试管出现浑浊的顺序。

实验结果表明：两支试管中溶液出现浑浊的快慢不同。第 1 支试管中 Na$_2$S$_2$O$_3$ 浓度大，先出现浑浊，第 2 支试管中 Na$_2$S$_2$O$_3$ 浓度小，后出现浑浊。

通过大量实验证明：当其他条件不变时，增大反应物的浓度，化学反应速率加快；减小反应物的浓度，化学反应速率减慢。

例如：临床上有时可通过增加药物剂量，提高血液中药物浓度，来达到快速治疗疾病的目的。

（二）压强对化学反应速率的影响

压强对有气态物质参加化学反应的反应速率产生影响。对于有气体参加的反应，当温度一定时，一定量气体的体积与其所受的压强成反比。例如：

$$N_2 + O_2 =\!=\!= 2NO$$

当压强增大 1 倍，气体的体积减少至原来的一半，各反应物（氮气和氧气）浓度增大至原来的 2 倍，反应速率增大至原来的 4 倍。

因此，在其他条件不变时，增大压强，气体的体积缩小，反应物的浓度增大，化学反应速率加快；减小压强，气体的体积扩大，反应物的浓度减小，化学反应速率减慢。

例如：临床上将慢性缺氧的病人置于高压氧舱内，可以加快病人血液中的血红蛋白（Hb）与氧气结合生成氧合血红蛋白（HbO$_2$）的速率。

如果参加反应的物质是固体、液体或在溶液中进行的反应，改变压强对它们的体积影响极微小，浓度几乎不变，因此压强不影响固体或液体物质间反应的速率。

（三）温度对化学反应速率的影响

温度是影响化学反应速率的另一个重要因素。许多化学反应都是在加热的条件下进行的。

【演示实验 5-2】　取两支试管，各加入 0.1 mol/L Na$_2$S$_2$O$_3$ 溶液 2 mL，分别放入盛有热水和冷水的两个烧杯中。另取两支试管，各加入 0.1 mol/L H$_2$SO$_4$ 溶液 2 mL，同时分别倒入上述盛有 Na$_2$S$_2$O$_3$ 的两支试管中，仔细观察两支试管中出现浑浊的顺序。

可以看到：放入热水中的试管里先出现浑浊，放入冷水中的试管里后出现浑浊。这一现象说明温度高的反应进行得快，温度低的反应进行得慢。

许多实验证明：当其他条件不变时，升高温度，可以增大化学反应速率；降低温度，可以减小化学反应速率。温度每升高 **10 ℃**，化学反应速率增大到原来的 **2～4** 倍。

温度能有效地改变化学反应速率，所以在实验室和化工生产中，常常采用加热的方法来增大化学反应速率；在生活中，常将易变质的食品和药物（如生物制剂）保存在冰箱里，以减慢反应的进行，延长保存期。

（四）催化剂对化学反应速率的影响

凡能显著地改变化学反应速率，而本身的组成、质量及化学性质在反应前后保持不变的物质称为催化剂。催化剂能改变化学反应速率的作用,称为催化作用。

能增大化学反应速率的催化剂称为正催化剂(正字可省略),能减小化学反应速率的催化剂称为负催化剂或阻化剂。例如,硫酸工业中,用二氧化硫制三氧化硫的反应常用五氧化二钒(V_2O_5)催化,加快速率,提高产量;医学上为了保存双氧水(H_2O_2),常常加入少量的乙酰苯胺来减慢过氧化氢的分解速率;为防止塑料制品的老化,常常加入少量的阻化剂等。

生物体内的化学反应,也与催化剂有关。生物体内的各种酶,如蛋白酶、淀粉酶、脂肪酶等,具有催化活性,称为生物催化剂。它们对生物体的消化、吸收、新陈代谢等过程具有非常重要的催化作用。

在影响化学反应速率的几种外界因素中,一般来说,催化剂对反应速率影响最大,温度影响次之,浓度和压强对反应速率影响较小。

学与问

5-3 影响化学反应速率的外界主要因素有哪些? 如何影响?

5-4 若要加快化学反应速率,可采用哪些措施?

5-5 为什么要将容易变质的食品放入冰箱中保存和将某些药物储存在阴暗低温处?

有效碰撞理论

浓度对化学反应速率的影响,可用有效碰撞理论来解释。有效碰撞理论认为,发生化学反应的首要条件是反应物分子之间必须相互碰撞。反应物分子间碰撞的机会很多,但并非每一次碰撞都能发生化学反应,在无数次的碰撞中,大多数分子在碰撞后又立即分开,并不发生化学反应,只有那些能量比反应物分子的平均能量高得多的分子间的碰撞,才能发生反应。**能够发生化学反应的分子间的碰撞称为有效碰撞。能够发生有效碰撞的分子称为活化分子。**活化分子比一般分子具有更高的能量。

在一定温度下,活化分子具有的最低能量与分子的平均能量之差称为活化能。活化能是把具有平均能量的分子变成活化分子所吸收的最低能量。对于给定的反应,在一定的条件下,其活化能为一定值。**活化能越低,活化分子数越多,单位时间内有效碰撞次数就越多,化学反应速率就越快;反之,活化能越高,化学反应速率就越慢。**

对于某一化学反应,温度一定,反应物分子中活化分子百分数是一定的。当反应物浓度增大时,单位体积内反应物分子总数增加,活化分子的总数也随之增加,单位时间内有效碰撞机会增多,因此化学反应速率增大。

第二节 化学平衡

一、可逆反应与化学平衡

（一）可逆反应与不可逆反应

根据反应进行的方向，化学反应分为不可逆反应和可逆反应。

在一定条件下，只能向一个方向进行的单向反应，称为不可逆反应。在化学方程式中，用单向箭号"——"或反应号"＝＝"表示反应的不可逆性。

如氯化钠和硝酸银的复分解反应：

$$NaCl + AgNO_3 == NaNO_3 + AgCl\downarrow$$

氯酸钾在二氧化锰催化下的热分解反应：

$$2KClO_3 \xrightarrow[\triangle]{MnO_2} 2KCl + 3O_2\uparrow$$

不可逆反应的特点是化学反应能进行到底，反应物可全部转化为生成物而无剩余。

但大多数的化学反应是不能进行到底的，即在同一条件下反应物可以转变成生成物，生成物也可以转变为反应物，两个相反方向的化学反应同时进行。例如，工业上用氢气和氮气合成氨的反应，同时又有一部分氨分解为氮气和氢气。

$$N_2 + 3H_2 \longrightarrow 2NH_3$$

$$2NH_3 \longrightarrow N_2 + 3H_2$$

这种在同一反应条件下，能同时向两个相反方向进行的化学反应，称为可逆反应。化学方程式中常用可逆符号"⇌"表示化学反应的可逆性。如合成氨的反应式：

$$N_2 + 3H_2 \underset{逆反应}{\overset{正反应}{\rightleftharpoons}} 2NH_3$$

在可逆反应中，通常把从左向右进行的反应称为正反应，从右向左进行的反应称为逆反应。

可逆反应的特点是：正、逆反应在同一条件下同时进行，反应不能进行到底，只能进行到某种程度；反应物不能全部转化为生成物，反应物总会有剩余；在一定条件下正反应、逆反应达到平衡状态。

（二）化学平衡

例如：

$$N_2 + 3H_2 \underset{逆反应}{\overset{正反应}{\rightleftharpoons}} 2NH_3$$

根据质量作用定律：

$$v_{正} = k_{正} \cdot c_{N_2} \cdot c_{H_2}^3$$

$$v_{逆} = k_{逆} \cdot c_{NH_3}^2$$

如图 5-1 所示,反应刚开始时,容器中只有
N_2 和 H_2,而且浓度最大,NH_3 的浓度为零,因此正
反应速率($v_正$)最大(A 点),逆反应速率($v_逆$)为零
(O 点)。随着反应的进行,反应物 N_2 和 H_2 不断消
耗,浓度逐渐减小,正反应速率 $v_正$ 逐渐减小(曲线
AB);同时随着反应的进行,NH_3 的浓度逐渐增
大,逆反应速率 $v_逆$ 也逐渐增大(曲线 OB)。当反
应经过时间 t_1 后,正反应速率和逆反应速率相等,
即 $v_正 = v_逆$(直线 BC)。此时,在单位时间内,N_2 和
H_2 反应减少的分子数,恰好等于 NH_3 分解生成的

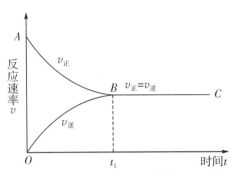

图 5-1　正逆反应速率随时间变化示意图

分子数。容器中反应物 N_2、H_2 和生成物 NH_3 的浓度不再随时间而改变,无论经过多长时间,
N_2 和 H_2 也不可能全部转化为 NH_3。这时可逆反应处于一种特定的状态,即化学平衡状态。

在一定条件下的可逆反应中,当正反应速率和逆反应速率相等时,反应物和生成物的浓
度不再随时间而改变的状态,称为化学平衡。

化学平衡的主要特征是:

1. "等",化学平衡是一种动态平衡。达平衡时,反应没有停止,正、逆反应仍在进行,只
是反应速率相等,即 $v_正 = v_逆$。

2. "定",化学平衡是在某种条件下,可逆反应进行的最大限度,各反应物和生成物的浓
度都不再随时间而变化,保持恒定。

3. "动",化学平衡是有条件的、相对的、暂时的平衡。条件改变,化学平衡即被破坏,发
生移动。

二、化学平衡的移动

化学平衡状态是有条件的、相对的、暂时的动态平衡。如果外界条件(如浓度、压强、温
度等)发生了改变,化学平衡就被破坏,可逆反应从暂时的平衡状态转变为不平衡状态,各物
质的浓度会随之发生改变。经过一段时间,在新的条件下重新建立起新的、暂时的平衡状
态。在新的平衡状态下,各物质的浓度都已不是原来平衡时的浓度了。

因反应条件的改变,使可逆反应从一种平衡状态向另一种平衡状态转变的过程,称为化
学平衡的移动。

在新的平衡条件下,如果生成物的浓度比原来平衡时的浓度大了,就称平衡向正反应的
方向移动(即向右移动);如果反应物的浓度比原来平衡时的浓度大了,就称平衡向逆反应的
方向移动(即向左移动)。

影响化学平衡移动的主要因素有浓度、压强和温度。

(一)浓度对化学平衡移动的影响

当可逆反应达到化学平衡后,在其他条件不变时,如果改变任何一种反应物或生成物的
浓度,都会改变正反应速率和逆反应速率,使它们不再相等,从而引起化学平衡的移动。移
动的结果使反应物和生成物的浓度都发生改变,并在新的条件下,建立新的平衡。

【演示实验 5-3】 在盛有 15 mL 蒸馏水的烧杯中,滴入 0.1 mol/L $FeCl_3$ 溶液和
0.1 mol/L KSCN(硫氰酸钾)溶液各 3 滴,混匀。将上述混合液等量分装在 4 支试管中,编
号。在 1 号试管中,滴入 0.1 mol/L $FeCl_3$ 溶液 1 滴,在 2 号试管中滴入 0.1 mol/L KSCN 溶

液2滴;在4号试管中加入少量KCl晶体,充分振荡,观察这三支试管里溶液颜色的变化,并分别与3号试管的颜色进行比较。

实验结果表明,$FeCl_3$和KSCN反应,生成血红色的六硫氰合铁(Ⅲ)酸钾$K_3[Fe(SCN)_6]$和氯化钾KCl。

$$FeCl_3 + 6KSCN \rightleftharpoons K_3[Fe(SCN)_6] + 3KCl$$

血红色

在1号和2号试管中分别滴入$FeCl_3$和KSCN后,溶液的颜色加深,4号试管加入KCl晶体后,溶液颜色变浅。

这是由于增大反应物$FeCl_3$或KSCN浓度时,都会加快正反应速率,使得$v_正 > v_逆$,化学平衡受到破坏,反应向生成$K_3[Fe(SCN)_6]$的方向进行,随着反应的进行,$FeCl_3$和KSCN的浓度逐渐降低,正反应速率也逐渐减小。同时,由于生成物的浓度逐渐增大,逆反应速率也增大,直至两者又重新相等,反应达到了新的平衡。在新的平衡下,各物质的浓度与原平衡相比都发生了改变,生成物$K_3[Fe(SCN)_6]$的浓度比原来增大了,因此溶液的颜色变深,表明平衡向正反应的方向移动,即向右移动。相反,增加生成物KCl的浓度,会加快逆反应速率,使得$v_逆 > v_正$,溶液的颜色变浅,平衡向逆反应方向移动,即向左移动。

浓度对化学平衡移动的影响规律是:**在其他条件不变时,增大反应物的浓度或减小生成物的浓度,平衡向正反应方向(即向右)移动;增大生成物的浓度或减小反应物的浓度,平衡向逆反应方向(即向左)移动。**

在生产实践中,通常是使用过量的廉价原料(反应物)或者是不断移去生成物的办法,来提高价格昂贵原料的转化率,提高生成物(产品)的产量。

(二)压强对化学平衡移动的影响

对于有气态物质(不管是反应物还是生成物)存在的化学平衡体系,如果反应前与反应后,式子两边的气体分子数不相等,增大或减小压强,反应物和生成物的浓度都会改变,正反应速率和逆反应速率不再相等。所以,恒温下改变压强,也会使化学平衡发生移动。平衡移动的方向与反应前后气体分子数有关。

如图5-2所示,用注射器吸入一定量二氧化氮(NO_2)和四氧化二氮(N_2O_4)的混合气体,将注射器的活塞推向1处,用橡皮塞将细端管口封闭。

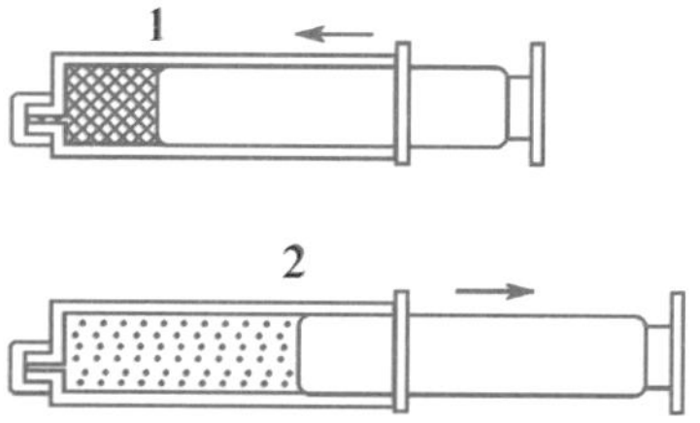

NO_2(红棕色气体)与N_2O_4(无色气体)在一定条件下达到化学平衡:

图5-2　压强对化学平衡的影响

$$2NO_2(g) \rightleftharpoons N_2O_4(g)$$

红棕色　　　　无色

由化学方程式可知,反应前后气体分子数不相等,正反应是气体分子数减少(体积减小)的反应,逆反应是气体分子数增加(体积增大)的反应。将注射器的活塞向外拉至2处,管内体积增大,气体的压强减小,混合气体的颜色变浅。但由于化学平衡发生了移动,混合气体的颜色又逐渐变深,这表明平衡向生成NO_2的方向,即向气体分子数增加的方向移动。如果将活塞由2处又推至1处,管内体积减小,气体的压强增大,浓度增大,混合气体的颜色先变深又逐渐变浅,表明平衡向生成N_2O_4的方向,即向气体分子数减小的方向移动。

压强对化学平衡移动的影响规律是:**对于气体反应物与气体生成物分子数不相等的可**

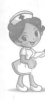

逆反应,当其他条件不变时,增大压强,平衡向气体分子数减少的方向移动;减小压强,平衡向气体分子数增加的方向移动。

有些可逆反应,虽有气态物质参加,但反应前后气态物质的分子数之和相等,对于这些反应,改变压强,不会使化学平衡移动。例如,一氧化碳和水蒸气的反应:

$$CO(g) + H_2O(g) \rightleftharpoons CO_2(g) + H_2(g)$$

压强对于固态或液态物质的体积影响很小,可以忽略不计。例如,用炽热的碳将二氧化碳还原成一氧化碳:

$$C(s) + CO_2(g) \rightleftharpoons 2CO(g)$$

只需考虑反应体系中气态物质分子数的变化,而不需考虑固态的碳。当温度一定时,增大压强,平衡向气体分子数减少的方向即向左移动;减小压强,平衡向气体分子数增加的方向即向右移动。

（三）温度对化学平衡移动的影响

化学反应总是伴随着放热或吸热现象的发生,化学上把放出热量的反应称为**放热反应**,放出的热量常用"＋"号表示在化学方程式的右边;吸收热量的反应称为**吸热反应**,吸收的热量常用"－"号表示在化学方程式的右边。对于可逆反应,如果正反应是放热反应,逆反应一定是吸热反应,并且放出的热量和吸收的热量相等。

在伴随着放热或吸热现象的可逆反应中,当反应达到平衡后,改变温度,能使化学平衡移动。例如,二氧化氮生成四氧化二氮的反应:

$$2NO_2(g) \rightleftharpoons N_2O_4(g) + 56.9 \text{ kJ}$$

　　红棕色　　　　无色

在这个反应中,正反应是放热反应,逆反应是吸热反应。

温度如何影响化学平衡的移动呢?请观察下面的实验。

【演示实验 5-4】 如图 5-3 所示,是充有 NO_2 和 N_2O_4 混合气体的平衡装置。将左边烧瓶浸入热水中,右边烧瓶浸入冰水中,观察两端烧瓶中气体颜色的变化。

通过实验可以看到,热水中烧瓶内气体的颜色变深,冰水中烧瓶内气体的颜色变浅。

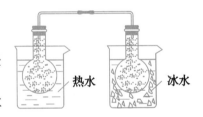

图 5-3　温度对化学平衡的影响

实验结果说明,当可逆反应达到平衡后,升高温度,NO_2 浓度增大,即平衡向逆反应(吸热反应)方向移动;降低温度,N_2O_4 浓度增加,即平衡向正反应(放热反应)方向移动。这是由于当可逆反应到达平衡后,升高温度,正反应速率和逆反应速率都要加快,但是加快的倍数不同,吸热反应速率增加幅度大,放热反应速率增加幅度小,致使 $v_正 \neq v_逆$,因此平衡被破坏,并向吸热反应的方向移动。降低温度则相反。

温度对化学平衡移动的影响规律是:在其他条件不变时,升高温度,化学平衡向吸热反应的方向移动;降低温度,化学平衡向放热反应的方向移动。

催化剂能够改变化学反应速率,但不能影响化学平衡。对于可逆反应,催化剂能同等程度地改变正反应和逆反应速率。因此,化学平衡不会发生移动。但使用催化剂能缩短反应到达平衡所需的时间。在化工生产中常使用催化剂来加快化学反应速率,缩短生产周期,提高生产效率。

学与问

5-6 合成氨反应 $N_2 + 3H_2 \rightleftharpoons 2NH_3$ 达到平衡,增大氮气的浓度,平衡向何方移动?

5-7 对于 $CaCO_3(s) \rightleftharpoons CaO(s) + CO_2(g)$ 的反应,达到平衡时,减小压强,平衡如何移动?

5-8 对于 $N_2 + O_2 \rightleftharpoons 2NO - Q$ 的反应,达到平衡时,降低温度,平衡向哪方移动?

知识链接 化学平衡移动原理在医学上的运用

临床上采用输氧的办法抢救危重病人,就是利用了浓度影响化学平衡移动的规律。

例如,在肺泡中,红细胞中的血红蛋白(Hb)与氧气结合成氧合血红蛋白(HbO_2),由血液输送到全身各组织后,氧合血红蛋白就分解释放出氧气供给组织细胞利用,其化学过程表示为:

当病人因肺活量减少,心肺功能不全或因各种原因引起的呼吸困难,甚至出现昏迷等重症时,应立即给病人吸(输)氧,增加氧气的浓度,促使上述化学平衡向右移动,增加了氧合血红蛋白的量,从而改善了病人全身组织的缺氧情况。

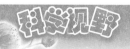

$$\underset{\text{血红蛋白}}{Hb} + O_2 \underset{\text{组织细胞中}}{\overset{\text{肺泡中}}{\rightleftharpoons}} \underset{\text{氧合血红蛋白}}{HbO_2}$$

科学视野 化学平衡常数

当可逆反应达到化学平衡时,反应混合物中各物质的浓度一定,而且当温度一定时,各物质的浓度之间还存在着一定量关系。在下列可逆反应中:

$$aA + bB \rightleftharpoons dD + eE$$

正反应速率:$v_{正} = k_{正}[A]^a[B]^b$

逆反应速率:$v_{逆} = k_{逆}[D]^d[E]^e$

平衡时:$v_{正} = v_{逆}$

则:$k_{正}[A]^a[B]^b = k_{逆}[D]^d[E]^e$

$$\frac{k_{正}}{k_{逆}} = \frac{[D]^d[E]^e}{[A]^a[B]^b} = K_C$$

上述关系式表示:在一定温度下,可逆反应达到平衡时,生成物浓度的幂次方乘积与反应物浓度的幂次方乘积之比是一个常数。这个关系式称为化学平衡常数表达式,K_C **称为化学平衡常数。**

化学平衡常数的大小是化学反应进行程度的标志。K_C 值越大,表示平衡混合物中生成物的浓度就越大,反应进行的程度大;K_C 值越小,表示平衡混合物中生成物的浓度就越小,反应进行的程度小。

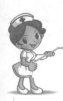
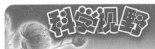

在使用 K_C 计算时，K_C 的表达式要与所写的化学方程式相对应。固体物质和纯液态物质的浓度不写在平衡常数的表达式中。在稀溶液中进行的反应，如果有水参加，水的浓度也不写在平衡常数的表达式中。

知识点归纳

知 识 点	知 识 内 容
化学反应速率	化学上衡量化学反应快慢的量；化学反应速率常用单位时间内反应物浓度的减少或生成物浓度的增加表示
影响化学速率的因素	浓度、压强、温度、催化剂
可逆反应	在同一反应条件下，能同时向两个相反方向进行的化学反应
化学平衡	在一定条件下的可逆反应中，当正反应速率和逆反应速率相等时，反应物和生成物的浓度不再随时间而改变的状态；化学平衡的特点是：等、定、动
化学平衡的移动	因反应条件的改变，使可逆反应从一种平衡状态向另一种平衡状态转变的过程
影响化学平衡移动的因素	浓度、压强、温度

一、名词解释

1. 化学反应速率　2. 可逆反应　3. 化学平衡

二、选择题

1. 可逆反应 $CO + H_2O(g) \rightleftharpoons CO_2 + H_2 + Q$ 已达平衡状态，若使平衡向左移动，可采用的措施是　　　　　（　　）

A. 增大 CO 的浓度　　　B. 减小压强　　　C. 升高温度　　　D. 加入催化剂

2. 可逆反应 $N_2 + 3H_2 \rightleftharpoons 2NH_3$ 已达平衡状态，下列说法中正确的是　　　　　（　　）

A. N_2、H_2、NH_3 浓度相等　　　　　　B. 正、逆反应速率等于零

C. N_2 和 H_2 不再反应　　　　　　　　D. N_2、H_2 和 NH_3 的浓度保持恒定

3. 决定化学反应速率的主要因素是　　　　　　　　　　　　　　　　　　　　　（　　）

A. 反应物的本性　　　　　　　　　　　B. 温度

C. 反应物的浓度　　　　　　　　　　　D. 压强

4. 增大压强和降低温度，平衡移动方向一致的是　　　　　　　　　　　　　　　（　　）

A. $N_2 + O_2 \rightleftharpoons 2NO - Q$　　　　　　B. $CaO(s) + CO_2 \rightleftharpoons CaCO_3(s) + Q$

C. $H_2 + I_2(g) \rightleftharpoons 2HI(g) + Q$　　　　D. $4NH_3 + 3O_2 \rightleftharpoons 2N_2 + 6H_2O(g) + Q$

5. 可逆反应 $2NO+O_2 \rightleftharpoons 2NO_2$ 已达平衡状态,温度一定,若缩小反应容器的容积,物质的量增加的是 （　　）

A. NO 和 O_2　　　　B. NO　　　　C. NO、O_2 和 NO_2　　　　D. NO_2

6. 对于 $2NO_2 \rightleftharpoons N_2O_4$ 的反应,达到平衡时,降低温度,混合气体的颜色变浅,说明逆反应是 （　　）

A. N_2O_4 的浓度增大　　　　　　　　B. 气体体积缩小的反应

C. 吸热反应　　　　　　　　　　　　D. 放热反应

7. 合成氨反应 $N_2+3H_2 \rightleftharpoons 2NH_3+Q$,理论上最有利的条件是 （　　）

A. 高温低压　　　　B. 低温高压　　　　C. 低温低压　　　　D. 高温高压

8. 增大压强,平衡不移动的是 （　　）

A. $2SO_2+O_2 \rightleftharpoons 2SO_3$　　　　　　B. $H_2O+C(s) \rightleftharpoons CO+H_2$

C. $CaCO_3(s) \rightleftharpoons CaO(s)+CO_2$　　　D. $C(s)+O_2 \rightleftharpoons CO_2$

9. X、Y、Z 都为气体,下列可逆反应在减小压强和降低温度后,Z 的含量升高的是 （　　）

A. $X+Y \rightleftharpoons 3Z+Q$　　　　　　　B. $X+2Y \rightleftharpoons 2Z+Q$

C. $X+Y \rightleftharpoons 2Z+Q$　　　　　　　D. $2X+Y \rightleftharpoons 4Z-Q$

三、填空题

1. 化学反应速率常用_____来表示,单位为_____、_____或_____。

2. 影响化学反应速率的主要因素有_____、_____、_____和_____。若要加快化学反应速率,需采用的措施是_____、_____、_____和_____。

3. 实验证明,当其他条件不变时,温度每升高 $10\ ℃$,化学反应速率约增大到原来的_____倍。

4. 化学平衡状态的主要特征是_____。

5. 在 $FeCl_3+6KSCN \rightleftharpoons K_3[Fe(SCN)_6]+3KCl$ 平衡体系中,加入 $FeCl_3$ 或 $KSCN$ 溶液,混合液的红色_____,表明平衡向_____移动。若加入少许晶体 KCl,混合液的红色_____,表明平衡向_____移动。

6. 在 $2NO+O_2 \rightleftharpoons 2NO_2+Q$ 平衡体系中,升高温度,平衡向_____移动;增大压强,平衡向_____方向移动;减小 NO_2 的浓度,平衡向_____方向移动。

7. 可逆反应 $mA(g)+nB(g) \rightleftharpoons pC(g)+qD(g)$ 到达平衡后,若增大压强平衡向左移动,则 m、n、p、q 之间的关系是_____;若减小压强平衡不移动,则 m、n、p、q 之间的关系是_____。

8. 对于 $CO(g)+NO_2(g) \rightleftharpoons CO_2(g)+NO(g)+Q$ 的平衡体系,增加 NO_2 的浓度,正反应速率_____逆反应速率;将反应容器的容积扩大到 5 倍,平衡_____移动;升高温度,平衡向_____移动;加入催化剂,平衡_____移动。

9. 在一定条件下,可逆反应 $A+B \rightleftharpoons 2C$ 已达平衡,若升高温度,平衡向右移动,则此反应的逆反应是_____反应。若 A 为气体,增大压强平衡向左移动,则 C 为_____体,B 为_____体或_____体。若 A、B、C 均为气体,增大 A 的浓度,B 的浓度将_____,C 的浓度将_____。

10. 临床上采用输氧的办法抢救危重病人,是利用了_____影响化学平衡移动的规律。在肺泡中,红细胞中的_____与氧结合成_____,由血液输送到全身各组织,然后_____分解释放出_____,来供组织细胞利用。

四、简答题

1. 影响化学反应速率的主要因素有哪些? 如何影响?

2. 什么叫化学平衡的移动? 影响化学平衡移动的主要因素有哪些?

3. 催化剂能改变化学反应速率,为什么对化学平衡移动无影响? 而在化工生产中,为什么常常使用催化剂?

（滕　燕）

第六章

电解质溶液

学习重点

1. 强、弱电解质的概念，电离度的概念。
2. 弱电解质的电离平衡以及与电离度的关系。
3. 溶液的酸碱性与氢离子浓度和 pH 的关系。
4. 离子反应发生的条件和离子反应式的书写。
5. 盐类水解的类型。
6. 缓冲溶液的概念和组成。

第一节　弱电解质的电离平衡

一、电解质的分类

我们知道，酸、碱、盐溶液能导电，这是因为它们在水溶液中发生了电离，生成了能够自由移动的离子。如果将氯化钠或氢氧化钠晶体加热熔融，发现它们也能导电。

凡是在水溶液或熔融状态下能导电的化合物，称为电解质。如盐酸、醋酸、氢氧化钠、氨水、氯化钠、醋酸钠等都是电解质；凡是在水溶液或熔融状态下都不导电的化合物，称为非电解质。如葡萄糖、蔗糖、酒精、甘油等都是非电解质。

电解质溶液能导电，但它们的导电能力是否相同呢？我们来看下面的演示实验。

【演示实验 6-1】　在如图 6-1 的实验装置中，分别加入 0.1 mol/L 的盐酸、醋酸溶液、氢氧化钠溶液、氨水和氯化钠溶液进行导电实验，注意观察灯泡发光的明暗程度。

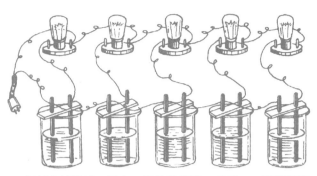

氢氧化钠溶液　氨水　氯化钠溶液　盐酸　醋酸溶液

图 6-1　电解质溶液导电能力的实验装置

实验结果表明，与盐酸、氢氧化钠溶液和氯化钠溶液相连接的电路上的灯泡较亮，而与醋酸溶液、氨水相连接的电路上的灯泡较暗。这说明在相同条件下，不同电解质溶液的导电能力是不同的，盐酸、氢氧化钠溶液和氯化钠溶液的导电能力比醋酸溶液、氨水强。

为什么在相同条件下不同的电解质溶液导电能力不相同呢？这是因为在不同的电解质溶液中，单位体积内能导电的自由移动的离子数目不同。单位体积内离子数目越多，溶液的导电能力越强；单位体积内离子数目越少，溶液的导电能力越弱。溶液中离子数目的多少是由电解质的电离程度决定的。根据电离程度的大小，电解质可分为强电解质和弱电解质。

（一）强电解质

在水溶液中能完全电离的电解质称为强电解质。强电解质的电离是不可逆的。

例如：

$$HCl \!=\!\!=\!\! H^+ + Cl^-$$
$$NaOH \!=\!\!=\!\! Na^+ + OH^-$$
$$NaCl \!=\!\!=\!\! Na^+ + Cl^-$$

强电解质电离方程式中的符号"=="，表示完全电离并且不可逆。

强酸、强碱和绝大多数盐都是强电解质。如盐酸、硫酸、硝酸，氢氧化钠、氢氧化钾、氢氧化钡、氢氧化钙，氯化钠、硝酸钾、碳酸钙、氯化银等都是强电解质。

必须注意的是，强电解质在溶液中完全电离但并不表示溶液的导电能力一定强。只有当溶液中的离子浓度较大时，导电能力才比较强。如氯化银是强电解质，但氯化银的溶解度很小，虽然溶解于水的氯化银能完全电离成 Ag^+ 和 Cl^-，但是溶液中的离子浓度却很小，所以氯化银水溶液导电能力很弱。

（二）弱电解质

在水溶液中只能部分电离的电解质称为弱电解质。弱电解质的电离是可逆的。例如：

$$CH_3COOH \rightleftharpoons CH_3COO^- + H^+$$
$$NH_3 \cdot H_2O \rightleftharpoons NH_4^+ + OH^-$$

弱电解质的电离方程式用可逆符号"$\rightleftharpoons$"，表示部分电离并且可逆。

弱酸、弱碱都是弱电解质。如醋酸、碳酸、氢硫酸、氢氰酸、氨水等都是弱电解质。少数盐类如氯化汞、醋酸铅等也是弱电解质。

学与问

6-1 溶液的导电能力越强,则单位体积内离子数目_____;溶液的导电能力越弱,则单位体积内离子数目_____。

6-2 下列属于电解质的是   (   )

    A. 酒精   B. 甘油   C. 食盐   D. 蔗糖

6-3 下列属于弱电解质的是   (   )

    A. 盐酸   B. 硝酸   C. 食盐   D. 醋酸

6-4 强电解质与弱电解质在电离时有什么不同?

二、弱电解质的电离平衡、电离度

(一)电离平衡

弱电解质在水溶液中只能部分电离,且电离是可逆的。如醋酸在水溶液中只能电离出少量的 CH_3COO^- 和 H^+。

$$CH_3COOH \rightleftharpoons CH_3COO^- + H^+$$

正过程是 CH_3COOH 电离成 CH_3COO^- 和 H^+,逆过程是 CH_3COO^- 和 H^+ 结合成 CH_3COOH。在一定条件下,当正过程速率与逆过程速率相等时,溶液中 CH_3COOH、CH_3COO^- 和 H^+ 的浓度不再改变,此时体系达到电离平衡状态。

在一定条件下,当弱电解质分子电离成离子的速率与离子重新结合成弱电解质分子的速率相等时的状态,称为电离平衡。

(二)电离度

在一定温度下,弱电解质在溶液中的电离达到平衡时,已电离的弱电解质分子数占弱电解质分子总数的百分比,称为弱电解质的电离度。弱电解质分子总数包括已电离和未电离的弱电解质分子。电离度通常用 α 表示:

$$\alpha = \frac{已电离的弱电解质分子数}{弱电解质分子总数} \times 100$$

例如,18℃时,在 0.1 mol/L CH_3COOH 溶液中,每 10 000 个醋酸分子里有 133 个分子电离,其电离度为:

$$\alpha = \frac{133}{10\ 000} \times 100\% = 1.33\%$$

当温度一定时,浓度相同的不同弱电解质的电离度不同。电解质越弱,电离度越小;电解质越强,电离度越大。因此,电离度的大小能表示电解质的相对强弱。

表 6-1　几种常见弱电解质的电离度(291.1 K,0.1 mol/L)

电解质	化学式	电离度(%)	电解质	化学式	电离度(%)
醋酸	CH_3COOH	1.33	硼酸	H_3BO_3	0.01
氢硫酸	H_2S	0.07	碳酸	H_2CO_3	0.17
氢氰酸	HCN	0.01	氨水	$NH_3 \cdot H_2O$	1.33

温度一定时,浓度不同的同一弱电解质,溶液浓度越小,电离度越大;溶液浓度越大,电离度越小。这是因为当溶液浓度越小时,离子之间相互碰撞结合成分子的机会越少,则电离度变大;而浓度较大时,离子之间相互碰撞结合成分子的机会较多,则电离度变小。

表 6-2　不同浓度醋酸的电离度(291.1 K)

浓度(mol/L)	0.001	0.01	0.02	0.1	0.2
电离度(%)	12.40	4.20	2.95	1.33	0.93

温度对电离度有影响。因为电离过程要吸热,所以升高温度,电离度增大;降低温度,电离度减小。

因此,在表示弱电解质溶液的电离度时,必须指明浓度和温度。

三、同离子效应

(一)电离平衡的移动

弱电解质的电离平衡是动态平衡。当平衡所处的条件(如温度、浓度等)发生改变,平衡会发生移动,直到在新的条件下建立新的电离平衡。

例如:

$$CH_3COOH \rightleftharpoons CH_3COO^- + H^+$$

当醋酸的电离达平衡时,若在平衡体系中加入强酸,强酸电离的 H^+ 增加了溶液中的 H^+ 浓度,使电离平衡向左移动;若在平衡体系中加入强碱,强碱电离的 OH^- 与溶液中的 H^+ 结合生成水,降低了溶液中的 H^+ 浓度,使电离平衡向右移动;若在平衡体系中增加醋酸的浓度,也使电离平衡向右移动。这种由于条件的改变,使弱电解质的电离平衡发生移动的过程,称为电离平衡的移动。

(二)同离子效应

【演示实验 6-2】 取一支小试管,加入 0.1 mol/L 的氨水 5 mL,再滴加 1 滴酚酞试剂,观察试管内溶液的颜色。将试管内的液体分装两支小试管,在第一支试管中加入少许 NH_4Cl 晶体,振荡使之溶解,观察试管内溶液颜色的变化,并与第二支试管进行比较。

实验结果表明,在氨水中加入酚酞指示剂,溶液呈红色,当加入 NH_4Cl 晶体后,溶液颜色变浅。这是因为 NH_4Cl 是强电解质,在溶液中全部电离成 NH_4^+ 和 Cl^-,溶液中 NH_4^+ 浓度显著增加,使氨水的电离平衡向左移动,从而降低了氨水的电离度,溶液中的 OH^- 浓度减少,所以溶液的颜色变浅。

$$NH_3 \cdot H_2O \rightleftharpoons OH^- + NH_4^+$$

$$NH_4Cl \rightleftharpoons Cl^- + NH_4^+$$

同样,在醋酸溶液中加入 CH_3COONa 强电解质,醋酸的电离平衡向左移动,使醋酸的电离度减小。

$$CH_3COOH \rightleftharpoons H^+ + CH_3COO^-$$

$$CH_3COONa = Na^+ + CH_3COO^-$$

这种在弱电解质溶液中,加入与弱电解质具有相同离子的强电解质,使弱电解质的电离度减小的现象,称为同离子效应。

学与问

6-5 写出下列弱电解质的电离方程式:

H_2CO_3 HCN $NH_3 \cdot H_2O$ H_2S

6-6 在氨水溶液里加入少量下列哪些物质会使氨水的电离平衡向左移动,产生同离子效应   (   )

A. 盐酸   B. 氢氧化钠   C. 食盐   D. 氯化铵

6-7 下列何种条件会使醋酸的电离度增大   (   )

A. 加入盐酸   B. 升高温度   C. 降低温度   D. 加入醋酸

知识链接

电离常数

弱电解质电离平衡是化学平衡的一种形式,符合一般化学平衡的原理。如一元弱酸 HB 的电离平衡:

$$HB \rightleftharpoons H^+ + B^-$$

根据化学平衡原理,其平衡常数可表示为:

$$K_i = \frac{[H^+][B^-]}{[HB]}$$

K_i **称为电离平衡常数,简称电离常数。**通常弱酸的电离常数用 K_a 表示,弱碱的电离常数用 K_b 表示。例如:

$$CH_3COOH \rightleftharpoons CH_3COO^- + H^+$$

$$K_a = \frac{[CH_3COO^-][H^+]}{[CH_3COOH]}$$

$$NH_3 \cdot H_2O \rightleftharpoons NH_4^+ + OH^-$$

$$K_b = \frac{[NH_4^+][OH^-]}{[NH_3 \cdot H_2O]}$$

弱电解质的电离常数的大小只与温度有关,而与弱电解质的浓度无关。如醋酸溶液,10℃ 时的电离常数 $K_a = 1.74 \times 10^{-5}$,50℃ 时的电离常数 $K_a = 1.76 \times 10^{-5}$,温度不同,电离常数不同;25℃ 时,0.1 mol/L 和 0.01 mol/L 醋酸溶液的电离常数都为 $K_a = 1.75 \times 10^{-5}$,浓度不同,电离常数无差别。

第二节　水的电离和溶液的酸碱性

一、水的电离

一般情况下,纯水是不导电的,但用精密仪器测试,发现纯水也有微弱的导电性,说明水是极弱的电解质,能电离出极少量的 H^+ 和 OH^-。

$$H_2O \Longrightarrow H^+ + OH^-$$

从纯水的导电实验测得,在 25℃时,1 L 纯水中只有 10^{-7} mol 的水分子电离。因此纯水中 H^+ 浓度和 OH^- 的浓度均为 1.0×10^{-7} mol/L。根据化学平衡原理,水的电离平衡常数可表示为:

$$K_W = [H^+][OH^-]$$

K_W 称为水的离子积常数,简称水的离子积。

水的离子积是一个很重要的常数。它反映了一定温度下,水中 H^+ 浓度和 OH^- 浓度之间的关系,在 25℃时,水中 H^+ 浓度和 OH^- 浓度都是 1.0×10^{-7} mol/L,所以

$$K_W = [H^+][OH^-] = 1.0 \times 10^{-7} \times 1.0 \times 10^{-7} = 1.0 \times 10^{-14}$$

因为水的电离是一个吸热过程,所以当温度升高时,有利于水的电离,即水的离子积增大。例如,25℃时,K_W 为 1.0×10^{-14};100℃时,K_W 约为 1.0×10^{-12},两者相差 100 倍。但常温下,通常认为,$K_W = 1.0 \times 10^{-14}$。

必须注意,在纯水或其他任何稀酸性、稀碱性和中性水溶液中,H^+ 浓度与 OH^- 浓度的乘积都为常数,等于水的离子积。

二、溶液的酸碱性和 pH

(一)溶液的酸碱性

溶液的酸碱性对物质的性质,如药物的稳定性和生理作用都具有重大作用。药物的合成、含量测定及临床检验工作中许多操作都需要在一定的酸碱条件下进行,而溶液的酸碱性与水的关系非常密切。

常温下,纯水中 H^+ 浓度与 OH^- 浓度相等,都是 1.0×10^{-7} mol/L,所以纯水是中性的。

如果向纯水中加酸,H^+ 浓度增大,使水的电离平衡向左移动,达到新的平衡时,H^+ 浓度大于 OH^- 浓度,溶液显酸性。

如果向纯水中加碱,OH^- 浓度增大,使水的电离平衡向左移动,达到新的平衡时,OH^- 浓度大于 H^+ 浓度,溶液显碱性。

由此可见,无论是纯水或是中性、酸性、碱性的水溶液,都同时含 H^+ 和 OH^-,并且 $[H^+]$ 和 $[OH^-]$ 的乘积都等于水的离子积。所以,溶液的酸碱性与 $[H^+]$ 和 $[OH^-]$ 的关系可表示为:

中性溶液　　$[H^+] = [OH^-]$

酸性溶液　　$[H^+] > [OH^-]$

$$碱性溶液 \qquad [H^+]<[OH^-]$$

由于 $K_W=[H^+][OH^-]=1.0\times10^{-14}$，所以 $[H^+]$ 越大，则 $[OH^-]$ 越小，溶液酸性越强，碱性则越弱；反之，$[OH^-]$ 越大，则 $[H^+]$ 越小，溶液的碱性越强，酸性则越弱。溶液的酸碱性可以用 $[H^+]$ 或 $[OH^-]$ 来表示。

（二）溶液的 pH

习惯上，溶液的酸碱度用 $[H^+]$ 来表示，但当溶液的 $[H^+]$ 很小时，用 $[H^+]$ 表示溶液的酸碱度很不方便。为此，用 pH 来表示溶液的酸碱度。**氢离子浓度的负对数称为 pH。**

$$pH=-lg[H^+]$$

例如：

$[H^+]=10^{-7}$ mol/L	则 $pH=-lg10^{-7}$	$pH=7$
$[H^+]=10^{-3}$ mol/L	则 $pH=-lg10^{-3}$	$pH=3$
$[OH^-]=10^{-3}$ mol/L	$[H^+]=\dfrac{K_W}{[OH^-]}=\dfrac{10^{-14}}{10^{-3}}$ mol/L$=10^{-11}$ mol/L	
	则 $pH=-lg10^{-11}$	$pH=11$

室温下，溶液的酸碱度与 pH 的关系是：

$$中性溶液 \qquad pH=7$$
$$酸性溶液 \qquad pH<7$$
$$碱性溶液 \qquad pH>7$$

$[OH^-]$ 和 K_W 也可以用它们的负对数表示：

$$pOH=-lg[OH^-]$$
$$pK_W=-lg\,K_W$$

室温下，
$$pH+pOH=pK_w$$
$$pH+pOH=14$$

$[H^+]$、$[OH^-]$ 与 pH、pOH 的关系见表 6-3。

表 6-3 $[H^+]$、$[OH^-]$ 与 pH、pOH 的对应关系

$[H^+]$	1	10^{-1}	10^{-2}	10^{-3}	10^{-4}	10^{-5}	10^{-6}	10^{-7}	10^{-8}	10^{-9}	10^{-10}	10^{-11}	10^{-12}	10^{-13}	10^{-14}
$[OH^-]$	10^{-14}	10^{-13}	10^{-12}	10^{-11}	10^{-10}	10^{-9}	10^{-8}	10^{-7}	10^{-6}	10^{-5}	10^{-4}	10^{-3}	10^{-2}	10^{-1}	1
pH	0	1	2	3	4	5	6	7	8	9	10	11	12	13	14
pOH	14	13	12	11	10	9	8	7	6	5	4	3	2	1	0
	←酸性增强（碱性减弱）						中性				碱性增强（酸性减弱）→				

可以看出，$[H^+]$ 越大，pH 越小；$[H^+]$ 增大 10 倍，pH 减小 1 个单位；$[H^+]$ 增大 100 倍，pH 减小 2 个单位。但是，当溶液的 $[H^+]$ 或 $[OH^-]$ 大于 1 mol/L 时，用 pH 或 pOH 表示溶液的酸碱度并不方便，这时一般直接用 $[H^+]$ 或 $[OH^-]$ 来表示溶液的酸碱度。

【例 6-1】 计算 25℃时，0.01 mol/L HCl 溶液的 pH。

解：∵ 盐酸是强酸，HCl 在水溶液中完全电离，$[H^+]=0.01$ mol/L

∴ $pH=-lg[H^+]=-lg0.01=2$

答：0.01 mol/L HCl 溶液的 pH 为 2。

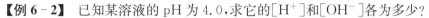

【例 6－2】　已知某溶液的 pH 为 4.0，求它的[H^+]和[OH^-]各为多少？

解：已知 pH＝4.0，$-\lg[H^+]=4.0$

∴ [H^+]＝1.0×10^{-4} mol/L

[OH^-]＝$\dfrac{K_W}{[H^+]}=\dfrac{1.0\times10^{-14}}{1.0\times10^{-4}}=1.0\times10^{-10}$ mol/L

答：该溶液的[H^+]为 1.0×10^{-4} mol/L，[OH^-]为 1.0×10^{-10} mol/L。

pH 在医学上有重要意义。人体血液的酸碱性直接影响全身各细胞功能的正常作用。正常人体血液中的 pH 总是维持在 7.35～7.45 之间。临床上把血液的 pH 小于 7.35 时称为酸中毒，pH 大于 7.45 时称为碱中毒。pH 偏离正常范围 0.4 个单位以上，就有生命危险。因此，无论是酸中毒或是碱中毒，都必须采取适当措施纠正血液的 pH。

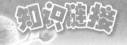

6－8　水溶液里氢离子和氢氧根离子浓度的乘积是一个常数，可用＿＿＿＿＿＿＿表示，其数学表达式为＿＿＿＿＿＿＿。

6－9　在水溶液里，H^+ 浓度越大，溶液的酸性＿＿＿＿＿＿＿；OH^- 浓度越大，溶液的酸性＿＿＿＿＿＿＿。

6－10　在室温下，溶液的 pH 和 pOH 二者之和为＿＿＿＿＿＿＿。

6－11　酚酞的变色范围(pH)是 8.0～10.0，某溶液的 pH 为 11，加入酚酞指示剂则显示为＿＿＿＿＿＿＿色。

6－12　某溶液的[H^+]＝1.0×10^{-4} mol/L，则 pH 为　　　　　　　　　　（　　）

　　A. 10^{-4}　　　　　　B. -4　　　　　　C. 4　　　　　　　D. 10^4

知识链接　　　　　　酸碱指示剂

准确测定和控制溶液的酸碱性对医护工作是非常重要的。指示或测定溶液酸碱性有多种方法。

酸碱指示剂是借助其颜色变化来指示溶液 pH 的物质。该类物质通常是有机弱酸或有机弱碱，当溶液的 pH 改变时，指示剂的颜色会发生变化。如石蕊(HIn)为有机弱酸指示剂，在溶液中的电离平衡为：

$$HIn \rightleftharpoons H^+ + In^-$$

$\quad\quad$红色$\quad\quad\quad$蓝色

溶液中同时存在着石蕊分子(HIn)的红色和石蕊离子(In^-)的蓝色，所以看到的是红色和蓝色的混合色紫色。

在石蕊溶液中加入酸，增大了[H^+]，平衡向左移动，溶液中[HIn]增大，当 pH≤5 时，溶液以石蕊分子的颜色为主，显示红色。

在石蕊溶液中加入碱，增大了[OH^-]，平衡向右移动，溶液中[In^-]增大，当 pH≥8 时，溶液以石蕊离子的颜色为主，显示蓝色。

由此可见，石蕊指示剂由红色变为蓝色时，溶液的 pH 从 5.0 变化到 8.0。指示剂由一种颜色过渡到另一种颜色时溶液的 pH 变化范围称为指示剂的变色范围。常用指示剂的变色范围见表 6－4。

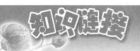
知识链接

表6-4 常用指示剂的变色范围

指 示 剂	变色范围(pH)	颜色变化
酚 酞	8.0～10.0	无色～红色
石 蕊	5.0～8.0	红色～蓝色
甲基橙	3.1～4.4	红色～黄色
甲基红	4.4～6.2	红色～黄色
中性红	6.8～8.0	红色～黄色

溶液的pH还可以用广泛pH试纸测定。使用时,把待测溶液滴在pH试纸上,然后将试纸显示的颜色与标准比色卡比照,即可测出溶液的近似pH。溶液pH的精确测定要使用pH计。

第三节　离子反应

一、离子反应和离子方程式

【演示实验6-3】 取3支小试管,分别加入0.1 mol/L的$NaCl$、KCl、$MgCl_2$溶液各2 mL,再各滴加0.1 mol/L $AgNO_3$溶液5滴,观察反应现象。

在3支试管里都出现了白色沉淀。这是因为3支试管中虽然是三种不同的化合物,但是在$NaCl$、KCl、$MgCl_2$溶液中都有Cl^-,因此滴加$AgNO_3$溶液后,均生成相同的$AgCl$白色沉淀。

电解质在溶液里能电离成离子,所以电解质在溶液里的反应实质上是离子间的反应。在溶液里有离子参加的化学反应称为离子反应。如氯化钠和硝酸银溶液的反应:

$$NaCl+AgNO_3 == NaNO_3+AgCl\downarrow$$

氯化钠、硝酸银和硝酸钠都是易溶于水的强电解质,在溶液中以离子的形式存在,$AgCl$是难溶于水的物质,主要以沉淀的形式存在。该反应实质上是Ag^+与Cl^-生成$AgCl$沉淀的反应。

$$Na^++Cl^-+Ag^++NO_3^- == Na^++NO_3^-+AgCl\downarrow$$

从上式可以看出,反应前后Na^+和NO_3^-没有变化,可以省略。因此上式可写成离子方程式:

$$Ag^++Cl^- == AgCl\downarrow$$

用实际参加化学反应的离子符号来表示离子反应的式子称为离子方程式。

如氯化钡和硫酸钠溶液反应的离子方程式为:

$$Ba^{2+}+SO_4^{2-} == BaSO_4\downarrow$$

离子方程式与一般化学方程式不同,它不仅能表示一个化学反应的实质,而且还能表示同一类型反应的共性。如氯化钠和硝酸银反应的离子方程式,不仅说明了这个化学反应的实质,而且还能反映出任何可溶性银盐与可溶性氯化物的反应,都能生成氯化银沉淀这样一个共性。

二、书写离子方程式的步骤

下面以氯化钠溶液与硝酸银溶液的反应为例,介绍书写离子反应方程式的步骤。

第一步,写出反应的化学方程式。

$$NaCl+AgNO_3 =\!\!= NaNO_3+AgCl\downarrow$$

第二步,把易溶于水的强电解质写成离子形式,难溶于水的物质、弱电解质以及气体、单质、氧化物等仍用分子形式表示。

$$Na^+ +Cl^- +Ag^+ +NO_3^- =\!\!= Na^+ +NO_3^- +AgCl\downarrow$$

第三步,把实际上没有参加反应的离子删除。

$$Ag^+ +Cl^- =\!\!= AgCl\downarrow$$

第四步,检查方程式两边各元素的原子个数和离子的正负电荷数是否相等,也即配平离子方程式。

三、离子反应发生的条件

溶液里发生的复分解反应,实质上是两种电解质之间的离子反应。这类离子反应发生的条件是有难溶的物质、难电离的物质(弱电解质)或气体生成。

（一）生成难溶的物质

例如,氯化钡和硫酸钠溶液作用:

$$BaCl_2+Na_2SO_4 =\!\!= 2NaCl+BaSO_4\downarrow$$

离子方程式为:

$$Ba^{2+} +SO_4^{2-} =\!\!= BaSO_4\downarrow$$

该离子方程式表示氯化钡溶液与硫酸钠溶液反应的实质是 Ba^{2+} 和 SO_4^{2-} 反应生成 $BaSO_4$ 沉淀。同时,任何可溶性钡盐与可溶性硫酸盐或稀硫酸之间的反应,都可用上述离子方程式来表示。

（二）生成难电离的物质

例如,盐酸和氢氧化钠溶液反应:

$$HCl+NaOH =\!\!= NaCl+H_2O$$

离子方程式为:

$$H^+ +OH^- =\!\!= H_2O$$

该离子方程式表示盐酸与氢氧化钠溶液反应的实质是 H^+ 和 OH^- 反应生成了难电离的水。同时,也说明了在一定的条件下强酸与强碱中和反应的实质。

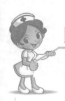

（三）生成气体物质

例如，碳酸钠溶液与盐酸的反应：

$$Na_2CO_3 + 2HCl = 2NaCl + H_2O + CO_2$$

离子方程式为：

$$CO_3^{2-} + 2H^+ = H_2O + CO_2\uparrow$$

该离子方程式表示碳酸钠溶液与盐酸反应的实质是 CO_3^{2-} 与 H^+ 反应生成了 CO_2 气体和 H_2O。同时，任何可溶性碳酸盐与强酸生成 CO_2 气体和 H_2O 的反应，都可用上述离子方程式表示其离子反应。

凡具备上述条件之一，离子反应就能发生。

离子反应除了溶液中的复分解反应外，还有其他的类型。如溶液中的置换反应、氧化还原反应等。例如：

$$Zn + 2H^+ = Zn^{2+} + H_2\uparrow$$
$$Cl_2 + 2I^- = 2Cl^- + I_2$$

学与问

6-13 写出下列化学反应的离子方程式：

1. $KCl + AgNO_3 = KNO_3 + AgCl\downarrow$

2. $2NaOH + H_2SO_4 = Na_2SO_4 + 2H_2O$

3. $K_2CO_3 + 2HNO_3 = 2KNO_3 + H_2O + CO_2\uparrow$

6-14 下列能表示盐酸与碳酸钙反应的离子方程式是　　　（　　）

A. $2HCl + CaCO_3 = CaCl_2 + H_2CO_3$

B. $2H^+ + CO_3^{2-} = H_2O + CO_2\uparrow$

C. $2H^+ + CaCO_3 = Ca^{2+} + H_2O + CO_2\uparrow$

D. $2HCl + CO_3^{2-} = 2Cl^- + H_2O + CO_2\uparrow$

知识链接　钠、钾、氯是人体电解质平衡的调节者

　　钠、钾、氯是人体中电解质平衡的重要调节者。人体中的钠在细胞膜外，钾在细胞膜内，因此细胞内钾离子浓度高，细胞外钠离子浓度高，钾和钠在细胞膜内外构成了离子浓度差，从而导致渗透现象的发生。人体为了维持渗透平衡，需要消耗能量，对膜内外钾和钠离子浓度进行调节，这种生理机制称为钾—钠离子泵。细胞膜是半透膜，能通过钾或钠离子通道上的载体蛋白（如ATP、酶），在消耗能量的情况下，主动调节细胞内外的渗透压。

钾离子和钠离子常以氯化钾和氯化钠的形式存在,它们的首要作用是控制细胞、组织液和血液内的电解质平衡。这种平衡对保持体液的正常流通和控制体内的酸碱平衡都是必要的。钠、钾还对神经、肌肉活动起调节作用。当病人病情较重时,医生常给病人注射生理盐水等,补充钠、钾,调节钠钾平衡和酸碱平衡。含钠过多或含钾过少,都会引起心血管疾病。氯化钠和氯化钾还能调节血液的黏性,使蛋白质大分子保持在溶液中。钠、钾、氯三种离子对人体的许多机能都有较大影响。任何一种离子在身体中的平衡被打破,人就会患病。如人出汗过多,会丢失许多钠、钾、氯离子,破坏离子平衡,使肌肉和神经反应受到影响,导致恶心、呕吐、衰竭和肌肉痉挛。因此,人在大量出汗后,要及时补充盐分。

第四节　盐类的水解

一、盐类的水解

【演示实验 6-4】　用广泛 pH 试纸分别测试相同浓度的氯化钠、硝酸钾、氯化铵、硫酸铝、醋酸钠、碳酸钠溶液的 pH,然后与标准比色卡对照。

实验结果表明,氯化铵、硫酸铝溶液显酸性,醋酸钠、碳酸钠溶液显碱性,氯化钠、硝酸钾溶液显中性。为什么都是盐的溶液,有的显酸性,有的显碱性,而有的显中性呢? 这是因为有些盐溶于水后,电离的离子与水发生了化学反应。**在水溶液里,盐的离子与水中的 H^+ 或 OH^- 结合,生成弱电解质的反应,称为盐的水解。**

二、盐类水解的类型

酸与碱发生中和反应生成盐和水,盐类水解与生成该盐的酸和碱的强弱密切相关,盐类的水解主要有以下三种类型。

(一)强碱弱酸盐的水解

醋酸钠可看成是由强碱氢氧化钠与弱酸醋酸反应生成的盐,属于强碱弱酸盐(或称弱酸强碱盐)。CH_3COONa 在水溶液中完全电离成 Na^+ 和 CH_3COO^-,H_2O 部分电离产生少量的 H^+ 和 OH^-。

$$CH_3COONa \Longrightarrow Na^+ + CH_3COO^-$$
$$H_2O \Longrightarrow OH^- + H^+$$
$$\downarrow$$
$$CH_3COOH$$

CH_3COO^- 与 H_2O 电离出来的 H^+ 结合成弱电解质 CH_3COOH,从而破坏了水的电离平衡,导致水的电离平衡向右移动,达到新的平衡时,溶液中$[OH^-]>[H^+]$,所以醋酸钠溶液显碱性。

CH_3COONa 水解的化学方程式为:

$$CH_3COONa + H_2O \rightleftharpoons NaOH + CH_3COOH$$

CH_3COONa 水解的离子方程式为:

$$CH_3COO^- + H_2O \rightleftharpoons CH_3COOH + OH^-$$

显然,强碱弱酸盐能水解,水解后溶液显弱碱性。水解作用的实质是弱酸根阴离子与水电离的氢离子结合生成弱酸分子。

K_2CO_3、Na_2S 和 Na_3PO_4 等都是强碱弱酸盐,它们水解后溶液都显弱碱性。

(二) 强酸弱碱盐的水解

氯化铵可看成是由强酸盐酸与弱碱氨水反应生成的盐,属于强酸弱碱盐(或称弱碱强酸盐)。NH_4Cl 在水溶液中完全电离成 NH_4^+ 和 Cl^-,H_2O 部分电离成 H^+ 和 OH^-。

$$NH_4Cl \Longrightarrow Cl^- + \begin{matrix} NH_4^+ \\ + \\ OH^- \\ \Updownarrow \\ NH_3 \cdot H_2O \end{matrix}$$

$$H_2O \rightleftharpoons H^+ + $$

NH_4^+ 和 H_2O 电离的 OH^- 结合成弱电解质 $NH_3 \cdot H_2O$,从而破坏了水的电离平衡,导致水的电离平衡向右移动。达到新的平衡时,溶液中的 $[H^+]>[OH^-]$,所以氯化铵溶液显酸性。

NH_4Cl 水解的化学方程式:

$$NH_4Cl + H_2O \rightleftharpoons NH_3 \cdot H_2O + HCl$$

NH_4Cl 水解的离子方程式:

$$NH_4^+ + H_2O \rightleftharpoons NH_3 \cdot H_2O + H^+$$

显然,强酸弱碱盐能水解,水解后溶液显弱酸性。水解作用的实质是弱碱阳离子与水电离的氢氧根离子结合生成弱碱分子。

$(NH_4)_2SO_4$、$Cu(NO_3)_2$、$AlCl_3$ 等也都是强酸弱碱盐,它们水解后溶液都显弱酸性。

弱酸弱碱盐易水解,水解后溶液显示的酸碱性取决于生成的弱酸和弱碱的相对强弱。

如醋酸铵 CH_3COONH_4 等是弱酸弱碱盐,但水解情况比较复杂,这里不作介绍。

强酸强碱盐不水解。如氯化钠溶于水,电离生成的 Na^+ 和 Cl^- 都不与水中的 H^+ 或 OH^- 结合,没有弱电解质生成,水的电离平衡不受影响,所以水溶液显中性。

$NaNO_3$、Na_2SO_4、KCl 等也都是强酸强碱盐,它们都不发生水解,溶液都显中性。

6－15　在水溶液里，盐电离的离子与水中的 H^+ 或 OH^- 结合，生成弱电解质的反应称为 ＿＿＿＿＿＿＿＿＿＿＿。

6－16　醋酸钠溶液呈＿＿＿＿＿＿，氯化铵溶液呈＿＿＿＿＿＿，氯化钠溶液呈＿＿＿＿＿＿。

6－17　写出硝酸铵水解的离子方程式。

6－18　为什么在临床上可用碳酸钠治疗酸中毒或胃酸过多？

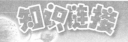

盐类水解的意义

　　盐类水解的实质是盐电离出的弱酸根阴离子或弱碱阳离子与水电离的 H^+ 或 OH^- 结合生成弱酸或弱碱，打破了水的电离平衡，使水的电离平衡向右移动，溶液中的 H^+ 或 OH^- 浓度发生改变，从而使溶液显示不同的酸碱性。

　　盐类水解是中和反应的逆反应，一般水解程度比较小。盐类水解程度由盐类的性质决定，组成盐的酸或碱越弱，其水解程度就越大，盐溶液的碱性或酸性就比较强。

　　盐类的水解在日常生活和医药卫生方面有着重要意义。临床上用碳酸钠治疗酸中毒或纠正胃酸过多，就是利用其水解后显弱碱性的原理；用氯化铵治疗碱中毒，也是利用其水解后显弱酸性的原理。明矾 $[KAl(SO_4)_2 \cdot 12H_2O]$ 净水是利用其水解后生成氢氧化铝胶体，沉淀水中杂质，达到净水的目的。

　　盐类水解在某些情况下会产生不利影响。在药物的贮存方面，应防止有些药物吸湿水解而变质，在药物的配置过程中也应防止药物水解反应而失效。

第五节　缓冲溶液

一、缓冲溶液的概念

【演示实验 6－5】 取 6 支试管依次编号。在 1、2 号试管中各加入 5 mL 蒸馏水，3、4 号试管中各加入 0.1 mol/L NaCl 溶液 5 mL，5、6 号试管中各加入含有 0.1 mol/L CH_3COOH 和 0.1 mol/L CH_3COONa 混合液 5 mL，依次测定这 6 支试管内溶液的 pH。然后再在 1、3、5 号 3 支试管内各加入 1 滴 1 mol/L 盐酸，2、4、6 号 3 支试管内各加入 1 滴 1 mol/L NaOH 溶液，再用 pH 试纸分别测其 pH。

　　实验结果表明，在纯水和 NaCl 溶液中加入盐酸，pH 会大幅度地下降，在纯水和 NaCl 溶液中加入 NaOH 溶液，pH 会大幅度地上升。而在 CH_3COOH 和 CH_3COONa 的混合液中加入少量强酸或强碱,pH 几乎无变化。这说明纯水和 NaCl 溶液不具有抗酸抗碱能力,而醋酸和醋酸钠的混合液具有抗酸抗碱能力。

能抵抗外来少量强酸或强碱,而溶液的 pH 几乎不变的作用,称为缓冲作用。具有缓冲作用的溶液称为缓冲溶液。

二、缓冲溶液的组成

缓冲溶液具有缓冲作用,是因为缓冲溶液中既含有抗酸成分,又含有抗碱成分,而且两种成分之间存在电离平衡并产生同离子效应。通常把这两种成分称为缓冲对或缓冲系。

根据缓冲溶液的组成不同,可把缓冲溶液分为三种类型:

(一)弱酸及其对应的盐

弱酸(抗碱成分)	弱酸盐(抗酸成分)
CH_3COOH ——	CH_3COONa
H_2CO_3 ——	$NaHCO_3$
H_3PO_4 ——	KH_2PO_4

(二)弱碱及其对应的盐

弱碱(抗酸成分)	弱碱盐(抗碱成分)
$NH_3 \cdot H_2O$ ——	NH_4Cl

(三)多元弱酸的酸式盐及其对应的次级盐

多元弱酸的酸式盐(抗碱成分)	对应的次级盐(抗酸成分)
NaH_2PO_4 ——	Na_2HPO_4
$NaHCO_3$ ——	Na_2CO_3

三、缓冲作用原理

缓冲溶液为什么具有缓冲作用而保持其 pH 几乎不变呢? 现以 CH_3COOH—CH_3COONa 缓冲溶液为例,讨论缓冲溶液的作用原理。

在 CH_3COOH—CH_3COONa 组成的缓冲溶液中,CH_3COONa 是强电解质,在溶液中全部电离出 Na^+ 和 CH_3COO^-;CH_3COOH 是弱电解质,在溶液中只能部分电离,并且因为 CH_3COONa 电离的 CH_3COO^- 引起的同离子效应,使它的电离度更小,因而 CH_3COOH 几乎完全以分子状态存在于溶液中。其电离方程式如下:

$$CH_3COOH \rightleftharpoons CH_3COO^- + H^+$$

$$CH_3COONa \rightleftharpoons CH_3COO^- + Na^+$$

所以在 CH_3COOH—CH_3COONa 组成的缓冲溶液中,存在着浓度较大的 CH_3COOH 和 CH_3COO^-。

当在该溶液中加入少量的强酸时,CH_3COO^- 和外来的 H^+ 结合生成 CH_3COOH,消耗了外来 H^+,使溶液中 CH_3COOH 浓度略有增加,CH_3COO^- 浓度略有减少,但 H^+ 浓度没有明显改变,所以溶液的 pH 几乎不变。抗酸的离子方程式为:

$$CH_3COO^- + H^+ \rightleftharpoons CH_3COOH$$

缓冲溶液中的 CH_3COO^- 具有抗酸作用。由于 CH_3COO^- 主要来自缓冲对中的 CH_3COONa,所以 CH_3COONa 是抗酸成分。

当在缓冲溶液中加入少量的强碱时,CH_3COOH 电离的 H^+ 和外来的 OH^- 结合生成 H_2O,消耗了外来的 OH^-,使 CH_3COOH 的电离平衡向右移动。当新的平衡建立时,溶液中的 CH_3COOH 浓度略有减少,CH_3COO^- 浓度略有增加,但 OH^- 浓度没有明显改变,所以溶液的 pH 几乎不变。抗碱的离子方程式为:

$$CH_3COOH + OH^- \rightleftharpoons CH_3COO^- + H_2O$$

缓冲对中的 CH_3COOH 具有抗碱作用。所以 CH_3COOH 是抗碱成分。

另外两类缓冲溶液的作用原理与上述缓冲作用原理基本相同。

必须指出,当外加的强酸或强碱的量过大时,缓冲溶液的抗酸或抗碱成分将被消耗完,这时缓冲溶液就会失去缓冲作用,溶液的 pH 将会发生较大的改变,所以缓冲溶液的缓冲作用是有限度的。

学与问

6-19 缓冲溶液能抵抗外来少量_____,而保持溶液_____的_____几乎不变。

6-20 在 $NH_3 \cdot H_2O$—NH_4Cl 组成的缓冲溶液里,加入盐酸,能阻止 H^+ 浓度变化的成分是_____,加入氢氧化钠,能阻止 OH^- 浓度变化的成分是_____。

6-21 下列选项中能组成缓冲溶液的是　　　　　　　　　　　　　　　　　（　　）

　　A.　H_2CO_3 — $NaHCO_3$　　　　　　　　B.　HCl — $NaCl$

　　C.　H_3PO_4 — K_2HPO_3　　　　　　　　D.　NH_4Cl — $(NH_4)_2SO_4$

知识链接

缓冲溶液在医学上的意义

缓冲溶液在医学上有十分重要的意义。如微生物的培养,组织切片和细菌的染色,酶活性的测定都需要在一定 pH 的溶液中进行;人体的各种体液都具有较稳定的 pH 范围;人体代谢过程中不断产生的酸性或碱性的物质,并没有使血液的 H^+ 浓度发生改变,血液的 pH 仍维持在 7.35～7.45 之间,这些都与缓冲溶液有关。血液中的缓冲对主要有:

$$H_2CO_3—MHCO_3$$
$$MH_2PO_4—M_2HPO_4$$
$$H\text{-蛋白质}—M\text{-蛋白质}$$

其中 M 代表 Na^+ 和 K^+。在这些缓冲对中,H_2CO_3—$MHCO_3$ 缓冲对在血液中浓度最高,缓冲能力最大,对维持血液正常的 pH 发挥的作用最重要。

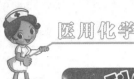

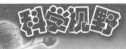

血液的 pH

正常人血液的 pH 总是维持在 7.35～7.45 之间，因为这一范围适合于细胞的正常代谢。当血液的 pH 低于 7.35 时，会出现酸中毒；当血液的 pH 高于 7.45 时，则会出现碱中毒。无论是酸中毒，还是碱中毒，都会引起机体不适，甚至危及生命。

那么，在血液里有哪些物质能保持 pH 在 7.35～7.45 之间呢？原因是血液中存在有一系列缓冲对，它们能起到调节血液 pH 的作用。

当人体代谢过程中产生的酸性物质进入血液时，HCO_3^- 能夺取酸性物质中的 H^+ 生成 H_2CO_3，过量的 H_2CO_3 随血液到达肺部时，肺组织能将 H_2CO_3 分解产生的 CO_2 排出体外，使血液的 pH 不因酸性物质的进入而发生变化。消耗掉的 HCO_3^- 可通过肾脏的调节得以补偿，从而抑制酸度变化，使血液的 pH 保持在正常范围。

肺气肿引起的肺部换气不足、糖尿病以及食用低碳水化合物和高脂肪食物等，常引起血液中 H^+ 浓度增加，通过血浆内的缓冲对和机体补偿功能的作用，可使血液中的 pH 保持基本不变。但患有严重腹泻时，由于机体丧失 HCO_3^- 过多或因肾衰竭引起 H^+ 排泄减少，缓冲系统和机体的补偿功能常不能有效发挥作用而使血液的 pH 下降，当 pH 低于 7.35 时，则会引起酸中毒。

当人体代谢过程中产生的碱性物质进入血液时，H_2CO_3 能立即与碱性物质产生的 OH^- 结合生成 H_2O，水是人体所必需的，过量的 H_2O 也可以通过肾脏、皮肤等组织排出体外，使血液的 pH 不因碱性物质的进入而发生变化。

由此可见，血液的 pH 之所以能保持相对稳定，是血液中多种缓冲对的缓冲作用以及肾、肺等器官共同调节的结果。

知识点归纳

一、弱电解质的电离平衡

知识点	知识内容
电解质	凡是在水溶液或熔融状态下能导电的化合物
强、弱电解质	在水溶液中能完全电离的电解质称为强电解质;特点是:完全电离、不可逆、电离后没有电解质分子
	在水溶液中只能部分电离的电解质称为弱电解质;特点是:部分电离、可逆、电离后存在大量电解质分子
电离平衡	在一定条件下,当弱电解质的分子电离成离子的速率与离子重新结合成电解质分子的速率相等时的状态
电离度	在一定温度下,弱电解质的电离达到平衡时,已电离的弱电解质分子数占弱电解质分子总数(包括已电离的和未电离的)的百分比,常用 α 表示
同离子效应	在弱电解质溶液中,加入与弱电解质具有相同离子的强电解质,使弱电解质的电离度减少的现象

二、水的电离和溶液的酸碱性

知识点	知识内容
水的离子积	K_W 称为水的离子积常数,简称水的离子积;$K_W = [H^+][OH^-]$
溶液的酸碱性	中性溶液　$[H^+] = [OH^-]$　$pH = 7$
	酸性溶液　$[H^+] > [OH^-]$　$pH < 7$
	碱性溶液　$[H^+] < [OH^-]$　$pH > 7$
pH 与 $[H^+]$ 的关系	$pH = -\lg[H^+]$

三、离子反应

知识点	知识内容
离子反应	在溶液里有离子参加的化学反应
离子方程式	用实际参加化学反应的离子符号来表示离子反应的式子
离子反应发生的条件	生成难溶的物质;生成难电离的物质;生成气体物质

四、盐类的水解

知识点	知识内容
盐类的水解	在水溶液里,盐的离子与水中的 H^+ 或 OH^- 结合,生成弱电解质的反应
盐类的水解类型	强碱弱酸盐水解,溶液呈弱碱性;强酸弱碱盐水解,溶液呈弱酸性;强酸强碱盐不水解,溶液呈中性;弱酸弱碱盐易水解,水解的酸碱性较复杂

五、缓冲溶液

知识点	知识内容
缓冲溶液的定义	能抵抗外来少量强酸或强碱,而溶液的 pH 几乎不变的作用,称为缓冲作用。具有缓冲作用的溶液称为缓冲溶液
缓冲溶液的组成	弱酸及其对应的盐;弱碱及其对应的盐;多元弱酸的酸式盐及其对应的次级盐
缓冲作用原理	缓冲溶液中相对酸性物质抗碱,缓冲溶液中相对碱性物质抗酸

一、名词解释

1. 电离平衡　2. 同离子效应　3. 盐类水解　4. 缓冲溶液

二、选择题

1. 下列物质中不属于电解质的是 （　　）

A. 氯化钠　　　　　　B. 硫酸　　　　　　C. 氢氧化钠　　　　　　D. 酒精

2. 下列物质中属于弱电解质的是 （　　）

A. 盐酸　　　　　　B. 醋酸　　　　　　C. 氢氧化钠　　　　　　D. 硫酸

3. 在室温下,1.0×10^{-4} mol/L 氨水溶液的 K_w 为 （　　）

A. 1.0×10^{-10}　　　B. 1.0×10^{-4}　　　C. 1.0×10^{-14}　　　D. 1.0×10^{-8}

4. 在 0.10 mol/L HCl 溶液中,OH^- 浓度为 （　　）

A. 1.0×10^{-4} mol/L　　　　　　　　B. 1.0×10^{-13} mol/L

C. 1.0×10^{-7} mol/L　　　　　　　　D. 1.0×10^{-10} mol/L

5. 下列盐中不水解的是 （　　）

A. Na_2S　　　　　B. Na_2SO_4　　　　　C. $FeCl_3$　　　　　D. $NaHCO_3$

6. 下列物质组成中,属于缓冲溶液的是 （　　）

A. $NaHCO_3$—Na_2CO_3　　　　　　　　B. $NH_3 \cdot H_2O$—$NaOH$

C. CH_3COOH— HCl　　　　　　　　D. HCl—$NaCl$

7. 下列离子方程式中正确的是 （　　）

A. 醋酸与氢氧化钠　$CH_3COOH + OH^- == CH_3COO^- + H_2O$

B. 氯化钾与硝酸钠　$K^+ + NO_3^- == KNO_3$

C. 石灰石与盐酸　$CO_3^- + 2H^+ == H_2O + CO_2 \uparrow$

D. 氨水与氯化铁　$3 OH^- + Fe^{3+} == Fe(OH)_3$

8. 在 CH_3COOH 溶液中加入下列物质,不产生同离子效应的是 （　　）

A. CH_3COONa　　　B. HCl　　　C. $NaCl$　　　D. HNO_3

9. 当在 CH_3COOH 溶液中加入 CH_3COONa 固体后,溶液的 pH （　　）

A. 增大　　　　　B. 减小　　　　　C. 等于 7　　　　　D. 不变

10. 已知婴儿胃液的 pH＝5,成人胃液的 pH＝1,则成人胃液中 $[H^+]$ 是婴儿胃液 $[H^+]$ 的（　　）倍。

A. 10^5　　　　　B. 10^{-4}　　　　　C. 4　　　　　D. 10^4

三、填空题

1. 根据物质在水溶液或熔融状态下是否导电,可将物质分为_____和_____。

2. 在 $NaCl$、$NaOH$、CH_3COOH、HCl、$CaCO_3$、$NaNO_3$、HCN、$NH_3 \cdot H_2O$、H_2CO_3 中,属于强电解质的是

_____,属于弱电解质的是_____。

3. 强弱电解质的区别在于:前者在水溶液中_____电离,而后者在水溶液中_____电离。

4. 在一定温度下,弱电解质在溶液中的电离达到_____时,已电离的弱电解质分子数占弱电解质分子总数的百分比,称为弱电解质的_____。

5. 弱电解质的电离度随温度的升高而_____;稀释弱电解质,电离度也会_____。

6. 在 CH_3COOH 溶液中,加入少量的 CH_3COONa 固体,CH_3COOH 的电离度将_____(填"增大"或"减小"),这种效应称_____效应。

7. 当溶液中的$[H^+]$_____$[OH^-]$是中性溶液,$[H^+]$_____$[OH^-]$是酸性溶液,$[H^+]$_____$[OH^-]$是碱性溶液。

8. 在室温下,测得某溶液的$[H^+]$为 1.0×10^{-5} mol/L,则该溶液为_____溶液,溶液中的$[OH^-]$为_____mol/L,溶液 pH 为_____。

9. 在 CH_3COOH—CH_3COONa 组成的缓冲溶液中,抗酸成分是_____,抗碱成分是_____。

10. 离子反应发生的条件是:有_____、_____和_____生成。

11. 人体血液中有多种缓冲对,其中缓冲能力最大的是_____,正常情况下,人体血液的 pH 稳定在_____之间。

12. 判断下列溶液的酸碱性:NaCl _____、KNO_3 _____、Na_2CO_3 _____、CH_3COONa _____、NH_4Cl _____。

四、计算下列各溶液的 pH

1. 0.001 mol/L HCl 溶液　　2. 0.001 mol/L NaOH 溶液

（张启明）

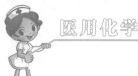

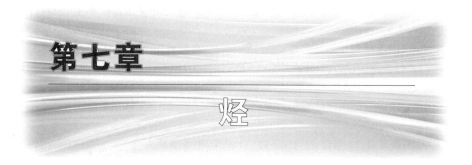

第七章

烃

第一节　有机化合物概述

一、有机化合物和有机化学

自然界的物质种类繁多,根据其组成、结构和性质等特点,通常将其分为无机物和有机化合物两大类。有机化合物简称有机物,它与人的衣食住行和生老病死等都是密切相关的。如淀粉、维生素、蛋白质、油脂、橡胶、合成纤维、塑料、各种药物、染料和炸药以及汽油、酒精、葡萄糖等,都属于有机物。

早在 17 世纪,人们曾把从生物体中获得的物质称为有机物,意指"有生机之物";把从矿物或非生物中获取的物质称为无机物。当时人们对有机物的认识很肤浅,认为有机物是在一种"生命力"的作用下产生的,只能在有"生命力"的生物体内产生,根本不可能通过无机物人工合成。这种"生命力"学说把有机物和无机物截然分开,视有机物的人工合成为禁区,使有机化学的发展受到了严重阻碍。

1828 年,28 岁的德国青年化学家维勒首先在实验室,通过加热无机物氰酸铵制成了当时公认为有机物的尿素,才开始动摇"生命力"学说。在维勒之后,又相继合成了醋酸(1845年)、油脂(1854 年)等有机物,充分说明"生命力"并不是区别有机物和无机物的标志。在大量的科学事实面前,化学家们抛弃了生命力学说的唯心主义观点,加强了有机物的人工合成

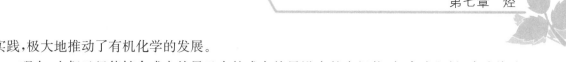

实践,极大地推动了有机化学的发展。

现在,人们已经能够合成自然界已有的或自然界没有的有机物,如合成塑料、合成橡胶、合成纤维、药物和染料等。因此,有机化合物的名称早已失去了原来的意义,但是由于历史和习惯的原因,加上有机物的组成和性质确实与无机物存在一定差别,有机物这一名称也就一直沿用至今。

根据对有机物的研究,人们发现所有的有机物都含有碳元素,绝大多数还含有氢元素。除碳氢两种元素之外,许多有机物还含有氧、氮、硫、磷和卤素等元素。由于有机化合物分子中的氢原子在化学反应中常被其他原子或原子团所取代,从而衍生出许许多多其他的有机物,所以现代人们把碳氢化合物及其衍生物称为有机化合物,简称为有机物。研究有机化合物的组成、结构、性质及其变化规律、合成方法和应用的化学科学,称为有机化学。

有机化学与医学的关系十分密切。人体的组成成分除水和一些无机盐外,绝大部分为有机物。它们在体内进行一系列的化学变化来维持体内新陈代谢的正常平衡。绝大多数合成药物、中草药的有效成分等都是有机物。医学基础课如生物化学、生理学、免疫学、遗传学等学科,都需要以有机化学知识作为基础。所以医学生学习有机化学的一些基本知识是非常必要的。

二、有机化合物的特性

实验证明,有机化合物和无机化合物之间没有绝对的界限,也就是没有本质上的区别。但由于有机化合物分子中都含有碳元素,碳原子的特殊结构导致了有机化合物与无机化合物相比,具有下列一些特性。

(一)可燃性

绝大多数有机化合物都可以燃烧,如汽油、棉花、油脂、酒精、木材等都容易燃烧(如果某有机化合物中只含有碳和氢两种元素,则燃烧的最终产物是二氧化碳和水)。而多数无机化合物如氧化物、酸、碱、盐等则不能燃烧。因此,检查物质的可燃性,是初步区别有机化合物和无机化合物的方法之一。

(二)熔点低

许多有机物在常温下是气体或液体。常温下为固体的有机物,熔点一般也很低,300℃以上的就很少,一般不超过400℃。如尿素的熔点为133℃,无水葡萄糖的熔点为146℃。而固体无机物的熔点都比较高,如氯化钠的熔点为800℃,氧化铝的熔点则高达2050℃。

(三)难溶于水

大多数有机化合物难溶于水,易溶于有机溶剂。有机溶剂是指能作为溶剂的有机化合物,如酒精、丙酮、苯、四氯化碳和乙醚等。水是一种极性强的溶剂,有机化合物一般极性较弱或者是非极性的,所以大多数有机化合物难溶于水,易溶于非极性或极性弱的有机溶剂。而无机化合物则相反,大多易溶于水,难溶于有机溶剂。

(四)稳定性差

多数有机化合物没有无机化合物稳定,常受细菌、空气、温度和光照的作用而变质。例如维生素C片剂是白色,若长时间放置会被空气氧化变质后呈黄色而失去药效。许多市售的食品或药品常标明失效期或有效期,就是因为其中的有机物稳定性差,日久会发生变质的缘故。

（五）反应缓慢

多数无机化合物之间的反应速率较快,如酸、碱、盐之间的反应能在瞬间完成。而多数有机化合物之间的反应速率较慢,有些反应需要几小时、几天甚至更长时间才能完成。因此,在有机化合物反应中常需要采取加催化剂、加热或者光照等措施来加快反应速率。

（六）产物复杂

很多有机化合物的反应比较复杂,在相同的反应条件下,反应物往往可以同时进行若干不同的反应。因此在主反应发生的同时,常伴有副反应发生,所以反应后的产物常是混合物。而无机物之间的反应一般简单,很少有副反应发生。

必须指出,上述有机化合物的特性,是针对大多数有机化合物而言的,也有少数有机化合物并不具有这些特性。如四氯化碳不仅不能燃烧,而且可用作灭火剂;一些特殊性能的高分子化合物由于耐高温,还可用于宇宙航行器上。有机化合物虽然具有和无机化合物不同的特点,但是同样遵守一般化学变化的基本规律。

学与习

7-1 1828年德国青年化学家在实验室合成的有机化合物是　　　　　（　　）

　　　A. 氰酸铵　　　　B. 尿素　　　　C. 醋酸　　　　D. 油脂

7-2 下列物质中是无机溶剂的是　　　　　　　　　　　　　　　　（　　）

　　　A. 酒精　　　　B. 苯　　　　　C. 水　　　　　D. 丙酮

7-3 所有的有机化合物都含有_____元素,绝大多数都含有_____元素,许多有机化合物还含有_____、_____、_____、_____和_____等元素。

三、有机化合物的结构特点

有机化合物在性质和种类的数目上不同于无机物,乃是由它们的结构差异所产生的。有机化合物的主要结构特点如下。

（一）碳原子的成键特性

1. **碳元素的化合价**　有机化合物都含有碳元素,有机化合物的特点也主要由碳原子的结构特点决定。

碳原子位于元素周期表第2周期、第ⅣA族,其最外电子层上有4个电子,因而在化学反应中,既不易得到电子,也不易失去电子,难以形成离子键而易形成共价键。通常碳原子用最外层上4个电子与其他原子形成4个共用电子对而显示4价。

例如:甲烷的分子式为 CH_4,电子式为:

$$H \overset{\overset{\displaystyle H}{\cdot\times}}{\underset{\overset{\displaystyle \cdot}{\underset{\displaystyle H}{\times}}}{\times C\times}} H$$

将共用电子对用短线表示可写为:

$$H-\overset{\displaystyle H}{\underset{\displaystyle H}{C}}-H$$

这种化学式不仅能表示出分子中原子的种类和数目,还能表示分子中原子间连接顺序和方式。像这种能表示分子中原子间连接顺序和成键方式的化学式,称为结构式。

有机化合物中常见元素的化合价(即共用电子对数):碳为 **4 价**、氢和卤素为 **1 价**、氧和硫为 **2 价**、氮和磷为 **3 价**。

利用常见元素的化合价,可作为判断有机化合物结构式书写是否正确的重要依据。

2. 碳原子的成键方式　　在有机化合物中,碳原子不仅能与氢、氧、氮、卤素等原子形成共价键,而且碳原子之间也可以通过共价键相互结合,称为自相成键。

两个碳原子之间共用 1 对电子形成的共价键称为碳碳单键。

两个碳原子之间共用 2 对电子形成的共价键称为碳碳双键。

两个碳原子之间共用 3 对电子形成的共价键称为碳碳叁键。

例如:

$$单键 \qquad 双键 \qquad 叁键$$

有机化合物的单键都为 σ 键;双键中有一个 σ 键和一个 π 键;叁键中有一个 σ 键、两个 π 键。σ 键的特点是比较牢固,不易断裂,难以发生化学反应,不活泼。π 键的特点是不如 σ 键牢固,不稳定,容易断裂,易发生化学反应。

3. 碳原子的连接形式　　由碳原子相互连接构成的有机化合物基本碳链骨架称为碳架。根据碳原子之间的连接形式不同,碳架可分为链状和环状两类。

碳原子之间几个或几十个,甚至更多个碳原子相互结合形成长短不一、首尾不相连接的碳链叫做链状碳链,简称开链。例如:

碳原子之间首尾相连接形成环状的碳链叫做环状碳链,简称碳环。在有机化学中,常用**多边形**表示碳环的结构。这种多边形又称**键线式**(或碳架式)。多边形的每个顶点代表 1 个碳原子和该碳原子为保持 4 价所需要的氢原子数。例如:

(二)同分异构现象

分子结构决定有机化合物的性质,结构不同,则性质不同。在有机化合物中许多物质具有相同的分子组成(分子式),却具有不同的分子结构,因而具有不同的性质。

例如:乙醇和甲醚的分子式尽管都是 C_2H_6O,但由于两者的结构不同,导致了其性质的差异。

```
        H   H                      H       H
        |   |                      |       |
    H — C — C — O — H          H — C — O — C — H
        |   |                      |       |
        H   H                      H       H
         乙醇                        甲醚
```

　　常温下,乙醇是液体,能与活泼金属钠反应产生氢气。而甲醚在常温下是气体,不能与金属钠反应。这种分子组成相同,而结构不同的现象,称为同分异构现象。分子组成相同,而结构不同的化合物,互称为同分异构体。同分异构现象在有机化合物中广泛存在,这是有机化合物数量繁多的一个重要原因。

　　每一种同分异构体都有一定的结构。结构式可以明确表示分子中原子之间的连接顺序和成键方式,但书写较繁。为了简便起见,通常把结构中的碳等原子连接的氢原子合并成简写的结构式,称为结构简式,又称示性式。如乙醇和甲醚的结构简式分别为:

$$CH_3—CH_2—OH(乙醇)　　　　CH_3—O—CH_3(甲醚)$$

　　结构简式不仅能表示分子中原子之间的连接顺序和成键方式,而且书写相对简便,所以在有机化学中常用结构简式来表示有机物的分子组成。

四、有机化合物的分类

　　有机化合物种类繁多,为了学习、研究和应用的方便,有必要将它们进行系统的分类。通常有两种分类方法,一是根据碳链骨架不同进行分类,二是根据有机化合物分子中所含官能团不同进行分类。

(一)根据碳链骨架分类

```
                   ┌ 开链化合物(脂肪族化合物)
                   │                ┌ 脂环族化合物
有机化合物 ┤        ┌ 碳环化合物 ┤
                   │ 闭链化合物 ┤        └ 芳香族化合物
                   └          └ 杂环化合物
```

　　1. 开链化合物　这类化合物分子中碳原子之间或者碳原子与其他元素的原子之间连接成开放性的链状,称为开链化合物。由于开链化合物最初是在脂肪中发现的,故又称脂肪族化合物。例如:

$$CH_3—CH_2—CH_3　　　CH_3—CH_2—OH　　　CH_3—O—CH_3$$

　　2. 闭链化合物　这类化合物分子中碳原子与碳原子或者其他原子之间连接成闭合的链状,称为闭链化合物。根据组成环的原子种类不同,又分为碳环化合物和杂环化合物。

　　(1)碳环化合物:这类化合物分子中的环全部由碳原子连接而成。根据碳环的结构不同,又分为脂环族化合物和芳香族化合物。例如:

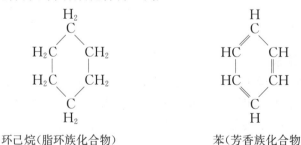

环己烷(脂环族化合物)　　　　　　　苯(芳香族化合物)

（2）杂环化合物:这类化合物分子中,组成环的原子除碳原子外,还有其他元素的原子（称为杂原子）,称为杂环化合物。例如:

$$\begin{array}{c} HC{=}CH \\ \Big| \quad \Big| \\ HC \quad CH \\ \diagdown\!_O\!\diagup \end{array}$$
呋喃

$$\begin{array}{c} H \\ C \\ HC \diagup \diagdown CH \\ \Big| \qquad \Big| \\ HC \diagdown \diagup CH \\ N \end{array}$$
吡啶

（二）根据官能团分类

能决定一类有机化合物化学特性的原子或原子团,称为官能团。官能团是有机化合物分子中比较活泼而易发生化学反应的原子或原子团。通常情况下,含有相同官能团的化合物,属于同一类有机化合物,其主要化学性质基本相同。

按分子中所含官能团的不同,可将有机化合物分为若干类。常见的官能团及化合物类别见表 7 - 1。

表 7 - 1　常见的官能团及化合物类别

化合物类别	官能团		化合物实例	
烯烃	$\diagup C{=}C\diagdown$	碳碳双键	$CH_2{=}CH_2$	乙烯
炔烃	$-C{\equiv}C-$	碳碳叁键	$CH{\equiv}CH$	乙炔
卤代烃	$-X(F,Cl,Br,I)$	卤原子	CH_3-CH_2-Br	溴乙烷
醇、酚	$-OH$	羟基	CH_3-OH 甲醇　苯酚	
醚	$-C-O-C-$	醚键	CH_3-O-CH_3	甲醚
醛	$-C{\overset{O}{\Big\|}}{-}H$	醛基	$CH_3-C{\overset{O}{\Big\|}}{-}H$	乙醛
酮	$\diagup C{=}O$	酮基	$CH_3-C{\underset{O}{\overset{\|}{-}}}CH_3$	丙酮
羧酸	$-C{\overset{O}{\Big\|}}{-}OH$	羧基	$CH_3-C{\overset{O}{\Big\|}}{-}OH$	乙酸
胺	$-NH_2$	氨基	CH_3-NH_2	甲胺

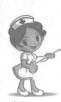
学与问

7-4 下列在有机化合物中化合价常显4价的元素是 （ ）

　　A. 碳　　　　　B. 氢和卤素　　　C. 氧和硫　　　　D. 氮和磷

7-5 下列有机化合物中不是脂肪族化合物的是 （ ）

　　A. $CH_3—CH_2—CH_3$　　　　　　　　B. $CH_3—CH_2—OH$

　　C. $CH_3—O—CH_3$　　　　　　　　　D. ⬡

7-6 分子中含有碳碳双键的化合物是 （ ）

　　A. $CH_2{=}CH_2$　　B. $CH{\equiv}CH$　　C. $CH_3—OH$　　D. $CH_3—O—CH_3$

知识链接

有机化学与医学

在医学课程中,有机化学是一门基础课,它为有关的后续课程奠定理论基础。研究医学的主要目的是为了防病、治病,医学研究的对象是组成成分复杂的人体。组成人体的物质除水和一些无机盐以外,绝大部分是有机化合物。有机化合物在体内进行着一系列复杂的化学变化,以维持体内新陈代谢作用的平衡。为了防治疾病,除了研究病因以外,还要了解药物在体内的变化,药物的结构与药效、毒性的关系。

有机化学为生物化学、生物学、生理学、病理学、免疫学、遗传学、卫生学以及临床诊断等提供必要的基础知识。有关生命的人工合成,遗传基因的控制,癌症、艾滋病等的治疗都是目前医学和生物学正在探索的重大课题。在这些领域中离不开有机化学的密切配合。

有机化学与人类的生产和生活有着十分密切的关系。它涉及数目众多的天然物质和合成物质,这些物质直接关系到人类的衣、食、住、行。利用有机化学可以制造出无数种在生活和生产方面不可缺少的产品。

第二节　烷　烃

只含有碳和氢两种元素的化合物称为碳氢化合物,简称烃。

烃是有机化合物中最简单的一类,烃分子中的氢原子在化学反应中可被其他原子或原子团所取代,得到其他各类衍生物。因此常把烃类看作是有机化合物的母体。根据烃分子的碳链骨架不同,将烃分为开链烃和闭链烃两大类。

开链烃又称脂肪烃,它们的结构特征是分子中所有碳原子互相连接成开放状态的"链"。

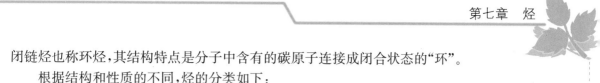

闭链烃也称环烃,其结构特点是分子中含有的碳原子连接成闭合状态的"环"。

根据结构和性质的不同,烃的分类如下:

$$
烃
\begin{cases}
开链烃 \\ (脂肪烃)
\begin{cases}
饱和链烃(烷烃) \\
不饱和链烃
\begin{cases}
烯烃 \\
炔烃
\end{cases}
\end{cases} \\[2em]
闭链烃 \\ (环烃)
\begin{cases}
脂环烃
\begin{cases}
环烷烃 \\
环烯烃
\end{cases} \\
芳香烃
\begin{cases}
单环芳香烃 \\
稠环芳香烃
\end{cases}
\end{cases}
\end{cases}
$$

一、烷烃的结构

分子中碳原子之间全部以单键相连接,碳原子的其余价键都与氢原子结合的开链烃,称为饱和链烃,又称烷烃。

烷烃的结构特点是分子中只有碳和氢两种原子,且所有的化学键都是共价单键。烷烃是含氢原子最多的烃,在烷烃分子中,和碳原子连接的氢原子数目已达到最高限度,不可能再增加,因而称饱和链烃。

甲烷是烃类中最简单的化合物,同时也是碳原子数最少即最简单的烷烃。甲烷的分子式为 CH_4,电子式、结构式如下:

H
·×
H ·× C ×· H
·×
H

H
|
H—C—H
|
H

实验证明,甲烷分子中的四个氢原子与一个碳原子不在同一个平面上,而是形成一个正四面体的立体结构。碳原子位于正四面体的中心,四个完全相同的 C—H 键伸向正四面体的四个顶点,四个碳氢之间的共价单键都是相同的。单键都是 σ 键,σ 键强度大,稳定,不易断裂。

二、烷烃的同系物和通式

烷烃中除甲烷外,在石油和天然气中还存在着一系列结构和甲烷相似的烷烃,这些烷烃的分子大小不一,有一个碳原子的甲烷,也有几个甚至数十个碳原子的烷烃。例如:

甲烷　CH_4

乙烷　$CH_3—CH_3$

丙烷　$CH_3—CH_2—CH_3$

丁烷　$CH_3—CH_2—CH_2—CH_3$

戊烷　$CH_3—CH_2—CH_2—CH_2—CH_3$

己烷　$CH_3—CH_2—CH_2—CH_2—CH_2—CH_3$

从上面几个烷烃的结构简式可以看出:从甲烷开始,每增加一个碳原子就增加两个氢原子。所以,烷烃的分子式可以用通式 C_nH_{2n+2} 来表示。即,如果碳原子数目是 n,则氢原子数目就是 $2n+2$。因此,两个相邻的烷烃在组成总是相差一个 CH_2 原子团,不相邻的烷烃在组成上相差若干个 CH_2 原子团。

在有机化合物中,将结构相似,在分子组成上相差一个或若干个 **CH_2 原子团**的一系列化合物称为同系列。同系列中的各化合物互称同系物。

同系物具有同一通式，化学性质相似，物理性质随着碳原子数的增加而呈现规律性的变化。

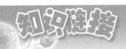

同系列、同系物的性质

有机化合物中除烷烃同系列外，还有烯烃、炔烃等同系列，同系列、同系物是有机化合物中普遍存在的现象。一般来说，每个同系列中的同系物结构和化学性质相似，物理性质变化有规律。只要重点学习和掌握几个有代表性的化合物的性质之后，就可以推论出该同系列中其他同系物的基本性质，这给学习和研究有机化合物带来极大的方便。当然，同系物的性质除了相似这一共性外，有时也有差异。因此，在掌握共性时，也要注意个性，这是学习有机化学的基本方法之一。

三、烷烃的同分异构现象

在研究烷烃的同系列时，人们发现随着碳原子数目的逐渐增加，就会出现相同的分子组成而结构不同的现象，即同分异构现象，简称异构现象。

在烷烃的同系列中，甲烷、乙烷、丙烷的分子只有一种结构，没有同分异构体。而含 4 个以上碳原子的烷烃都有同分异构现象。例如，丁烷有 2 种同分异物体，其结构式和物理性质如下：

名称	正丁烷	异丁烷
分子式	C_4H_{10}	C_4H_{10}
结构式	$H-\overset{\displaystyle H}{\underset{\displaystyle H}{\overset{\displaystyle \mid}{\underset{\displaystyle \mid}{C}}}}-\overset{\displaystyle H}{\underset{\displaystyle H}{\overset{\displaystyle \mid}{\underset{\displaystyle \mid}{C}}}}-\overset{\displaystyle H}{\underset{\displaystyle H}{\overset{\displaystyle \mid}{\underset{\displaystyle \mid}{C}}}}-\overset{\displaystyle H}{\underset{\displaystyle H}{\overset{\displaystyle \mid}{\underset{\displaystyle \mid}{C}}}}-H$	$H-\overset{H}{\overset{\mid}{C}}-\overset{H}{\overset{\mid}{C}}-\overset{H}{\overset{\mid}{C}}-H$ 下方 $\overset{\mid}{C}$ 支链
结构简式	$CH_3-CH_2-CH_2-CH_3$	$CH_3-CH-CH_3$ 下接 CH_3
熔点	$-138.4\,^{\circ}\text{C}$	$-159.6\,^{\circ}\text{C}$
沸点	$-0.5\,^{\circ}\text{C}$	$-11.7\,^{\circ}\text{C}$
液态时密度	$0.58\,\text{g/mL}$	$0.56\,\text{g/mL}$

烷烃的同分异构现象是由于碳原子的连接方式不同产生的。丁烷分子中 4 个碳原子有 2 种连接方式，戊烷分子中 5 个碳原子有 3 种连接方式。像这种分子式相同而碳链结构不同所产生的异构体称为碳链异构。

随着烷烃中碳原子数目的增多,同分异构体的数目迅速增加。例如己烷(C_6H_{14})有 5 种,庚烷(C_7H_{16})有 9 种,癸烷($C_{10}H_{32}$)达到 75 种,而十五烷($C_{15}H_{32}$)多达 4 347 种同分异构体。

在有机化合物分子中,1 个碳原子不仅能跟另外 1 个碳原子相连,而且还可以与相邻的 2 个、3 个或 4 个碳原子直接相连。按照 1 个碳原子所直接连接碳原子数目的不同,可把碳原子分为四种不同的类型。例如:

$$
\begin{array}{ccccc}
 & & \overset{6}{C} & & \\
\overset{1}{C}-\overset{2}{C}-\overset{3}{\underset{\overset{7}{C}}{C}}-\overset{4}{C}-\overset{5}{C} \\
 & & \overset{8}{C} &
\end{array}
$$

与 1 个碳原子直接相连的碳原子称**伯碳原子**,如上式中的 C^1、C^5、C^6、C^7、C^8。

与 2 个碳原子直接相连的碳原子称**仲碳原子**,如 C^4。

与 3 个碳原子直接相连的碳原子称**叔碳原子**,如 C^2。

与 4 个碳原子直接相连的碳原子称**季碳原子**,如 C^3。

相应地,把连接在伯、仲、叔碳原子上的氢原子依次称伯氢原子、仲氢原子和叔氢原子。

7-7 下列化合物中哪个是烃　　　　　　　　　　　　　　　　　　（　　）

　　A. CH_3CH_2OH　　B. CH_3COOH　　　C. $CH_3CH_2CH_3$　　D. CH_3CH_2CHO

7-8 下列选项中哪些与 CH_3CH_3 互为同系物　　　　　　　　　　（　　）

　　A. $CH_2{=}CH_2$　　　　　　　　　　　　B. $CH{\equiv}CH$

　　C. $CH_3CH_2CH_3$　　　　　　　　　　　D. $CH_3CH_2CH_2CH_3$

7-9 指出下列结构中各碳原子的类型:

$$
\begin{array}{ccccccc}
 & C & & C & C & & \\
 & | & & | & | & & \\
C-C-C-C-C-C-C \\
 & | & & | & & & \\
 & C & & C & & &
\end{array}
$$

四、烷烃的命名

有机化合物的种类繁多,数目庞大,结构又比较复杂,为了识别它们,势必要求有一个合理的命名法来命名。认真学习和掌握每一类有机化合物的命名是有机化学学习的主要内容之一,而烷烃的命名法是各类有机化合物命名法的基础,必须熟练掌握。

烷烃的命名法通常有两种,即系统命名法和普通命名法。

学习烷烃的命名法之前,先介绍烷基的概念。**烷烃分子中去掉 1 个氢原子所剩下的原子团称为烷基**。烷基的通式为—C_nH_{2n+1},常用符号"—R"表示。烷基的命名是把和它相对应的烷烃名称中的"烷"字改成"基"字。见表 7-2。

表 7-2　部分烷烃及烷基

烷　烃	烷　基
甲烷　CH_4	甲基　$—CH_3$
乙烷　$CH_3—CH_3$	乙基　$CH_3—CH_2—$
丙烷　$CH_3—CH_2—CH_3$	丙基　$CH_3—CH_2—CH_2—$
	异丙基　$CH_3—CH—CH_3$（或 $CH_3—\overset{\displaystyle CH_3}{\underset{\displaystyle |}{CH}}—$ ）
异丁烷　$CH_3—\overset{\displaystyle CH_3}{\underset{\displaystyle |}{CH}}—CH_3$	异丁基　$CH_3—\overset{\displaystyle CH_3}{\underset{\displaystyle |}{CH}}—CH_2—$
	叔丁基　$CH_3—\overset{\displaystyle CH_3}{\underset{\displaystyle |}{C}}—CH_3$（或 $CH_3—\overset{\displaystyle CH_3}{\underset{\displaystyle CH_3}{C}}—$ ）

（一）系统命名法

1. 直链烷烃的命名　根据分子中碳原子数目称为"某烷"。含碳原子在 10 个以下者,用天干顺序甲、乙、丙、丁、戊、己、庚、辛、壬、癸的 10 个汉字分别表示分子中 1～10 个碳原子数目,若分子中碳原子数在 10 个以上者,用汉字数字表示碳原子数目。例如:

CH_4　甲烷

$CH_3—CH_2—CH_2—CH_2—CH_3$　戊烷

$CH_3—(CH_2)_5—CH_3$　庚烷

$CH_3—(CH_2)_9—CH_3$　十一烷

$CH_3—(CH_2)_{14}—CH_3$　十六烷

$CH_3—(CH_2)_{18}—CH_3$　二十烷

$CH_3—(CH_2)_{24}—CH_3$　二十六烷

2. 带支链烷烃的命名　带支链烷烃的命名是在直链烷烃命名的基础上把支链当作直链烷烃的取代基,命名原则如下:

（1）选主链:选择分子中含碳原子数最多的最长碳链作为主链,将支链作为取代基。

（2）编号:从靠近取代基的一端开始,用阿拉伯数字给主链碳原子依次编号,确定取代基的位次。

（3）定名称:根据主链碳原子数称为"某烷",将取代基的名称写在"某烷"之前,把取代基的位次编号写在取代基名称的前面,中间用短线隔开。

若有相同的取代基,应合并在一起用汉字二、三等数字表示相同取代基的数目,表示其位次的几个阿拉伯数字之间用逗号","隔开。若有几个不同的取代基,应把简单的基写在前面,复杂的基写在后面,中间须用短线隔开。

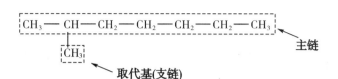

2	－	甲基	庚烷
表示取代 基位次	位次和基之间 用短线连接	取代基名称	主链名称

（读作 2 位甲基庚烷）

$CH_3—CH_2—CH—CH_3$
　　　　　　CH_3

2-甲基丁烷(不叫 3-甲基丁烷)

$CH_3—CH—CH_2—CH_2—CH_3$
　　　　CH_2
　　　　CH_3

3-甲基己烷(不叫 2-乙基戊烷)

　　　　　　CH_3
$CH_3—CH_2—CH—C—CH_3$
　　　　　$CH_3 CH_3$

2,2,3-三甲基戊烷(不叫 3,4,4-三甲基戊烷)

$CH_3—CH—CH—CH_2—CH_2—CH_2—CH_3$
　　　$CH_3 CH_2$
　　　　　CH_3

2-甲基-3-乙基庚烷

（二）普通命名法（习惯命名法）

对于结构比较简单的烷烃,有时可采用普通命名法进行命名。其命名方法是:

1. 直链烷烃称为"正某烷"。与系统命名法中直链烷烃的命名基本相同,仅多一"正"字。例如:

$CH_3—CH_2—CH_2—CH_2—CH_3$　　正戊烷

$CH_3—(CH_2)_5—CH_3$　　正庚烷

$CH_3—(CH_2)_9—CH_3$　　正十一烷

2. 碳链的一端有异丙基 $CH_3—CH—$,碳链的其余部分无支链,根据主、支链碳原子总数,称为"异某烷",例如:
　　　　　　　　　　　　　CH_3

$CH_3—CH—CH_2—CH_2—CH_3$　　异己烷
　　　CH_3

3. 碳链的一端有叔丁基 $CH_3—C—$,碳链的其余部分无支链,根据主、支链碳原子总
　　　　　　　　　　　　　CH_3
　　　　　　　　　　　　　CH_3

数,称为"新某烷"。例如:

　　　　　CH_3
$CH_3—C—CH_2—CH_2—CH_3$　　新庚烷
　　　　　CH_3

普通命名法只能用于上述三种结构特殊烷烃的命名,具有相当大的局限性。对于碳原子数较多,结构比较复杂的烷烃一般采用系统命名法。

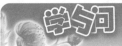

7－10　熟记烷烃的系统命名法。

7－11　用系统命名法命名下列化合物。

1. $CH_3—CH_2—CH_3$　　2. $CH_3CH_2CH_2CH_2CH_2CH_3$

3. $CH_3—CH_2$
$\quad\quad\quad\;\;\;|$
$\quad\quad\;\;\;CH_2—CH_2$
$\quad\quad\quad\quad\quad\;\;|$
$\quad\quad\quad\quad CH_2—CH_2—CH_3$

4. $CH_3CH_2CH_2CHCH_3$
$\quad\quad\quad\quad\quad\quad\;\;|$
$\quad\quad\quad\quad\quad\quad CH_2CH_3$

5. $CH_3—CH—CH_2—CH_3$
$\quad\quad\quad\quad|$
$\quad\quad\quad CH_3$

6. $CH_3—CH—CH_2—CH—CH_3$
$\quad\quad\quad\quad|\quad\quad\quad\quad|$
$\quad\quad CH_2CH_3\quad CH_3$

五、烷烃的性质

(一)物理性质

物理性质是有机化合物的重要性质,如熔点、沸点、密度和溶解度等是鉴定某种有机物的常规数据,称为物理常数。

在烷烃的同系列中,随着分子中碳原子数的增加,直链烷烃的物理性质呈现出规律性的变化。

1. 状态:在 25℃和 101.325 kPa(1 大气压)的状况下,$CH_4 \sim C_4H_{10}$ 的直链烷烃为气体,$C_5H_{12} \sim C_{16}H_{34}$ 直链烷烃为液体,$C_{17}H_{36}$ 以上的直链烷烃是固体。

2. 熔点:除甲烷、乙烷、丙烷外,其他烷烃的熔点,都随碳原子数依次增加而逐渐升高。

3. 沸点:直链烷烃的沸点随碳原子数的增加而升高。若几种烷烃的相对分子质量相同,其沸点则随支链的增多而降低。

4. 密度:烷烃液态时密度均小于 1 g/cm³,一般随相对分子质量的增大而增大。

5. 溶解性:烷烃几乎不溶于水,而易溶于四氯化碳、乙醚、乙醇等有机溶剂。部分直链烷烃的物理常数如表 7－3 所示。

表 7－3　部分直链烷烃的物理性质

名称	分子式	结构简式	常温下状态	熔点(℃)	沸点(℃)	液态密度(g/cm³)
甲烷	CH_4	CH_4	气态	−182.5	−164	0.466
乙烷	C_2H_6	CH_3CH_3	气态	−183.3	−88.63	0.572
丙烷	C_3H_8	$CH_3CH_2CH_3$	气态	−189.7	−42.07	0.572 4
丁烷	C_4H_{10}	$CH_3(CH_2)_2CH_3$	气态	−138.4	−0.5	0.578 8
戊烷	C_5H_{12}	$CH_3(CH_2)_3CH_3$	液态	−129.7	36.1	0.626 3
庚烷	C_7H_{16}	$CH_3(CH_2)_5CH_3$	液态	−90.61	98.42	0.702 5
十六烷	$C_{16}H_{34}$	$CH_3(CH_2)_{14}CH_3$	液态	18.1	286.5	0.773 3
十七烷	$C_{17}H_{36}$	$CH_3(CH_2)_{15}CH_3$	固态	22	301.8	0.778 0(固)
二十四烷	$C_{24}H_{50}$	$CH_3(CH_2)_{22}CH_3$	固态	54	391.3	0.799 1(固)

（二）化学性质

1. 稳定性　烷烃是一类不活泼的有机化合物,在烷烃分子中各原子间都以共价单键（σ键）相连接,σ键比较牢固。在室温下,烷烃与强酸、强碱、强氧化剂等都不反应。例如将甲烷气体通入紫红色的酸性高锰酸钾溶液中,高锰酸钾溶液不褪色,说明甲烷不与强氧化剂高锰酸钾作用。

2. 可燃性　烷烃在点燃的条件下燃烧,生成二氧化碳和水,同时放出大量的热。烷烃最广泛的用途是作燃料。例如：

$$CH_4 + 2O_2 \xrightarrow{\text{点燃}} CO_2 + 2H_2O + \text{热}$$

$$2C_6H_{14} + 19O_2 \xrightarrow{\text{点燃}} 12CO_2 + 14H_2O + \text{热}$$

3. 取代反应　烷烃与卤素（F_2、Cl_2、Br_2、I_2）在黑暗中不起反应,但在光照、热或催化剂作用下,烷烃中的氢原子易被卤原子取代,生成烃的卤素衍生物。例如,甲烷与氯气在光照下发生反应,反应是分步进行的。

$$CH_4 + Cl_2 \xrightarrow{\text{光}} CH_3Cl + HCl$$
一氯甲烷

$$CH_3Cl + Cl_2 \xrightarrow{\text{光}} CH_2Cl_2 + HCl$$
二氯甲烷

$$CH_2Cl_2 + Cl_2 \xrightarrow{\text{光}} CHCl_3 + HCl$$
三氯甲烷

$$CHCl_3 + Cl_2 \xrightarrow{\text{光}} CCl_4 + HCl$$
四氯甲烷（四氯化碳）

在这几步反应中,甲烷分子中的氢原子逐步被氯原子所替代。反应很难控制在某一步,往往是四步反应产物的混合物。

像甲烷这样,有机化合物分子中的某些原子或原子团被其他原子或原子团所代替的反应,称为取代反应。有机化合物与卤素发生的取代反应称为卤代反应。

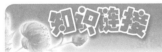

烷烃的来源和用途

　　烷烃主要来源于天然气、石油和煤的加工产物。天然气是蕴藏在地层内的可燃气体,不同产地的天然气组成有差别,但大都含有 75% 的甲烷、15% 的乙烷及 5% 的丙烷,其余为其他烷烃。天然气是很好的气体燃料,也是重要的化工原料。石油是从油田开采出来的,未经加工的石油称为原油。原油是一种深褐色的黏稠液体,它的主要成分是各种烃类（烷烃和环烷烃,个别产地的石油中还含有芳香烃）的复杂混合物。根据不同需要,把石油进行分馏,按沸点不同,可获得各种用途的分馏产物。将煤隔绝空气加热,可得到焦炭和煤焦油,而煤焦油中含有相当多的烷烃。

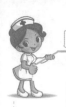
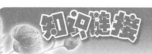

石油分馏产物及主要用途

分馏产物	主要成分	主要用途
天然气	C_1—C_4	燃料、电工原料
溶剂油	C_5—C_8	溶剂
汽油	C_5—C_{15}	飞机、汽车等燃料
煤油	C_{11}—C_{16}	燃料、工业洗涤剂、照明
柴油	C_{15}—C_{18}	柴油机燃料
润滑油	C_{16}—C_{20}	润滑剂、防锈剂
凡士林	液态烃和固态烃的混合物	润滑剂、防锈剂、制药膏
石蜡	C_{20}—C_{24}	制蜡烛、蜡纸、医药用
沥青	C_{30}—C_{40}	铺路、防腐、建筑材料

第三节　烯烃和炔烃

　　分子中含有碳碳双键或碳碳叁键的开链烃,称为不饱和链烃。碳碳双键和碳碳叁键统称为不饱和键。不饱和是指烯烃和炔烃分子中的氢原子没有达到饱和,可以通过化学反应加入氢原子变成饱和链烃。

　　不饱和链烃分为烯烃和炔烃两类。

一、烯烃的概念和结构

　　分子结构中含有碳碳双键($\diagdown C{=}C\diagup$)的不饱和链烃称为烯烃。

　　碳碳双键是烯烃的官能团,是烯烃的标志,是烯烃中最重要的基团,是烯烃发生化学反应的活性中心,决定着烯烃的化学性质。

(一)乙烯

　　乙烯是含碳原子数最少的最简单烯烃,它是无色、无臭、带有甜味、难溶于水的气体,密度比空气的略小。

　　乙烯的各种化学式如下:

$$H \overset{\times}{:} \overset{H}{\underset{\times}{C}} :: \overset{H}{\underset{\times}{C}} \overset{\times}{:} H \qquad H{-}\overset{H}{\underset{|}{C}}{=}\overset{H}{\underset{|}{C}}{-}H \qquad CH_2{=}CH_2 \qquad C_2H_4$$

$$\text{电子式} \qquad\qquad\quad \text{结构式} \qquad\quad \text{结构简式} \quad \text{分子式}$$

实验证明,乙烯是平面形分子,2个碳原子和4个氢原子都处于同一平面上,彼此之间的键角都近似为120℃。碳碳双键中一个键是 σ 键,另一个键是 π 键。σ 键键能高,稳定,不易断裂;π 键键能低,不稳定,易断裂,易发生化学反应。

(二)烯烃的同系物和通式

烯烃中除最简单的化合物乙烯之外,还有丙烯、丁烯、戊烯、己烯等一系列化合物,这些化合物的结构相似(都含有碳碳双键)。在组成上都相差一个或若干个 CH_2 原子团,它们都是烯烃的同系物,构成了烯烃的同系列。几种烯烃的同系物见表7-4。

表 7-4　几种烯烃的同系物

名称	分子式	结构简式	常温下状态
乙烯	C_2H_4	$CH_2\!=\!CH_2$	气态
丙烯	C_3H_6	$CH_2\!=\!CH\!-\!CH_3$	气态
1-丁烯	C_4H_8	$CH_2\!=\!CH\!-\!CH_2\!-\!CH_3$	气态
1-戊烯	C_5H_{10}	$CH_2\!=\!CH\!-\!(CH_2)_2\!-\!CH_3$	液态
1-己烯	C_6H_{12}	$CH_2\!=\!CH\!-\!(CH_2)_3\!-\!CH_3$	液态
1-庚烯	C_7H_{14}	$CH_2\!=\!CH\!-\!(CH_2)_4\!-\!CH_3$	液态
1-十八烯	$C_{18}H_{36}$	$CH_2\!=\!CH\!-\!(CH_2)_{15}\!-\!CH_3$	液态
1-十九烯	$C_{19}H_{38}$	$CH_2\!=\!CH\!-\!(CH_2)_{16}\!-\!CH_3$	固态

烯烃因为分子结构中都有一个碳碳双键,故比同数碳原子的烷烃少两个氢原子,因此烯烃的通式为 C_nH_{2n}。

在烯烃的同系列中,各同系物都符合同一通式 C_nH_{2n},结构和化学性质相似,物理性质随着碳原子数的增加呈现规律性变化。

(三)烯烃的同分异构现象

烯烃的同分异构体的数目比同数碳原子的烷烃要多。这是因为烯烃除像烷烃一样存在碳链异构外,还有双键(官能团)位置异构现象。例如,丁烯有3种同分异构体:

$$CH_2\!=\!C\!-\!CH_3$$
$$|$$
$$CH_3$$

$$CH_2\!=\!CH\!-\!CH_2\!-\!CH_3 \qquad CH_3\!-\!CH\!=\!CH\!-\!CH_3$$
$$\text{1-丁烯} \qquad\qquad \text{2-丁烯} \qquad\qquad \text{2-甲基丙烯}$$

由于官能团的位置不同,而产生的同分异构称为位置异构。

烷烃中的戊烷仅有3种碳链异构体,而戊烯(C_5H_{10})则因为碳链异构和位置异构而有5种异构体:

$$CH_3\!-\!CH_2\!-\!CH_2\!-\!CH\!=\!CH_2 \qquad CH_3\!-\!CH_2\!-\!CH\!=\!CH\!-\!CH_3$$
$$\text{1-戊烯} \qquad\qquad\qquad \text{2-戊烯}$$

$$CH_2\!=\!C\!-\!CH_2\!-\!CH_3 \qquad CH_3\!-\!C\!=\!CH\!-\!CH_3 \qquad CH_3\!-\!CH\!-\!CH\!=\!CH_2$$
$$| \qquad\qquad\qquad\qquad | \qquad\qquad\qquad\qquad |$$
$$CH_3 \qquad\qquad\qquad\qquad CH_3 \qquad\qquad\qquad\qquad CH_3$$
$$\text{2-甲基-1-丁烯} \qquad\qquad \text{2-甲基-2-丁烯} \qquad\qquad \text{3-甲基-1-丁烯}$$

二、炔烃的概念和结构

分子结构中含有碳碳叁键($-\!C\!\equiv\!C\!-$)的不饱和链烃,称为炔烃。

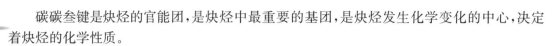

碳碳叁键是炔烃的官能团,是炔烃中最重要的基团,是炔烃发生化学变化的中心,决定着炔烃的化学性质。

（一）乙炔

乙炔俗称电石气,是碳原子数最少的最简单炔烃。纯的乙炔是无色、无臭的气体。由电石与水反应制得的乙炔常因混有磷化氢(PH_3)、硫化氢(H_2S)等杂质而有特殊的臭味。乙炔的密度是 1.16 g/L,比空气稍轻,微溶于水,易溶于有机溶剂。

乙炔的各种化学式如下:

$$H : C :: C : H \qquad H—C≡C—H \qquad CH≡CH \qquad C_2H_2$$
电子式　　　　　　结构式　　　　结构简式　　　　分子式

现代物理方法证明,乙炔中所有的原子都在一条直线上,是直线形分子。碳碳叁键与两个碳氢键之间的键角都是 180℃。碳碳叁键由一个 σ 键、两个 π 键构成。炔烃中存在 π 键,所以性质活泼,容易发生化学反应。

（二）炔烃的同系物和通式

炔烃中碳原子个数最少的是乙炔,其次还有丙炔、丁炔、戊炔和己炔等一系列化合物。这些化合物在结构上相似,都含有碳碳叁键,在组成上相差一个或几个 CH_2 原子团,它们构成了炔烃的同系列,彼此之间互称同系物。几种炔烃的同系物见表 7-5。

表 7-5　几种炔烃的同系物

名称	分子式	结构简式	常温下状态
乙炔	C_2H_2	CH≡CH	气
丙炔	C_3H_4	CH≡C—CH₃	气
1-丁炔	C_4H_6	CH≡C—CH₂—CH₃	气
1-戊炔	C_5H_8	CH≡C—(CH₂)₂—CH₃	液
1-己炔	C_6H_{10}	CH≡C—(CH₂)₃—CH₃	液
1-十五炔	$C_{15}H_{28}$	CH≡C—(CH₂)₁₂—CH₃	液
1-十六炔	$C_{16}H_{30}$	CH≡C—(CH₂)₁₃—CH₃	固

炔烃因分子结构中存在一个碳碳叁键,而使炔烃比同数碳原子的烷烃(通式 C_nH_{2n+2})少4 个氢原子,比同数碳原子的烯烃(通式 C_nH_{2n})少 2 个氢原子,所以炔烃的通式为 C_nH_{2n-2}。

到目前为止,我们已经学习了烷烃、烯烃、炔烃三个不同的同系列。

（三）炔烃的同分异构现象

与烯烃相似,炔烃也存在碳链异构和官能团(叁键)位置异构。但是由于炔烃分子中碳碳叁键对侧链位置的限制,其异构体的数目要比同数碳原子的烯烃少。例如,丁炔(C_4H_6)只有 2 种同分异构体(而同数碳原子的丁烯则有 3 种同分异构体)。

CH≡C—CH₂—CH₃　　　　　　CH₃—C≡C—CH₃
1-丁炔　　　　　　　　　　　2-丁炔

戊炔(C_5H_8)只有 3 种异构体(而戊烯有 5 种异构体)。

CH≡C—CH₂—CH₂—CH₃　　CH₃—C≡C—CH₂—CH₃　　CH≡C—CH—CH₃
　　　　　　　　　　　　　　　　　　　　　　　　　　　　　│
　　　　　　　　　　　　　　　　　　　　　　　　　　　　　CH₃
1-戊炔　　　　　　　　　　　2-戊炔　　　　　　　　　3-甲基-1-丁炔

三、烯烃和炔烃的命名

烯烃和炔烃由于分子结构中都存在不饱和键,所以系统命名法是相似的。烯烃和炔烃的命名在许多方面也与烷烃相似。即碳原子数在 10 个以下时,用天干表示,10 个以上碳原子用中文数字表示。与烷烃不同的是,由于烯烃和炔烃含有官能团碳碳双键或碳碳叁键,因此,选择最长碳链、确定取代基位次时,首先要考虑的是官能团碳碳双键或碳碳叁键。

较复杂的烯烃或炔烃的命名原则(一选二编三定名)如下:

1. 选主链　选择含有双键或叁键的最长碳链为主链,支链作为取代基。

2. 编号　从靠近双键或叁键的一端开始给主链碳原子编号,确定双键或叁键及取代基的位次。

3. 定名称　根据主链所含碳原子数目称为"某烯"或"某炔",碳碳双键称"烯",碳碳叁键称"炔";双键或叁键的位次以双键或叁键上位次较小的数字表示,写在烯烃或炔烃名称之前;取代基的位次、数目和名称写在双键或叁键位次的前面,中间用短线隔开。

例如:

$$\overset{1}{C}H_3-\overset{2}{C}\equiv\overset{3}{C}-\overset{4}{C}H-\overset{5}{C}H_3$$
$$\underset{CH_3}{|}$$

4-甲基-2-戊炔

$$\overset{5}{C}H_3-\overset{4}{C}H-\overset{3}{C}H-\overset{2}{C}H=\overset{1}{C}H_2$$
$$\underset{CH_3}{|}\ \underset{CH_3}{|}$$

3,4-二甲基-1-戊烯

$$\overset{1}{C}H_2$$
$$\parallel$$
$$CH_3-CH_2-\overset{2}{C}-\overset{3}{C}H_2-\overset{4}{C}H_2-\overset{5}{C}H_2-\overset{6}{C}H_3$$

2-乙基-1-己烯

$$CH_3-CH_2-CH-C\equiv C-CH_2-CH-CH_3$$
$$\underset{CH_3}{|}\qquad\qquad\underset{CH_3}{|}$$

2,6-二甲基-4-辛炔

以此类推,含官能团的开链有机化合物系统命名法的基本步骤是:

1. 选主链:选择含有官能团的最长碳链为主链,支链作为取代基。

2. 编号:从靠近官能团的一端给主链碳原子编号,确定官能团及取代基的位次。

3. 定名称:根据官能团定名称。

学与习

7-12　熟记烯烃和炔烃的命名原则。

7-13　用系统命名法命名下列化合物。

1. $CH_2=CH-CH_3$　　2. $CH_3-C\equiv C-CH_3$　　3. $CH_3-CH=C-CH_3$
$$\underset{CH_3}{|}$$

4. $CH_3-CH_2-CH_2-C-CH_2-CH_3$　　5. $CH_3-CH-CH-C\equiv CH$
$$\underset{CH_2}{\|}\qquad\qquad\qquad\underset{CH_3}{|}\ \underset{CH_3}{|}$$

6. $CH_3-CH=C-CH_2-CH-CH_3$
$$\underset{CH_2CH_3}{|}\qquad\underset{CH_3}{|}$$

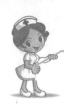

7-14 下列化合物中哪些互为同系物?

1. CH_4 2. $CH_2\!=\!CH_2$ 3. $CH\!\equiv\!CH$ 4. $CH_3\!-\!CH\!=\!CH\!-\!CH_3$

5. $CH_3\!-\!CH_3$ 6. $CH_3\!-\!CH_2\!-\!C\!\equiv\!C\!-\!CH_3$

四、烯烃和炔烃的性质

(一)物理性质

烯烃和炔烃的物理性质,其变化规律与烷烃相似。熔点、沸点随着碳原子数的增加而有规律地升高。4 个碳以下的烯烃和炔烃常温下为气态,4 个碳以上的烯烃和炔烃常温下为液态,含较多碳原子的烯烃和炔烃常温下为固态。烯烃液态时的密度都小于 $1\ g/cm^3$,都是无色物质,难溶于水,易溶于有机溶剂。炔烃的密度比同数碳原子的烯烃稍大些,在水中的溶解度也比同数碳原子的烯烃大些。

(二)化学性质

由于烯烃和炔烃分子中的碳碳双键和碳碳叁键中含有不稳定、易断裂的 π 键,因此不饱和链烃的化学性质很活泼,可以与很多试剂作用,能发生加成、氧化、聚合等化学反应,其中以加成反应最为重要。

1. 加成反应

有机化合物分子中的双键或叁键中的 π 键断裂,加入其他原子或原子团的反应称为加成反应。

加成反应是不饱和链烃的典型反应,其特点是通过加成反应使不饱和键(双键或叁键)变成饱和键(单键)。

炔烃与烯烃的加成反应本质上是相同的,但是叁键比双键多一个 π 键,炔烃在反应中,分子中的两个 π 键可先后断裂而发生加成反应。

(1) 催化加氢:在催化剂(Pt、Pd、Ni)存在下,烯烃加氢生成烷烃;炔烃加氢先生成烯烃,进一步加氢生成烷烃。例如:

$$CH_2\!=\!CH_2 + H_2 \xrightarrow[\triangle]{Pt} CH_3\!-\!CH_3$$

$$\quad 乙烯 \qquad\qquad\qquad 乙烷$$

$$CH_3\!-\!CH\!=\!CH_2 + H_2 \xrightarrow[\triangle]{Pt} CH_3\!-\!CH_2\!-\!CH_3$$

$$\quad 丙烯 \qquad\qquad\qquad\qquad\qquad 丙烷$$

$$CH\!\equiv\!CH + H_2 \xrightarrow[\triangle]{Pt} CH_2\!=\!CH_2 \xrightarrow[+H_2]{Pt/\triangle} CH_3\!-\!CH_3$$

$$\quad 乙炔 \qquad\qquad\qquad 乙烯 \qquad\qquad\qquad 乙烷$$

乙炔加氢的两步反应也可合并成:

$$CH\!\equiv\!CH + 2H_2 \xrightarrow[\triangle]{Pt} CH_3\!-\!CH_3$$

(2) 加卤素:烯烃和炔烃在常温下与卤素(主要是 Cl_2、Br_2)发生加成反应,生成卤代烃。如将乙烯和乙炔分别通入盛溴水的试管里,可以观察到溴水的红棕色很快消失。

$$CH_2=CH_2 + Br_2 \longrightarrow \underset{\underset{Br}{|}}{CH_2}-\underset{\underset{Br}{|}}{CH_2}$$

1,2-二溴乙烷

$$CH\equiv CH + Br_2 \longrightarrow \underset{\underset{Br}{|}}{CH}=\underset{\underset{Br}{|}}{CH} \xrightarrow{+Br_2} \underset{\underset{Br}{|}}{\overset{\overset{Br}{|}}{CH}}-\underset{\underset{Br}{|}}{\overset{\overset{Br}{|}}{CH}}$$

1,2-二溴乙烯　　1,1,2,2-四溴乙烷

烯烃或炔烃与溴水加成时,溴水的红棕色消失,这是鉴定 $\overset{\diagup}{\underset{\diagdown}{C}}=\overset{\diagdown}{\underset{\diagup}{C}}$ 或 $-C\equiv C-$ 的一种重要方法。可用溴水区别饱和烃与不饱和烃。

(3) 加卤化氢:烯烃或炔烃与卤化氢(HCl、HBr、HI)发生加成反应生成卤代烃。

烯烃与卤化氢加成时,有两种情况:一是对称烯烃(如 $CH_2=CH_2$、$CH_3-CH=CH-CH_3$ 等)与卤化氢反应时,卤化氢中的氢原子无论加到哪个双键碳原子上,得到的都是相同的产物。例如:

$$CH_2=CH_2 + HCl \longrightarrow CH_3-CH_2Cl$$

氯乙烷

二是不对称烯烃(如 $CH_3-CH=CH_2$、$CH_2=\underset{\underset{CH_3}{|}}{C}-CH_3$、$CH_3-CH_2-CH=CH-CH_3$ 等)

与卤化氢等不对称试剂加成时,大量实验证明,卤化氢中的氢原子加在不对称烯烃中含氢较多的双键碳原子上是主要产物,此规则称为马尔科夫尼科夫规则,简称马氏规则。例如:

$$CH_3-CH=CH_2 + HBr \longrightarrow CH_3-\underset{\underset{Br}{|}}{CH}-CH_3$$

丙烯　　　　　　　　　2-溴丙烷

炔烃与卤化氢的加成反应不如烯烃容易进行,反应时同样遵守马氏规则。例如:

$$CH\equiv CH + HBr \longrightarrow \underset{\underset{Br}{|}}{CH_2}=CH$$

溴乙烯(第一步)

$$CH_2=\underset{\underset{Br}{|}}{CH} + HBr \longrightarrow CH_3-\underset{\underset{Br}{|}}{\overset{\overset{Br}{|}}{CH}}$$

1,1-二溴乙烷(第二步)

(4) 加水:在酸的催化作用下,烯烃与水(分子式 H_2O、结构式 H—OH)发生加成反应生成醇。不对称烯烃与水加成,遵循马氏规则。例如:

$$CH_2=CH_2 + H_2O \text{ (H—OH)} \xrightarrow{H_2SO_4} CH_3-CH_2-OH$$

乙醇

$$CH_3-CH=CH_2+H_2O \xrightarrow{H_2SO_4} CH_3-\underset{\underset{OH}{|}}{CH}-CH_3$$

丙烯　　　　　　　　　　　　　　　　2-丙醇

炔烃在催化剂存在下与水加成时,除乙炔与水加成生成乙醛外,其他烯烃与水反应都生成酮,例如:

$$CH\equiv CH+H_2O \xrightarrow[H_2SO_4]{HgSO_4} [CH_2=\underset{\underset{OH}{|}}{C}-H] \longrightarrow CH_3-\overset{\overset{O}{\|}}{C}-H$$

　　　　(H—OH)　　　乙烯醇(不稳定,重排)　　　　　　　　乙醛

$$CH_3-C\equiv CH+H_2O \xrightarrow[H_2SO_4]{HgSO_4} CH_3-\overset{\overset{O}{\|}}{C}-CH_3$$

丙炔　(H—OH)　　　　　　　　　　丙酮

2. 氧化反应　烯烃和炔烃分子中由于存在易断裂的 π 键,所以很容易被氧化剂氧化。例如:将乙烯或乙炔通入高锰酸钾的酸性溶液中,高锰酸钾溶液的紫红色会很快褪去,其他烯烃、炔烃同样有此性质。烷烃则不能使酸性高锰酸钾溶液褪色。由于该反应操作简单,现象明显,因此可用酸性高锰酸钾溶液区别不饱和链烃与饱和链烃。

烯烃和炔烃与烷烃一样,能在空气中燃烧,完全氧化生成二氧化碳和水。

3. 聚合反应　在一定条件下,烯烃或炔烃的不饱和键中的 π 键断裂,发生自身加成反应,生成相对分子质量很大的大分子化合物。这种由小分子化合物生成大分子化合物的反应,称为聚合反应。参加聚合反应的小分子化合物称为单体,生成的大分子化合物称为聚合物。例如:

$$nCH_2=CH_2 \xrightarrow[\triangle]{催化剂} \left[CH_2-CH_2 \right]_n$$

乙烯　　　　　　　　　　　聚乙烯

式中的 n 表示单体分子的个数,称聚合度。聚乙烯是一种透明柔韧的塑料,应用广泛,可用来制作输液容器、各种医用导管、整形材料等。

其他小分子烯烃(如丙烯、丁烯、氯乙烯等)也可以发生聚合,生成相应的聚合物。

炔烃一般只生成由几个小分子聚合的聚合物。如乙炔在加热和催化剂作用下,可发生 3 分子乙炔的聚合而生成苯。

$$3HC\equiv CH \xrightarrow[\triangle]{催化剂} \qquad (或 \quad \bighexagon)$$

乙炔　　　　　　　　　苯

学与问

7-15 何谓加成反应?

7-16 完成下列化学反应:

1. $CH_3-CH_2-CH=CH_2+H_2 \xrightarrow[\triangle]{Pt}$

2. $CH_2=CH-CH_3+Br_2 \longrightarrow$

3. 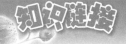 $+HBr \longrightarrow$

知识链接

乙烯的作用

乙烯是用途最广泛最重要的基本有机化工原料,大量由烃类裂解制得。乙烯为无色、略甜的气体,可在加压和低温下液化。乙烯是合成纤维、合成橡胶、合成塑料、医药、染料、农药、化工新材料和日用化工产品的基本原料。这些化工产品对带动国民经济各行各业发展和改善人民生活具有重要作用。

以乙烯为原料通过多种合成途径可以得到一系列重要的石油化工中间产品和最终产品。其中高、低密度聚乙烯,环氧乙烷和乙二醇,二氯乙烷和氯乙烯,乙苯和苯乙烯,以及乙醇和乙醛,是通过乙烯生产的主要产品。在国内一些年产量在 1 万吨以下的精细小化工企业以乙烯为原料可以生产 1,2-二溴乙烷、2,6-二乙基苯胺、3-氯丙醇、6,8-二氯辛酸乙酯等产品。

从 20 世纪 60 年代以来,乙烯工业在世界上得到迅速发展。乙烯工业的发展,带动了其他以石油为原料的石油化工的发展。乙烯工业的生产能力和水平是衡量一个国家综合经济实力和科技水平的重要标志。现代乙烯工业是技术密集型和资金密集型产业,是发展国民经济的支柱产业之一。

第四节 闭链烃

分子中含有由碳原子组成的环状结构的烃,称为闭链烃或环烃。根据其结构和性质的不同,闭链烃又分为脂环烃和芳香烃两大类。

一、脂环烃

(一)脂环烃的结构和分类

具有脂肪烃性质的环烃称为脂环烃。脂环烃可分为单环脂环烃和多环脂环烃。本教材只介绍单环脂环烃。

单环脂环烃分为环烷烃、环烯烃和环炔烃。环烷烃是指环上碳原子之间以单键相互结合而成的脂环烃。环烷烃因存在一个环,比相应的烷烃少 2 个氢原子,通式为 C_nH_{2n},与同数碳原子的烯烃互为同分异构体。分子中成环的碳原子之间含有双键和叁键的分别称为环烯烃和环炔烃。环烯烃的通式为 C_nH_{2n-2},与同数碳原子的炔烃互为同分异构体。脂环烃的结构常用键线式(碳架式)表示。

(二)脂环烃的命名

单环烃的命名是用"环"字表示环烃,用丙、丁、戊等表示环上碳原子的数目,烷表示环内只有碳碳单键,烯表示环内含有碳碳双键,炔表示环内含有碳碳叁键,环上有取代基时,应使环上取代基的位次最小。

表 7-6　几种脂环烃的结构及命名

结构简式	键线式	名称	结构简式	键线式	名称
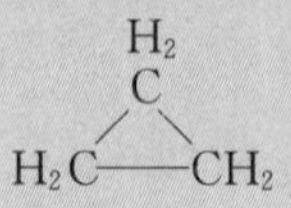	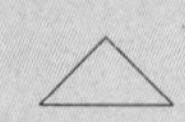	环丙烷	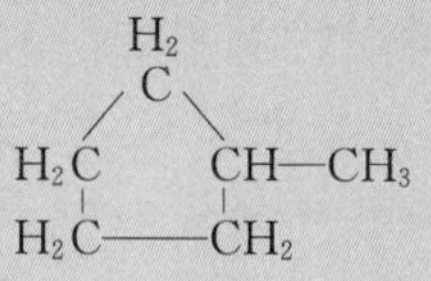	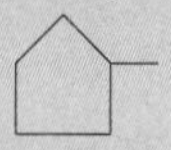	甲基环戊烷
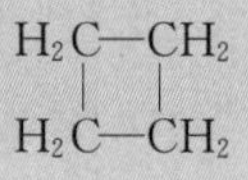	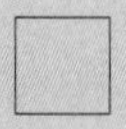	环丁烷	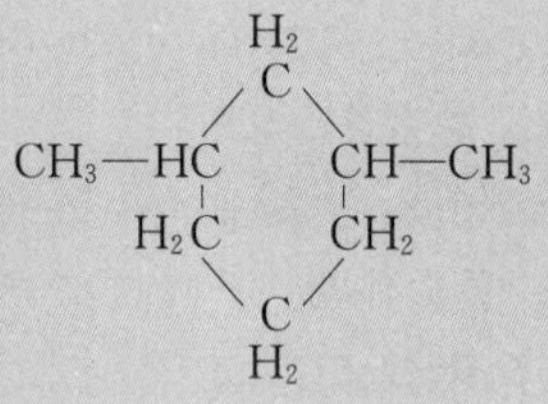	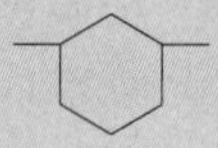	1,3-二甲基环己烷
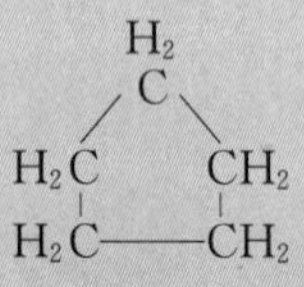	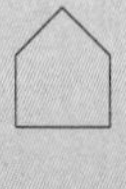	环戊烷	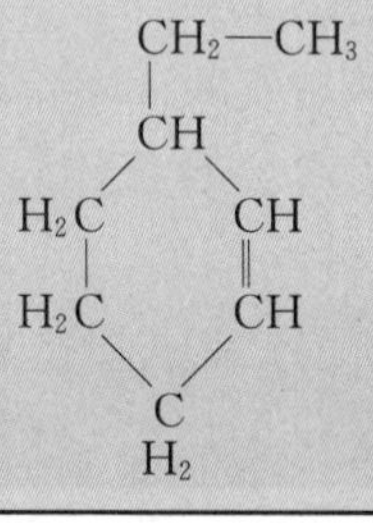	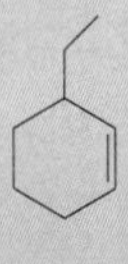	3-乙基环己烯

脂环烃在自然界中主要存在于香精油、挥发油和石油中。如松节油中含有环烯烃,松节油在医药上用作搽剂,能促进血液循环,用于治疗肌肉痛、风湿痛和神经痛。

二、芳香烃

"芳香"二字源于最初发现的那些从各种天然香树脂、香精油中提取得到具有芳香气味的物质。随着有机化合物的增多,只凭气味作为分类的根据是不科学的。后来发现,这类化合物与脂肪烃和脂环烃的结构和性质不同,它们是由具有 6 个碳原子和 6 个氢原子构成的特殊碳环——苯环的化合物。

现在通常所说的芳香烃是指分子中含有苯环结构的化合物。根据结构的不同,芳香烃可分为单环芳香烃和稠环芳香烃等。单环芳香烃中最简单也是最重要的化合物是苯。

（一）苯的分子结构

苯的各种化学式如下：

C_6H_6

分子式	结构式	结构简式	凯库勒式	共振结构式

知识链接

苯分子的特殊结构

从苯的分子式 C_6H_6 来看，分子中 $N(C):N(H)$ 是 $1:1$，它应该是一个和乙炔（C_2H_2）相似的不饱和烃。但实际上，苯与不饱和烃在化学性质上存在较大差别。苯不易进行加成反应和氧化反应，不能使酸性高锰酸钾溶液褪色。苯具有不同于烯烃和炔烃的特殊性质。

苯为什么会具有特殊性质呢？这是由苯的特殊结构决定的。经过近代物理方法的研究得知，苯分子是平面正六边形结构，6 个碳原子和 6 个氢原子都在同一平面上，各个键角都是 $120°$。

苯环上碳与碳之间的共价键，除了以单键（σ 键）相连外，3 个双键中的 π 键并不像烯烃中碳碳双键中的 π 键那样属于某两个碳原子所共有，而是 3 个小 π 键连在一起形成 1 个大 π 键，其电子云平均分布在 6 个碳原子上，受到 6

个碳原子核的共同吸引，彼此结合得比较牢固，所以苯的化学性质比不饱和烃稳定。

实验证明，苯分子中的 6 个碳碳键都是相同的，键长都是 1.40×10^{-10} m，不存在单双键交替的情况，既不同于一般的单键（键长 1.54×10^{-10} m），也不同于一般的双键（键长 1.33×10^{-10} m），而是介于单双键之间的一种较为独特的键。苯分子的特殊结构可以用"六边形中心圆圈式"（共振结构式）来表示，用圆圈来形象地表示苯分子中的大 π 键。

凯库勒式虽然与苯分子的实际结构不符，但却能直观地表示碳元素的化合价 4 价。凯库勒式和共振结构式用来表示苯环的结构，各有其局限性，这两种式子都是目前最常用的。

（二）苯的性质

苯是无色具有特殊气味的液体，密度比水小，难溶于水，易溶于有机溶剂，熔点 $5.5℃$，沸点 $80.1℃$，易挥发。苯是常用的有机溶剂。

苯及其同系物有毒，短时间吸入高浓度的蒸气，会引起急性中毒，甚至危及生命，长时间吸入低浓度的蒸气，可引起慢性中毒，损害造血器官与神经系统。苯也易被皮肤吸收引起中毒。

苯环是一个稳定的结构,所以苯与不饱和烃的化学性质有显著区别,具有特殊的"芳香性",主要表现为:易取代、能加成、难氧化。苯的主要化学性质如下:

1. 取代反应　在一定条件下,苯环上的一个或几个氢原子能够被其他原子或原子团所替代,发生取代反应。主要的取代反应有卤代、硝化、磺化。

(1) 卤代反应:在催化剂(如铁粉或三卤化铁)存在下,苯跟卤素作用,苯环上的氢原子被卤素原子取代生成卤代苯。

$$\text{苯} + Cl_2 \xrightarrow[50\sim60℃]{FeCl_3} \text{氯苯}-Cl + HCl$$

通过卤代反应制得的氯苯和溴苯等都是有机合成的重要原料。

(2) 硝化反应:苯与混酸(浓硝酸和浓硫酸)共热时,苯环上的氢原子被硝基(—NO_2)取代,生成硝基苯,此反应称为硝化反应,简称硝化。

$$\text{苯} + \begin{matrix}HNO_3(\text{浓})\\(HO—NO_2)\\ \text{浓硝酸}\end{matrix} \xrightarrow[50\sim60℃]{\text{浓}\ H_2SO_4} \text{硝基苯}-NO_2 + H_2O$$

浓 H_2SO_4 在反应中起催化和脱水作用。苯的硝化反应在工业上具有重要意义,通过硝化反应可以制备染料、炸药和香料等。

(3) 磺化反应:苯与浓硫酸共热,苯环上的氢原子被磺酸基(—SO_3H)取代生成苯磺酸,此反应称为磺化反应,简称磺化。

$$\text{苯} + \begin{matrix}H_2SO_4(\text{浓})\\(HO—SO_3H)\\ \text{浓硫酸}\end{matrix} \xrightarrow{\triangle} \text{苯磺酸}-SO_3H + H_2O$$

苯磺酸是强酸,其酸性强度与硫酸相当。磺化反应常用来合成染料、药物等。

2. 加成反应　苯比一般不饱和烃要稳定得多,不易发生加成反应,只在特殊条件下才发生加成反应。在加热、加压和催化剂(Pt、Ni)作用下,苯能与氢气发生加成反应,生成环己烷(C_6H_{12})。

$$\text{苯} + 3H_2 \xrightarrow[\triangle,\text{加压}]{Ni} \text{环己烷}$$

3. 氧化反应　苯环很稳定,一般情况下不会被强氧化剂如酸性高锰酸钾溶液所氧化。但苯在空气中能充分燃烧,完全氧化生成二氧化碳和水,燃烧时发出明亮而带浓烟的火焰。

$$2C_6H_6 + 15O_2 \xrightarrow{\text{点燃}} 12CO_2 + 6H_2O$$

苯是石油化工八大基本原料之一(这八大基本原料是乙烯、丙烯、丁烯、苯、甲苯、二甲苯、乙炔和萘,俗称"三烯、三苯、一炔、一萘"),被广泛用来作为合成纤维、合成橡胶、合成树脂、塑料、合成医药、农药、染料、香料等的原料。苯是常用的有机溶剂。

三、苯的同系物

苯环上的氢原子被烷基取代所生成的化合物,属于单环芳香烃。它们与苯的结构相似,分子组成上相差 1 个或若干个 CH_2 原子团,是苯的同系物。苯及苯的同系物的通式是 $C_nH_{2n-6}(n \geqslant 6)$。

苯的同系物一般采用系统命名法命名,主要原则如下:

1. 以苯环为母体,苯环的侧链作取代基,把取代基名称写在苯前面,省去"基"字,称为"某苯"。

2. 若苯环上连有多个取代基时,从连有较小取代基的碳原子开始,将苯环碳原子编号,并使取代基位次之和最小。

3. 将取代基的位次、数目、名称写在"苯"名称前面。例如:

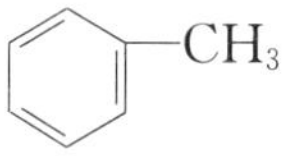

甲苯 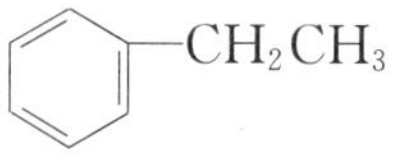　　　　　　乙苯 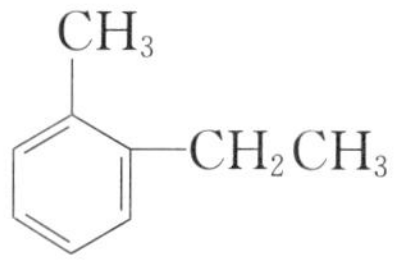　　　　　　1,2-甲乙苯

若苯环上连有 2 个相同的取代基时,则因取代基的位置不同而有三种异构体,可用阿拉伯数字或邻(o)、间(m)、对(p)来表示取代基的位置。例如:

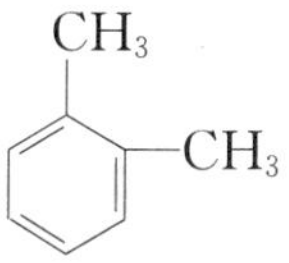

1,2-二甲苯　　　　　1,3-二甲苯　　　　　1,4-二甲苯
邻-二甲苯　　　　　　间-二甲苯　　　　　　对-二甲苯

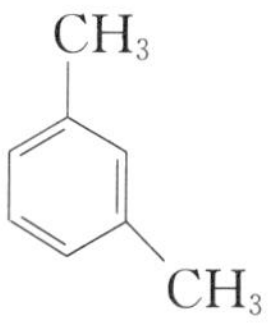

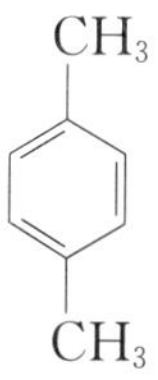

若苯环上有 2 个不同的取代基时,也有 3 种异构体,例如:

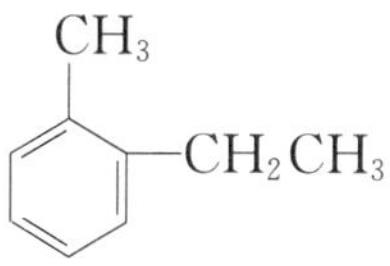

1,2-甲乙苯　　　　　1,3-甲乙苯　　　　　1,4-甲乙苯
邻-甲乙苯　　　　　　间-甲乙苯　　　　　　对-甲乙苯

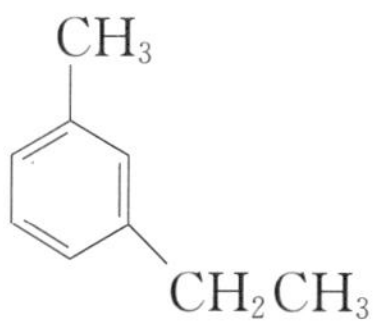

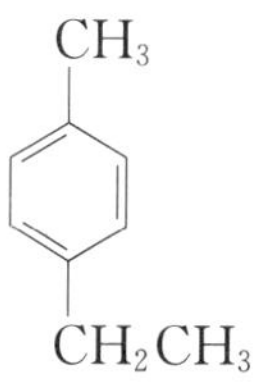

若苯环上有 3 种相同的取代基时,也是 3 种异构体。例如:

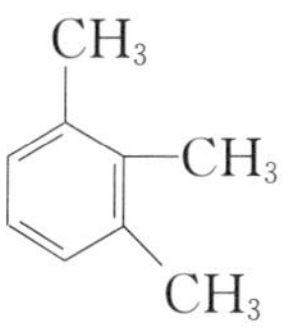

1,2,3-三甲苯　　　　1,2,4-三甲苯　　　　1,3,5-三甲苯
连-三甲苯　　　　　　偏-三甲苯　　　　　　均-三甲苯

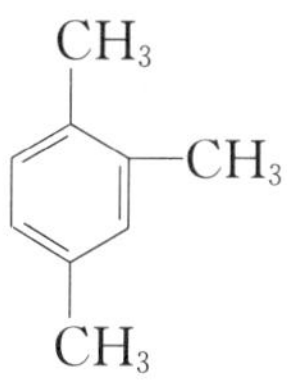

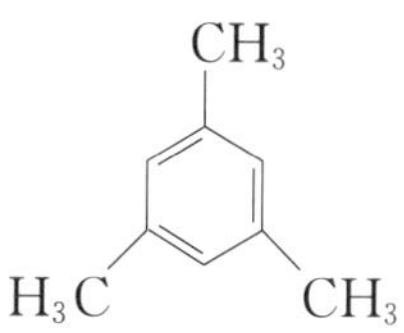

对于结构复杂或侧链上有官能团的化合物,可把侧链作母体,把苯环当作取代基来命

名。例如：

$$CH_3-CH_2-CH-CH_2-CH-CH_3$$

2-甲基-4-苯基己烷

苯乙烯

苯乙炔

$$CH_3-CH-CH_2-CH=CH-CH_3$$

4-苯基-2-戊烯

芳香烃(ArH)分子中去掉1个氢原子剩下的原子团,称为芳香烃基,用符号 Ar—表示。例如：

或 C_6H_5-
苯基

$-CH_2-$ 或 $C_6H_5CH_2-$
苯甲基或苄基

　　苯的同系物在性质上与苯有许多相似之处,如都能发生取代反应、加成反应等,燃烧时都能发出带有浓烟的火焰。

　　由于苯环和侧链的相互影响,使苯的同系物与苯在化学性质上有一些差异。例如,酸性高锰酸钾溶液不能氧化苯环,但能氧化苯环的侧链。因此利用高锰酸钾酸性溶液可区别苯与苯的同系物。

学与问

7-17　苯在结构和化学性质上与不饱和烃有哪些区别?

7-18　用化学方法区别苯和甲苯。

7-19　命名下列化合物：

1.　2.　3.　4.

知识链接

涂　料

　　涂料是一种可用不同的施工工艺涂覆在物件表面,形成黏附牢固、具有一定强度、连续的固态薄膜的材料。形成的膜通称涂膜,又称漆膜或涂层。涂料按用途可分为建筑涂料、汽车涂料、飞机涂料、家电涂料、木器涂料、桥梁涂料、塑料涂料、纸张涂料等。

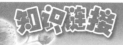

涂料一般由成膜物质、颜料、溶剂和助剂等四部分材料组成。涂料在使用时,要特别防范溶剂对人体的危害。涂料中常用的溶剂是苯、甲苯、二甲苯等,其特点是易挥发、溶解能力强,可降低涂料的黏度、改善涂膜的形成质量等。苯、甲苯、二甲苯毒性较大。由于涂料在生产和使用中,溶剂用量很大,但这些溶剂并不留在干膜中,而是全部挥发到空气中,通过呼吸道进入人体,人在短时间内吸收高浓度的蒸气时,会出现中枢神经系统麻醉的症状,轻者头晕、头痛、恶心、胸闷、乏力、意识模糊,严重的会出现昏迷,以致呼吸循环衰竭而死亡。它们对皮肤、眼睛和上呼吸道有刺激作用,皮肤经常接触可因脱脂而变干燥、脱屑,有的出现过敏性湿疹。

国家对居住区大气中苯等的最大容许值为 $0.8\ mg/m^3$,所以刚装修好的房子要在开窗通风一段时间后才能入住。目前,人们正努力减少溶剂性涂料的生产,大力推广水性涂料等环保涂料。

四、稠环芳香烃

由 2 个或 2 个以上的苯环彼此间共用 2 个相邻碳原子稠合而成的多环芳香烃,称为稠环芳香烃。重要的稠环芳香烃有萘、蒽、菲等。

1. 萘　萘是最简单的稠环芳香烃,分子式为 $C_{10}H_8$,是由 2 个苯环稠合而成的,结构式为:

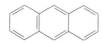

萘为白色片状晶体,熔点 $80.6℃$,沸点 $218℃$,有特殊气味,易升华,不溶于水,能溶于乙醇、乙醚等有机溶剂。

萘存在于煤焦油中,过去曾用萘制成卫生球用作防蛀,因萘蒸气及粉尘对人体有毒害,现已停止生产和使用。

萘比苯易发生取代、加成、氧化等反应。萘是石油化工八大基本原料之一,在工业上用途广泛。

2. 蒽　蒽的分子式为 $C_{14}H_{10}$,它是由 3 个苯环以直线式稠合在一起形成的,分子中的所有原子都在同一平面上,其结构式简写为:

蒽为无色片状结晶,有弱的蓝色荧光,熔点 $216℃$,沸点 $340℃$,不溶于水,易溶于热苯。

蒽是制造染料的重要原料。

3. 菲　菲的分子式为 $C_{14}H_{10}$，与蒽互为同分异构体，它是由 3 个苯环以角式稠合而成，其结构式可简写为：

菲是无色有光泽的晶体，熔点 100℃，沸点 340℃，不溶于水，易溶于苯及其同系物。

菲与蒽的化学性质相似，能够发生取代、加成和氧化等反应。如菲完全加氢后能得到多氢菲，其反应式为：

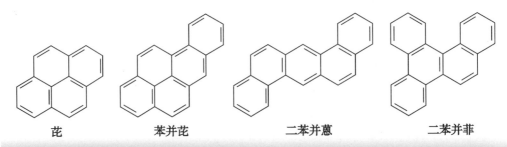

菲($C_{14}H_{10}$)　　　　　多氢菲($C_{14}H_{24}$)

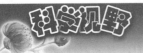

致 癌 烃

能引发癌症的物质称为致癌物。化学致癌物中，常见的有稠环芳香烃类、亚硝胺类和芳香胺类等。含有 4 个或 4 个以上苯环的稠环芳香烃，多有致癌作用，被称为致癌烃。在煤焦油、煤烟、石油、沥青、烟草的烟雾中及烟熏的食物中，都含有某些致癌烃。几种致癌烃的结构简式如下：

芘　　　　苯并芘　　　　二苯并蒽　　　　二苯并菲

石油化学工业

石油是复杂有机化合物的混合物，主要有烷烃、环烷烃和芳香烃等烃类，非烃类化合物有胶状物质和沥青状物质等。石油是最重要的能源，占世界能源总消费量的一半以上。石油工业已成为世界上最大的工业之一，由石油直接或间接制造的产品约有 2 000 种以上。

石油化工是通过蒸馏、裂解、重整、分离和提纯等把石油中的有机物进行

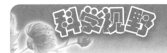

分离并加工处理成各种产品。蒸馏是根据石油中的各种烃的沸点不同分馏为汽油、煤油、柴油、润滑油、石蜡和沥青等。裂解是设法使大分子烃变成各种小分子烷烃和烯烃的过程。重整是在铂的催化下将烷烃中的碳原子重新排列变成芳香烃和烯烃的过程。

石油通过蒸馏、裂解、重整、分离和提纯等工艺可获得品种繁多的产品，主要有石油燃料、石油化工基本原料和润滑油等。

石油燃料主要是用途十分广泛的汽油、喷气燃油、煤油、柴油和燃料油等。

石油化工基本原料主要是乙烯、丙烯、丁烯、丁二烯、乙炔、苯、甲苯、二甲苯和萘等，它们主要作为合成纤维、塑料、橡胶、医药、染料等基本有机合成工业的基础原料和中间体。例如，用丙烯可加工成丙烯腈，丙烯腈可进一步合成腈纶；用丁烯可制得丁二烯，由丁二烯可合成顺丁橡胶；苯可用来制得己内酰胺，己内酰胺可制得锦纶；用二甲苯可制得对苯二甲酯，对苯二甲酯又可生产出涤纶；用甲苯可制得黄色炸药三硝基甲苯等。

通过石油化工可生产润滑油、润滑脂、石蜡、沥青和石油焦等。其中润滑油主要用于各种机械设备中减少机械摩擦、延长使用寿命及减少动力损耗；石蜡、沥青和石油焦是生产燃料和润滑油的副产品。石蜡主要用作食品及其他商品包装材料的防潮、防水及化妆品原料。沥青可作为防水防潮和防腐的有机胶凝材料，也用于涂料、塑料、橡胶等工业以及铺筑公路路面等。石油焦可视其质量而用于制石墨、冶炼和化工等工业。

知识点归纳

一、有机化合物概述

知识点	知识内容
有机物分类方法	根据碳链不同或官能团不同分类
结构式	表示分子中原子间连接顺序和成键方式的化学式
结构简式	把结构中的碳等原子连接的氢原子合并成简写的结构式，又称示性式
有机物常见元素化合价	碳为4价、氢和卤素为1价、氧和硫为2价、氮和磷为3价
同分异构体	分子组成相同，结构不同的化合物
官能团	能决定一类有机化合物化学特性的原子或原子团
开链有机物系统命名法原则	① 选主链；② 编号；③ 定名称

二、烃

知识点	概念	结构特点	通式	主要化学性质
烷烃	分子中碳原子之间以单键相连接,碳原子的其余价键与氢原子结合的开链烃	分子中全为单键	C_nH_{2n+2}	取代反应
烯烃	分子结构中含有碳碳双键的不饱和链烃	官能团为碳碳双键	C_nH_{2n}	加成反应
炔烃	分子结构中含有碳碳叁键的不饱和链烃	官能团为碳碳叁键	C_nH_{2n-2}	加成反应
脂环烃	具有脂肪烃性质的环烃	含有非苯的环烃	环烷烃 C_nH_{2n}	
单环芳香烃	分子中含有苯环结构的化合物	含有苯环的环烃	C_nH_{2n-6}	取代反应

复习检测题

一、名词解释

1. 有机化合物 2. 结构式 3. 同分异构体 4. 官能团 5. 烃 6. 同系物 7. 取代反应 8. 加成反应 9. 聚合反应

二、选择题

1. 药品和食品常标明失效期,是因为其中有机物 　　　　　　（　　）

A. 熔点低　　　　　　B. 难溶于水　　　　　　C. 易燃　　　　　　D. 稳定性差

2. 下列烃中属于烷烃的是 　　　　　　（　　）

A. C_6H_{14}　　　　　　B. C_6H_{12}　　　　　　C. C_6H_{10}　　　　　　D. C_6H_6

3. 庚烷(C_7H_{16})的同分异构体有（　　）种。

A. 2　　　　　　B. 3　　　　　　C. 5　　　　　　D. 9

4. 下列化合物中不属于有机物的是 　　　　　　（　　）

A. CH_4　　　　　　B. CO_2　　　　　　C. C_2H_4　　　　　　D. C_2H_2

5. 下列说法中正确的是 　　　　　　（　　）

A. σ键和π键都可以独立存在　　　　　　B. σ键比较稳定,π键不稳定,易断裂

C. 碳碳单键可以是σ键或π键　　　　　　D. 碳碳叁键中都是π键

6. 下列化合物中属于芳香烃的是 　　　　　　（　　）

A. 环己烯　　　　　　B. 环己烷　　　　　　C. 蒽　　　　　　D. 多氢菲

7. 下列物质中不属于烃的是 　　　　　　（　　）

A. 烷烃　　　　　　B. 烯烃　　　　　　C. 脂环烃　　　　　　D. 卤代烃

8. 下列名称中错误的是 　　　　　　（　　）

A. 2-甲基丁烷　　　　　　B. 2-甲基-2-丁烯

C. 4-甲基戊烷　　　　　　D. 4-甲基-2-戊烯

9. 下列名称中正确的是 　　　　　　（　　）

A. 1,2-二甲基丁烷　　　　　　B. 2,2-二甲基丁烷

C. 2-乙基丁烷　　　　　　D. 4,5-二甲基戊烷

10. 苯的特征反应是 　　　　　　（　　）

A. 难氧化,易取代,能加成　　　　　　B. 难氧化,易加成,能取代

C. 易氧化,难加成,能取代　　　　　　D. 易氧化,难取代,能加成

11. (1) 分子组成相同,(2) 通式相同,(3) 结构相似,(4) 分子组成上相差一个或若干个 CH_2 原子团。

同系物能满足的条件有 （ ）

　　A. （1）+（2）　　　　　　B. （1）+（2）+（3）　　　　C. （2）+（3）+（4）　　　　D. （1）+（2）+（4）

　　12. 下列反应中不属于取代反应的是 （ ）

　　A. 甲烷与氯气在光照下反应　　　　　　　　　B. 乙烯在催化剂作用下与氢气反应

　　C. 甲苯与氯气在铁粉催化和加热时反应　　　　D. 苯与浓硫酸共热

　　13. 不能使溴水褪色,但能使 $KMnO_4$ 酸性溶液褪色的是 （ ）

　　A. 乙烷　　　　　　　B. 乙烯　　　　　　　C. 苯　　　　　　　D. 甲苯

　　14. 下列反应中不属于加成反应的是 （ ）

　　A. 在铁粉存在下,苯与卤素作用　　　　　　　B. 在催化剂和加热条件下,苯与氢气作用

　　C. 将乙烯通入溴水中　　　　　　　　　　　　D. 丙烯与氯化氢发生作用

　　15. 下列各组物质既不是同分异构体,也不是同系物的是 （ ）

　　A. 环戊烷与 1-戊烯　　　　　　　　　　　　　B. 甲苯与乙苯

　　C. 萘与苯　　　　　　　　　　　　　　　　　D. 邻二甲苯与对二甲苯

　　16. 将 0.1 mol 某烃完全燃烧,生成 0.2 mol CO_2 和 0.2 mol H_2O,则该烃应为 （ ）

　　A. 乙烷　　　　　　　B. 乙烯　　　　　　　C. 乙炔　　　　　　　D. 丙烷

三、填空题

　　1. 有机化合物与无机化合物相比,具有 _____ 、_____ 、_____ 、_____ 、_____ 等特性。

　　2. 有机化合物分子中碳原子之间通过共价键相互结合,共用 1 对电子的键称为 _____ 键,共用 2 对电子的键称为 _____ 键,共用 3 对电子的键称为 _____ 键。有机化合物的单键都为 _____ 键,双键中有一个 _____ 键和一个 _____ 键,叁键中有一个 _____ 键和两个 _____ 键。σ 键的特点是 _____ _____ , π 键的特点是 _____ 。

　　3. 根据碳链骨架不同,有机化合物可分为 _____ 和 _____ 两大类,前者又称 _____ 化合物,后者又分为 _____ 和 _____ 两类。

　　4. 只与 1 个碳原子直接相连的碳原子叫 _____ ;与 2 个碳原子直接相连叫 _____ ;与 3 个碳原子直接相连叫 _____ ;与 4 个碳原子直接相连叫 _____ 。

　　5. 由于烷烃分子中各原子间都以 _____ 相连接,在室温下,烷烃不与 _____ 、_____ 、_____ 作用。烷烃完全燃烧生成 _____ 和 _____ ,同时放出 _____ 。

　　6. 分子中含有 _____ 或 _____ 的开链烃,称为不饱和链烃。_____ 和 _____ 统称为不饱和键。烯烃的官能团是 _____ ,炔烃的官能团是 _____ 。含官能团的开链有机化合物系统命名法的基本步骤是 _____ 、_____ 和 _____ 。

　　7. 烷烃的通式为 _____ ;烯烃的通式为 _____ ;炔烃的通式为 _____ ;环烷烃的通式为 _____ ,与同数碳原子的 _____ 互为同分异构体;苯及苯的同系物的通式为 _____ 。

　　8. 通常所说的芳香烃是指分子中含有 _____ ,单环芳香烃中最简单也是最重要的化合物是 _____ 。苯具有 _____ ,化学性质 _____ ,与酸性 $KMnO_4$ 溶液 _____ ,在催化剂存在下,容易与卤素、浓硝酸、浓硫酸分别发生 _____ 、_____ 、_____ 反应。苯不易发生 _____ ,但在特殊情况下,苯能与氢气加成生成 _____ 。

　　9. 有机化合物常见元素的化合价,_____ 为 4 价,_____ 为 1 价,_____ 为 2 价,_____ 为 3 价。

四、用系统命名法命名下列化合物

1. CH_3—CH—CH—CH_3
　　　　｜　｜
　　　CH_3　CH_3

2. CH_3—$(CH_2)_7$—CH_3

3. CH_3—CH—CH_2—CH—CH_3
　　　　｜　　　　｜
　　　CH_2—CH_3　CH_3

4. CH_3—CH—CH=CH_2
　　　　｜
　　　CH_3

5. $CH_3-CH_2-C\equiv C-CH_3$

6.

7.

8.

9.

10.

五、根据名称写结构简式

1. 3-己烯　2. 2-戊炔　3. 2,2,3-三甲基戊烷　4. 环戊烷　5. 邻-甲乙苯　6. 1,4-二甲基环己烷

7. 对-氯甲苯

六、完成下列化学反应式

1. $CH_2=CH-CH_3 + HCl \longrightarrow$

2. $CH\equiv CH + 2H_2 \xrightarrow{\text{铂粉}}$

3. $+ HNO_3(浓) \xrightarrow{\text{浓 }H_2SO_4}$

七、推断题

1. 某烃 A 能使 $KMnO_4$ 酸性溶液和溴水褪色,与 HCl 作用得 B,已知 B 与 1-溴丙烷是同分异构体,推断 A、B 的结构与名称。

2. 某烃 C_7H_8,能使 $KMnO_4$ 酸性溶液褪色,在镍的催化下与氢加成生成甲基环己烷。写出该烃的结构式与名称。

（丁宏伟）

第八章

醇 酚 醚

学习重点

1. 醇、酚、醚的概念、结构和分类。
2. 醇、酚、醚的命名。
3. 重要的醇、酚、醚在医学上的应用。

醇、酚、醚分子中都含有氧原子,它们均是烃的含氧衍生物。

第一节 醇

一、醇的概念、结构和分类

（一）醇的概念

凡脂肪烃、脂环烃或芳香烃侧链上的氢原子被羟基（—OH）取代而生成的化合物,称为醇。

例如：

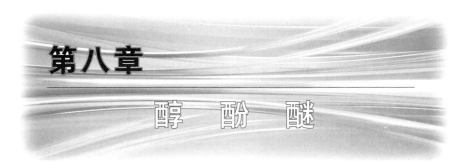

$$CH_3—CH_2—OH$$

乙醇　　　　　　　环己醇　　　　　苯甲醇

（二）醇的结构

醇的结构特点是分子中都含有羟基—OH,羟基—OH 是醇的官能团,醇的主要化学特征是由羟基引起的。

醇的结构通式为 R—OH。醇可看作是由烃基 R—和羟基—OH 连接成的化合物。

羟基直接连在芳环上的物质不是醇而是酚,例如 〈〉—OH ,这是醇和酚在结构上的

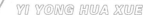
区别,并由此导致了醇和酚在性质上的差异。

（三）醇的分类

1. 根据分子中烃基的种类　醇可分为饱和醇、不饱和醇、脂环醇和芳香醇。

饱和醇是羟基和饱和烃基（烷基）相连接的醇,如 CH_3—OH（甲醇）。

不饱和醇是羟基和不饱和烃基相连接的醇,如 H_2C＝CH—CH_2OH（烯丙醇）。

脂环醇是羟基和脂环烃基相连接的醇,如 （环己醇）。

芳香醇是羟基和芳香烃侧链上的碳原子相连接的醇,如 （苯甲醇或苄醇）。

2. 根据分子中所含羟基的数目　醇可分为一元醇、二元醇和多元醇。

一元醇是含一个羟基的醇,例如：CH_3—CH—CH_3（2-丙醇）。
（OH 在 CH 上）

二元醇是含有两个羟基的醇,例如：CH_2—CH_2（乙二醇）。
（OH　OH 在下）

多元醇是含有三个或三个以上羟基的醇,例如：CH_2—CH—CH_2（丙三醇）。
（OH　OH　OH 在下）

3. 根据与羟基相连的碳原子的类型不同　醇可分为伯醇、仲醇和叔醇。

伯醇是羟基与伯碳原子相连接的醇,通式为：R—CH_2—OH。

仲醇是羟基与仲碳原子相连接的醇,通式为：R—CH—OH。
（R' 在上）

叔醇是羟基与叔碳原子相连接的醇,通式为：R—C—OH。
（R' 在上, R'' 在下）

通式中 R、R'、R'' 可以相同,也可以不相同。

学与习

8-1　下列有机物不属于醇的是　　　　　　　　　　　　　　　（　　）

　A. 饱和烃分子中氢原子被羟基取代后的化合物

　B. 脂环烃分子中氢原子被羟基取代后的化合物

　C. 苯环上的氢原子被羟基取代后的化合物

　D. 苯环侧链上的氢原子被羟基取代后的化合物

8-2　下列化合物属于仲醇的是　　　　　　　　　　　　　　　（　　）

　A. CH_3CH_2OH　　　　　　　　　　B. CH_3—CH—CH_3
　　　　　　　　　　　　　　　　　　　　　　　　（OH 在下）

　C. CH_3—C—CH_3（上 CH_3, 下 OH）　　　D. CH_2—CH_2—CH_2—CH_3（OH 在下）

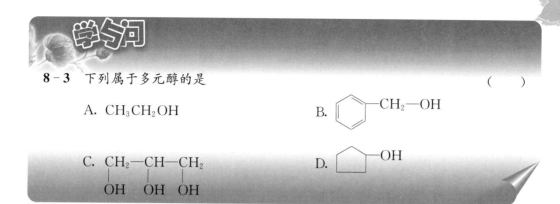

8-3 下列属于多元醇的是 （ ）

A. CH_3CH_2OH

B. 苯甲醇 $CH_2—OH$

C. $\underset{\underset{OH}{|}}{CH_2}—\underset{\underset{OH}{|}}{CH}—\underset{\underset{OH}{|}}{CH_2}$

D. 环戊醇 $—OH$

二、醇的命名

（一）系统命名法

1. **选主链** 选择连有羟基的最长碳链作为主链,支链作为取代基。

2. **编号** 从距羟基最近的一端开始,用阿拉伯数字给主链碳原子依次编号,标明主链碳原子的位次,从而确定羟基和取代基的位次。

3. **定名称** 根据主链碳原子数称为"某醇";将取代基的位次、数目、名称以及羟基的位次依次写在"某醇"之前。

如有多个取代基,取代基相同则合并,位次编号不省略;取代基不同,简单的基写在前,复杂的基写在后,中间用短线隔开;若羟基在第1位可不标明位次。命名时,位次编号之间用逗号隔开,位次编号和名称之间用短线隔开;编号时应使官能团和取代基的位次最小。例如:

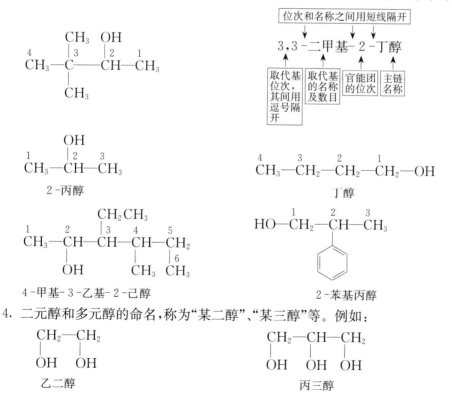

(二) 普通(习惯)命名法

简单的一元醇可根据和羟基相连的烃基的普通(习惯)名称来命名,称为"某(基)醇", "基"字一般可以省去。例如:

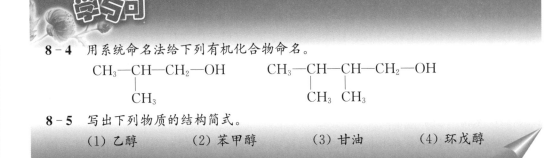

异丙醇　　　　　　　　　叔丁醇　　　　　　　苯醇

(三) 俗名命名法

俗名通常是根据有机物的来源或性质而定名的。例如,甲醇最初是从木材干馏液中提取出来的,所以又俗称木精或木醇。

学习

8-4 用系统命名法给下列有机化合物命名。

$$CH_3-CH-CH_2-OH \qquad CH_3-CH-CH-CH_2-OH$$
$$\qquad\ CH_3 \qquad\qquad\qquad\quad CH_3\ CH_3$$

8-5 写出下列物质的结构简式。
　　(1) 乙醇　　　(2) 苯甲醇　　　(3) 甘油　　　(4) 环戊醇

三、醇的性质

(一) 物理性质

对于直链饱和一元醇,含 4 个碳原子以下的醇是无色透明有酒味的液体,含 5~11 个碳原子的醇是带有臭味的油状液体,含 12 个碳原子以上的醇是无嗅无味的蜡状固体。甲醇、乙醇、丙醇能与水任意混溶,醇在水中的溶解度随碳原子的增多而下降,癸醇以上的醇基本上不溶于水,而溶于汽油等有机溶剂中。醇的沸点随着碳原子数的增加而上升。

(二) 化学性质

醇的化学性质是由官能团羟基决定的,主要化学反应均发生在羟基以及与之相连的碳原子上。

1. **与活泼金属反应**　由于羟基中 O—H 极性键在一定条件下可以断裂,所以—OH 中的氢原子能被活泼金属如 K、Na、Mg、Al 等取代,从而释放出氢气。

【演示实验 8-1】 取一粒钠,用滤纸吸干表面的煤油,投入盛有 2 mL 无水乙醇的试管里,迅速用配有导气管的塞子塞住试管口,并用一小试管倒扣在导管上,收集反应中生成的气体,检验纯度后在导管口点燃,见图 8-1。按上述操作用水代替乙醇与钠反应,并比较两次反应的异同。

实验结果表明,醇与钠反应生成氢气,和水与钠反应相似,

图 8-1　乙醇与金属钠的反应

但乙醇与钠反应比水与钠的反应缓慢温和得多。

$$2CH_3—CH_2—OH + 2Na \longrightarrow 2CH_3—CH_2—ONa + H_2\uparrow$$

乙醇   乙醇钠

$$2R—OH + 2Na \longrightarrow 2R—ONa + H_2\uparrow$$

醇   醇钠

在实验室中利用金属钠可把液态醇与烷烃、烯烃、苯和苯的同系物区别开,并可除去醇中的水分。

2. 氧化反应 醇分子中与羟基直接相连的碳原子上的氢原子,由于受羟基影响而比较活泼,容易被氧化(加氧或脱氢)。不同类型的醇,氧化产物亦不相同。

从广义上讲,有机物分子得到氧或失去氢的反应都称为氧化反应;相反,失去氧或得到氢的反应都称为还原反应。

(1) 加氧氧化

【演示实验 8‑2】 在小试管中加入 2 mL 无水乙醇,将一根一端弯成螺旋状的铜丝在酒精灯火焰上灼烧至红热,并迅速插入试管里的乙醇中,如此反复操作几次,嗅闻比较反应前后试管内液体气味的不同。

实验表明,反应前后试管中液体的气味有明显的变化。

$$CH_3—\overset{\overset{\displaystyle H}{|}}{\underset{\underset{\displaystyle H}{|}}{C}}—OH \xrightarrow[\text{[O]}]{Cu} \left[CH_3—\overset{\overset{\displaystyle O\ H}{|}}{\underset{\underset{\displaystyle H}{|}}{C}}\!+\!OH\right] \longrightarrow CH_3—\overset{\overset{\displaystyle O}{\|}}{C}—H + H_2O$$

乙醇(伯醇)   乙醛

$$CH_3—\overset{\overset{\displaystyle CH_3}{|}}{\underset{\underset{\displaystyle H}{|}}{C}}—OH \xrightarrow[\text{[O]}]{Cu} \left[CH_3—\overset{\overset{\displaystyle CH_3}{|}}{\underset{\underset{\displaystyle OH}{|}}{C}}\ OH\right] \longrightarrow CH_3—\overset{\overset{\displaystyle O}{\|}}{C}—CH_3 + H_2O$$

2‑丙醇(仲醇)   丙酮

(2) 脱氢氧化

$$R—\overset{\overset{\displaystyle H}{|}}{\underset{\underset{\displaystyle H}{|}}{C}}—O\ H \xrightarrow{Pt} R—\overset{\overset{\displaystyle O}{\|}}{C}—H + H_2$$

伯醇   **醛**

$$R—\overset{\overset{\displaystyle H}{|}}{\underset{\underset{\displaystyle R'}{|}}{C}}—O\ H \xrightarrow{Pt} R—\overset{\overset{\displaystyle O}{\|}}{C}—R' + H_2$$

仲醇   **酮**

通常,伯醇氧化均生成醛,仲醇氧化均生成酮,叔醇一般不被氧化。

3. 脱水反应 醇在适当的酸性催化剂如浓硫酸等存在下共同加热,可以发生脱水反应,脱水反应有两种方式:一种是分子内脱水生成烯,另一种是分子间脱水生成醚。脱水方式取决于反应温度,一般规律为:在较高的反应温度下,倾向发生分子内脱水;在较低的反应温度下,倾向发生分子间脱水。这是实验室制备烯和醚常用的方法。

(1) 分子内脱水

$$R-\underset{\substack{|\\H}}{CH}-\underset{\substack{|\\OH}}{CH_2} \xrightarrow[\triangle]{\text{催化剂}} R-CH=CH_2 + H_2O$$

醇　　　　　　　　烯

$$CH_3-CH_2-OH \xrightarrow[170℃]{\text{浓硫酸}} CH_2=CH_2 + H_2O$$

乙醇　　　　　　　　乙烯

显然,醇的分子内脱水反应实际上属于消除反应。应当指出,不同类型的醇脱水的难易程度不同,其中叔醇最易,醇脱水的难易顺序是:叔醇>仲醇>伯醇。

(2) 分子间脱水

$$R-O\boxed{H + HO}-R \xrightarrow[\triangle]{\text{催化剂}} R-O-R + H_2O$$

醇　　　　　　　　　　　　醚

$$CH_3CH_2-O\boxed{H + HO}-CH_2CH_3 \xrightarrow[140℃]{\text{浓硫酸}} CH_3CH_2-O-CH_2CH_3 + H_2O$$

乙醇　　　　　　　　　　　乙醚

可见,醇的分子间脱水反应可以看作取代反应。

醇失去羟基上的氢原子所剩余的部分称为烃氧基。例如:

CH_3O-　　　　　　　　　　CH_3CH_2O-

甲氧基　　　　　　　　　　乙氧基

将乙醇的两种脱水方式所需的条件加以比较,可以看出反应条件对有机化学反应的方式影响很大,反应条件不同,所得产物往往也不相同。

4. 与无机酸的反应　醇与无机酸反应生成的产物,称为无机酸酯。

$$CH_3-CH_2-OH + HO-NO_2 \longrightarrow CH_3-CH_2-O-NO_2 + H_2O$$

乙醇　　　　硝酸　　　　　　　硝酸乙酯

$$R-OH + HO-\underset{\substack{|\\OH}}{\overset{\substack{O\\\uparrow}}{P}}-OH \longrightarrow R-O-\underset{\substack{|\\OH}}{\overset{\substack{O\\\uparrow}}{P}}-OH + H_2O$$

醇　　　　磷酸　　　　　　　磷酸酯

人体内有很多种磷酸酯,如核酸、磷脂中都含有磷酸酯的结构,这些物质具有重要的生理意义。

此外,三硝酸甘油酯(硝化甘油)是一种血管舒张药物,可以缓解心绞痛。而且,它还是常用的炸药。硝化甘油炸药是瑞典著名的化学家诺贝尔发明的,他因此成为亿万富翁,并捐资设立了托拉斯基金,诺贝尔奖金就源自这个基金的收益。

$$\begin{array}{l} CH_2-O-NO_2 \\ | \\ CH-O-NO_2 \\ | \\ CH_2-O-NO_2 \end{array}$$

三硝酸甘油酯

8-6　醇有哪些主要化学性质？

8-7　伯醇氧化生成_____,仲醇氧化生成_____,叔醇一般不能发生_____。

8-8　醇分子内脱水生成_____,分子间脱水生成_____。

四、重要的醇

(一) 甲醇(CH_3—OH)

甲醇俗称木精或木醇。甲醇为可燃的无色透明液体,能与水和大多数有机溶剂混溶。沸点 64.7℃,相对密度 0.79。有酒的气味,但毒性很强。经消化道、呼吸道摄入或皮肤吸收的甲醇对人体产生毒性,急性反应表现为头疼、疲倦、恶心、视力减弱甚至失明(致失明剂量约为 10 mL)、循环性虚脱、呼吸困难甚至死亡(致死剂量为 25～100 mL)。慢性反应为视力减退。假酒中毒就是饮用酒中甲醇严重超标造成的。

(二) 乙醇(CH_3—CH_2—OH)

乙醇是饮用酒的主要成分,俗称酒精。它是无色透明、易燃的液体,能与水以及大多数有机溶剂混溶。乙醇进入人体可被肝脏转化为乙醛,进而转变为乙酸,所以适量饮用酒人可耐受,但暴饮对人体有害,主要损害肝脏,当血液中乙醇浓度达到 $\varphi_B = 0.004$ 时,人处于深度麻木,造成酒精中毒可致死。

乙醇量 $\varphi_B \geqslant 0.995$ 的酒精溶液称为无水乙醇,主要作为化学试剂;乙醇量 $\varphi_B = 0.95$ 的酒精溶液称为药用酒精,主要用作溶剂或酒精灯燃料;乙醇量 $\varphi_B = 0.75$ 的酒精溶液杀菌能力最强,在临床上称为消毒酒精,用于器械和皮肤消毒;乙醇量 $\varphi_B = 0.25～0.50$ 的酒精溶液称为擦浴酒精,临床上用来给高烧病人擦浴,利用乙醇挥发吸热,帮助病人降低体温。

(三) 苯甲醇(⌬—CH_2OH)

苯甲醇是最简单的芳香醇,又名苄醇,为无色液体,具有芳香气味,能溶于水,易溶于乙醇、乙醚等有机溶剂,沸点 205.35℃,相对密度 1.04。苯甲醇具有微弱的麻醉和防腐作用,常用作注射剂中的止痛、防腐剂。

(四) 甘露醇(HO—CH_2—$\overset{|}{C}H$—$\overset{|}{C}H$—$\overset{|}{C}H$—$\overset{|}{C}H$—CH_2—OH)

> OH　OH　OH　OH

甘露醇又名己六醇,为白色结晶性粉末,具有甜味。熔点 166～168℃,相对密度1.489。易溶于水,临床用 200 g/L 甘露醇溶液作为高渗溶液,可降低颅内压,消除脑水肿,是效果很好的渗透性脱水剂。

(五) 丙三醇(CH_2—CH—CH_2)

> 　OH　　OH　　OH

丙三醇俗称甘油,是无色黏稠略带甜味的液体,具有很强的吸湿性,能与水和乙醇三者

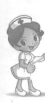

以任意比例混溶。沸点290℃(分解),相对密度1.26。甘油在药剂上用作溶剂,如酚甘油、碘甘油,$\varphi_B=50\%$的甘油溶液是治疗便秘的开塞露。甘油的用途很广泛,在调剂上用作助溶剂、赋形剂和润剂。甘油的水溶液可作皮肤的保护剂。

甘油由于有多个相邻羟基存在,彼此相互影响,从而显示微弱的酸性,可与新配制的氢氧化铜反应,溶解其沉淀,生成深蓝色的甘油铜溶液,所以,在实验室中可利用此反应把甘油或其他具有相邻羟基的多元醇与其他物质区别开来。

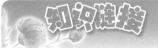

甘油   甘油铜(深蓝色)

学与问

8-9 临床上常用酒精作外用消毒剂,酒精浓度越大,消毒效果越好吗?

8-10 医疗上使用含有苯甲醇的青霉素稀溶液有什么作用?它利用了苯甲醇的什么性质?

知识链接

硫醇的结构和功能

硫醇可看作是醇羟基中的氧原子换成硫原子的化合物。R—SH可看作硫醇的结构通式,—SH(巯基)是硫醇的官能团。生物体内存在许多具有生理功能的巯基化合物。如半胱氨酸和辅酶A等都是机体中有重要生理功能的巯基化合物。

人体内许多酶含有巯基,若误食重金属离子,就会导致蛋白质沉淀,失去酶的活性而出现中毒症状。例如汞中毒、铅中毒等。

二巯基丙醇是临床上用的一种砷、汞等重金属中毒解毒剂,其分子中含有两个巯基,能与重金属离子结合,形成不易解离的硫醇盐。二巯基丙醇与金属离子的亲和力大于酶与重金属离子的亲和力,因此不仅能阻止重金属离子与酶的巯基结合,而且能夺取已与组织中酶结合的重金属离子,使酶恢复活性,从而解除中毒症状。但若酶的巯基与重金属离子结合过久,酶活性则难以恢复,故需及时用药。重金属解毒剂除了二巯基丙醇外,还有二巯基丁二酸钠和二巯基丙磺酸钠等。

第二节 酚

一、酚的概念、结构和分类

（一）酚的概念

芳香烃分子中芳环上的氢原子被羟基取代后生成的化合物，称为酚。例如：

| 苯酚 | 间-甲苯酚 | β-萘酚 |

（二）酚的结构

芳香醇中羟基与芳环的侧链相连，而酚的结构特点是羟基与芳环直接相连，这是两者在结构上的明显区别。这种直接连在芳环上的羟基称为酚羟基，是酚的官能团。

酚的通式可写作 Ar—OH。

（三）酚的分类

1. 根据分子中所含酚羟基的数目的多少，酚可分为一元酚、二元酚和多元酚。

一元酚是只含有一个酚羟基的酚，例如： 苯酚 。

二元酚是含有二个酚羟基的酚，例如： 邻-苯二酚 。

多元酚是含有三个及其以上酚羟基的酚，例如： 均-苯三酚 。

2. 根据酚羟基所连接的芳环的不同，酚可分为苯酚、萘酚、蒽酚等。例如：

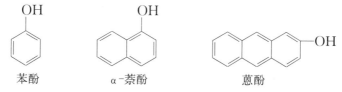

| 苯酚 | α-萘酚 | 蒽酚 |

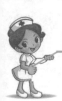

学与问

8-11 _____上的氢原子被羟基取代形成的化合物称为酚。醇和酚的分子中都含有羟基,醇分子中的羟基称为_____,酚分子中的羟基称为_____。

8-12 根据酚分子中所含酚羟基数目的不同,酚分为_____、_____和____;根据酚羟基所连接的芳环的不同,酚可分为_____、____和_____等。

二、酚的命名

酚的命名一般是在"酚"字前面加上芳环的名称作为母体名称,再将芳环上的其他取代基的位次、数目和名称写在母体名称的前面;有多个酚羟基,要标出酚羟基的数目和位次。位次确定是从酚羟基所连的碳原子开始对芳环编号,并采取最小编号原则,也可以用邻、对、间、连、均、偏等汉字表示。例如:

苯酚　　　3-甲基苯酚(间-甲苯酚)　　2,4-二甲基苯酚

2-氯苯酚　　　1,4-苯二酚　　　1,2,3-苯三酚
(邻-氯苯酚)　　(对-苯二酚)　　(连-苯三酚)

学与问

8-13 命名下列有机化合物:

三、酚的性质

(一)物理性质

纯净的酚具有特殊气味,大多数是无色晶体,但往往由于氧化而带有红色至褐色。酚分

子间能形成氢键,所以熔点和沸点相对较高。酚能溶于乙醇、乙醚等有机溶剂中;一元酚微溶于水,而多元酚易溶于水。

(二)化学性质

酚和醇均含羟基—OH,所以两者性质有相似之处,如均能被氧化、能成醚等。但由于酚羟基与芳环直接相连,受芳环的影响,酚羟基中 O—H 键的极性增大,能电离出氢离子,使酚溶液具有弱酸性,故酚与醇的性质又表现出明显的差异。同时,酚羟基也影响着芳环,使酚羟基的邻位和对位都变得很活泼,易于发生取代反应。

1. 弱酸性 酚在水溶液中能电离出少量的氢离子,从而具有弱酸性。

酚不仅能与碱金属反应,还能与氢氧化钠等强碱作用生成可溶于水的酚盐。

【演示实验 8-3】 在试管中加入苯酚浊液,逐滴滴入 2 mol/L NaOH 溶液,边加边振荡,至浑浊液变澄清,然后通入二氧化碳,观察现象。

可以看到,苯酚能与氢氧化钠生成可溶性的酚盐,证明苯酚溶液具有酸性。二氧化碳能从酚盐澄清溶液中游离出苯酚出现浑浊,说明苯酚的酸性比碳酸还弱。

由上述反应可知,酚能溶解于氢氧化钠溶液,不能溶于碳酸氢钠溶液。

2. 与三氯化铁的显色反应 大多数酚能与三氯化铁溶液发生显色反应,不同的酚呈现不同的颜色,常见的有紫、蓝、绿、棕等。例如,苯酚、间-苯二酚、均-苯三酚呈紫色,邻-苯二酚和对-苯二酚呈绿色,连-苯三酚呈红色。

【演示实验 8-4】 在试管中加入 20 g/L 苯酚溶液 2 mL,滴入 0.3 mol/L $FeCl_3$ 溶液 2 滴,振荡后观察溶液颜色的变化。

可以看到,苯酚溶液遇三氯化铁溶液立即显现紫色。

3. 芳环上的取代反应 由于酚羟基对芳环的活化作用,使得酚比苯更容易发生取代反应,如卤代、硝化、磺化反应,且取代基一般进入酚羟基的邻、对位上,易生成多元取代物。

【演示实验 8-5】 在试管中加入 20 g/L 苯酚溶液 1 mL,然后缓慢滴入饱和溴水 5 滴,边加边振荡,观察现象。

可观察到,溶液中有白色沉淀迅速生成。

$$\text{苯酚} + 3Br_2 \longrightarrow \text{三溴苯酚（白色沉淀）} \downarrow + 3HBr$$

苯酚　　　　　　　三溴苯酚(白色沉淀)

这个反应很灵敏,极稀的苯酚溶液就能产生明显的沉淀现象,因此,可用于苯酚的鉴别或定量分析。

除苯酚外,凡是酚羟基的邻、对位上有氢的酚均能与溴水反应生成沉淀。

4.氧化反应　酚易被氧化,露置于空气中就能缓慢氧化变色,酚氧化产物的颜色随着氧化程度的深化而逐渐加深,呈现粉红色、红色乃至深褐色。

学与问

8-14 纯净的酚具有_____气味,大多数是_____晶体,但往往由于氧化而带有_____色至_____色。酚能溶于乙醇、乙醚等有机溶剂中;一元酚_____溶于水,多元酚_____溶于水。

8-15 酚在水溶液中能电离出少量的氢离子,从而具有_____性;大多数酚能与三氯化铁溶液发生_____反应,不同的酚呈现不同的颜色,常见的有_____、_____、_____、_____等。

四、重要的酚

(一)苯酚(C_6H_5OH)

苯酚可简称为酚,俗名石炭酸,因最初由煤炭中提取得到而且具有弱酸性。纯净的苯酚是无色针状结晶,具有特殊气味。熔点43℃,沸点181.8℃,相对密度1.07。遇光和空气会被氧化而呈粉红色。

苯酚易溶于乙醇、乙醚等有机溶剂,常温下微溶于水,但温度升高溶解度增大,65℃以上时,能与水任意混溶。

苯酚具有杀菌作用,在医药上用作消毒剂和防腐剂。但苯酚有毒,对皮肤有较强的腐蚀性,使用时应小心。

(二)甲苯酚

甲苯酚有三种同分异构体,结构式分别为:

邻-甲苯酚　　　　　　间-甲苯酚　　　　　　对-甲苯酚

这三种异构体均存在于煤焦油中,且沸点相近,不易分离,其混合物俗称为煤酚。煤酚的毒性和腐蚀性小,杀菌能力比苯酚强。$\varphi_B = 0.5$ 的煤酚肥皂溶液俗称为"来苏儿",加水稀释液常用于皮肤、器械、环境和排泄物的消毒。

由于煤酚有毒性,又不易分解,会对人和环境造成危害,所以,现已逐步被其他消毒剂所替代。

(三)苯二酚

苯二酚有邻、间、对三种异构体,均为无色晶体:

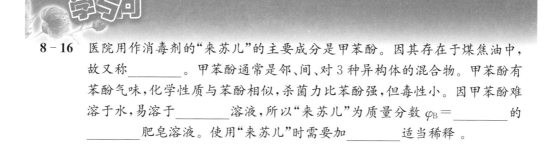

| 邻-苯二酚 | 间-苯二酚 | 对-苯二酚 |

其中,邻-苯二酚俗称儿茶酚,肾上腺素是它的一种衍生物,具有升压和止咳作用。间-苯二酚俗称树脂酚,具有抗细菌和真菌的作用,且刺激性小,在医药上用于治疗皮肤病如湿疹和癣症等。对-苯二酚是苯二酚中还原能力最强的一种,常用作显影剂和抗氧化剂。

学与问

8-16 医院用作消毒剂的"来苏儿"的主要成分是甲苯酚。因其存在于煤焦油中,故又称_____。甲苯酚通常是邻、间、对 3 种异构体的混合物。甲苯酚有苯酚气味,化学性质与苯酚相似,杀菌力比苯酚强,但毒性小。因甲苯酚难溶于水,易溶于_____溶液,所以"来苏儿"为质量分数 $\varphi_B =$ _____的_____肥皂溶液。使用"来苏儿"时需要加_____适当稀释。

知识链接

维生素E

维生素E是一种天然存在的酚,广泛存在于各种食物中,在麦胚油中含量最高,各种油料种子、坚果类、谷类、豆类中含量丰富。因它与动物生殖功能有关,故又称为生育酚,生育酚在自然界中有 α、β、γ、δ 等多种异构体,其中 α-生育酚(即维生素E)活性最高。

维生素E是黄色油状物,熔点2.5～3.5 ℃,临床上常用以治疗先兆流产和习惯性流产。近年来还用于治疗痔疮、冻疮、各种类型的肌痉挛、胃及十二指肠溃疡等。维生素E可作为体内自由基的清除剂或抗氧化剂,具有延缓衰老的作用。

第三节　醚

一、醚的概念、结构和命名

（一）醚的概念

两个烃基通过一个氧原子连接起来的化合物，称为醚。例如：

$$CH_3—O—CH_3 \qquad \text{（苯基）}—O—CH_3$$

甲醚　　　　　　　　　苯甲醚

（二）醚的结构

醚的结构可以用通式 R—O—R′ 表示，式中的两个烃基可以相同，也可以不相同。其中

$$—\overset{|}{C}—O—\overset{|}{C}—$$ 称为醚键，是醚的官能团。

两个烃基相同的醚称为单醚，两个烃基不同的醚称为混醚。

结构较简单的醚与含同数碳原子的醇或酚之间存在同分异构关系，如甲醚和乙醇，苯甲醚与甲苯酚和苯甲醇。

（三）醚的命名

单醚命名时，先写出烃基名称，在烃基名称前加"二"字，把"基"字改为"醚"字。如烃基为烷基的，常把"二"字省略。混醚命名时，将较小烃基的名称放在较大烃基的名称之前，芳香烃基的名称放在脂肪烃基的名称之前，把"基"字省略加"醚"字。

例如：

$$CH_3—CH_2—O—CH_2—CH_3$$

乙醚

二苯醚

$$CH_3—CH_2—O—CH_3$$

甲乙醚

苯乙醚

学习问

8-17 乙醚的结构简式为_____，甲乙醚的结构简式为_____，苯甲醚的结构简式为_____。

二、重要的醚

（一）安氟醚（$CHFCl—CF_2—O—CHF_2$）

安氟醚药物名称为恩氟烷，是具有果香味的挥发性的无色液体，沸点 57℃，不燃不爆，性

质稳定,目前在临床上用作吸入性麻醉剂。

（二）异氟醚（CF_3—$CHCl$—O—CHF_2）

异氟醚是安氟醚的同分异构体,为略带刺激性醚样臭味的无色透明的液体,性质稳定,目前在临床上也被用作吸入性麻醉剂。

（三）环氧乙烷（ H_2C———CH_2 ）

$$\underset{O}{\diagdown}$$

环氧乙烷是最简单的环醚,为无色气体,沸点 13.5℃,能溶于水、乙醇和乙醚等。化学性质活泼,是高效的气体消毒剂,广泛用于物品和器械消毒。但环氧乙烷易燃易爆且有毒,故使用时要注意安全。

8-18 目前,临床上用作吸入性麻醉剂的药品有哪些?

8-19 乙醚作为麻醉剂为什么目前被其他药品所代替?

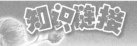

乙 醚

乙醚是最重要的一种醚,是医药上常用的全身吸入性麻醉剂,也是工业上常用的有机溶剂。乙醚是具有特殊气味的无色液体,沸点 34.5℃,难溶于水,易溶于乙醇和氯仿中。因沸点低,极易挥发和着火。当乙醚蒸气和空气混合到一定比例时,遇明火会引起爆炸,所以使用乙醚时要特别小心。乙醚性质比较稳定,一般化学氧化剂（如 $KMnO_4$）不能氧化乙醚,但当它与空气长期接触时可被氧化生成过氧乙醚。

过氧乙醚性质很不稳定,受热或受撞击时易发生爆炸,故蒸馏乙醚时务必注意不要蒸干,以免发生事故。欲检查乙醚中是否含有过氧乙醚,可用淀粉碘化钾试纸测试,若试纸变蓝色,表明有过氧乙醚存在;也可以加入 $FeSO_4$ 和 $KSCN$ 溶液,如果溶液变成红色,则说明有过氧乙醚存在。人体吸入少量的过氧乙醚对呼吸道有刺激作用,吸入多量时能引起肺炎和肺水肿,另外还可引起恶心、呕吐等副作用。目前,作为麻醉剂用的乙醚临床上已逐渐被性质更稳定、麻醉效果更好、更安全的安氟醚和异氟醚所替代。

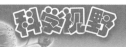

甲醇、乙醇的功能及毒性

甲醇又称木醇,因为早期甲醇由木材干馏获得（干馏是指一种物质隔绝空气加强热）。工业上采用被称作水煤气的一氧化碳和氢气的混合物,在高温和高压条件下生产而得到甲醇。甲醇是科学研究和化学生产中不可缺少的物

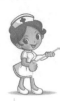

科技视野

质,也是重要的工业原料(如作抗凝剂,制备甲醛、氯仿等)。工业酒精中往往含有甲醇。甲醇具有酒精的气味,并且能与水和酒精互溶。甲醇的毒性是非常大的,在体内经酶的作用,先氧化成甲醛,继而氧化成甲酸,甲酸导致酸中毒症状;甲醛则对视网膜细胞有特殊的毒性作用,还可以引起神经系统的功能障碍,对肝脏也有毒性作用。

甲醇经消化道、呼吸道、皮肤接触进入机体,主要聚集在脑脊液、眼房水和玻璃体内,经肺缓慢排出一些,肾脏也可排出小部分,因此这些组织受到的损害最大。甲醇中毒主要造成脑水肿、充血、脑膜出血,视神经和视网膜萎缩,肺充血、水肿,肝、肾浊肿等。人体摄入5～10 mL甲醇即可引起中毒,10 mL以上可造成失明,30 mL可导致死亡。

在实际工作中应尽量避免使用甲醇,尤其是有神经系统疾患及眼病者。必须使用时,所用仪器设备应充分密闭,皮肤污染后应及时冲洗,以免受到甲醇的毒害。

乙醇俗称酒精,主要用作燃料、有机溶剂、调配饮料酒(白酒、黄酒和啤酒)、消毒剂、擦浴剂等。

工业上一般利用淀粉或糖类发酵而制得,目前更好的办法是利用石油裂解气中的乙烯进行催化水解制得,可节约大量的粮食。工业上大量使用乙醇是利用乙烯与水在浓硫酸催化作用下制得。

饮料酒中的乙醇由淀粉发酵得到。饮用酒的生产过程:淀粉→糖→乙醇;蛋白质→氨基酸→醇、醛、酮等物质。另一种酿酒新工艺是微生物发酵酿酒法。

白酒中大部分是乙醇和水,还含有占总量2%左右的其他香味物质。白酒中的香味物质主要是醇类、酯类、醛类、酮类、芳香族类化合物等物质。

适量饮酒对身体有益,但过量饮酒对人的健康是极其有害的。经常无节制地饮酒,会使食欲下降,食物摄入量减少,以致发生多种营养素缺乏、急慢性酒精中毒、酒精性脂肪肝,严重时还会造成酒精性肝硬化。过量饮酒还会导致记忆力衰退、判断力减弱,增加患高血压、中风等疾病的危险。

过量饮酒对肝脏的危害最大,因为酒精进入体内后90%以上是通过肝脏代谢的,其代谢产物及它所引起的肝细胞代谢紊乱,是导致酒精性肝炎及肝硬化的主要原因。长期过量饮酒比适量饮酒者口腔、咽喉部癌肿的发生率高出2倍以上,甲状腺癌发生率增加30%～150%,皮肤癌发生率增加20%～70%,妇女发生乳腺癌的几率增加20%～60%。同时,过量饮酒还给个人健康、社会秩序带来极大的危害,如暴力犯罪、家庭不和、交通事故等。近年来,酒后驾驶导致的事故越来越多,酒精正在成为越来越凶残的"马路杀手"。对酒后驾驶等严重交通违法行为,将严格按照《中华人民共和国道路交通安全法》有关规定,依法严惩,直至吊销驾照、追究刑事责任等。

知识点归纳

一、醇

知识点	知识内容
醇的概念	凡脂肪烃、脂环烃或芳香烃侧链上的氢原子被羟基(—OH)取代而生成的化合物
醇的结构	醇的结构通式:R—OH;醇的官能团:醇羟基—OH
醇的分类	1. 根据分子中烃基的种类,醇可分为饱和醇、不饱和醇、脂环醇、芳香醇
	2. 根据分子中所含羟基的数目,醇可分为一元醇、二元醇、多元醇
	3. 根据与羟基相连的碳原子的类型,醇可分为伯醇、仲醇、叔醇
醇的命名	1. 系统命名法;2. 普通(习惯)命名法;3. 俗名命名法
醇的性质	主要化学性质:1. 与活泼金属反应;2. 氧化反应;3. 脱水反应
重要的醇	甲醇、乙醇、苯甲醇、甘露醇、丙三醇

二、酚

知识点	知识内容
酚的概念	芳香烃分子中芳环上的氢原子被羟基取代后生成的化合物
酚的结构	酚的通式:Ar—OH;酚的官能团:酚羟基—OH
酚的分类	1. 根据分子中所含酚羟基的数目的不同,可分为:一元酚、二元酚和多元酚
	2. 根据酚羟基所连接的芳环的不同,可分为:苯酚、萘酚和蒽酚
酚的命名	1. 一元酚一般以芳环的名称作为母体命名
	2. 多元酚要标出酚羟基的数目和位次,也可用邻、对、间、连、均、偏等汉字表示
酚的性质	主要化学性质:1. 弱酸性;2. 与三氯化铁的显色反应;3. 芳环上的取代反应;4. 氧化反应
重要的酚	苯酚、甲苯酚、苯二酚

三、醚

知识点	知识内容
醚的概念	两个烃基通过一个氧原子连接起来的化合物
醚的结构	醚的通式:R—O—R′;醚的官能团:醚键 $-\overset{\mid}{\underset{\mid}{C}}-O-\overset{\mid}{\underset{\mid}{C}}-$
醚的分类	1. 单醚;2. 混醚
醚的命名	1. 单醚的命名;2. 混醚的命名
重要的醚	乙醚、安氟醚、异氟醚、环氧乙烷

一、名词解释

1. 醇　2. 酚　3. 醚

二、选择题

1. 下列醇中,属于叔醇的是　　　　　　　　　　　　　　　　　　　　　　　　( )

A. $C_6H_5CH_2OH$

B. $(CH_3)_2CHOH$

C. $(CH_3)_3COH$

D. $(CH_3)_2CHCH_2OH$

2. 下列有机物中命名错误的是　　　　　　　　　　　　　　　　　　　　　　( )

A. 2-甲基-3-丁醇

B. 3-甲基-2-丁醇

C. 2-甲基-2-丁醇

D. 3-甲基-1-丁醇

3. 与乙醇互为同分异构体的是　　　　　　　　　　　　　　　　　　　　　　( )

A. 甲醇　　　　　　B. 乙醚　　　　　　C. 乙二醇　　　　　　D. 甲醚

4. 下列溶液中,通入过量 CO_2 溶液变浑浊的是　　　　　　　　　　　　　　　( )

A. C_6H_5ONa　　　　B. C_2H_5OH　　　　C. NaOH　　　　D. $NaHCO_3$

5. 下列物质中,属于醇的是　　　　　　　　　　　　　　　　　　　　　　　( )

A. C_6H_5OH

B. $C_6H_5CH_2OH$

C.

D.

6. 下列物质的量浓度相同的稀溶液,pH 最小的是　　　　　　　　　　　　　　( )

A. 乙醇　　　　　　B. 苯酚　　　　　　C. 碳酸　　　　　　D. 碳酸钠

7. 与苯酚互为同系物的是　　　　　　　　　　　　　　　　　　　　　　　　( )

A. $C_6H_5—CH_2—OH$

B. $CH_3—C_6H_{10}—OH$

C. $C_6H_{11}—OH$

D. $CH_3—C_6H_4—OH$

8. 不与金属钠反应生成 H_2 的是　　　　　　　　　　　　　　　　　　　　( )

A. 乙醇　　　　　　B. 乙醚　　　　　　C. 水　　　　　　　D. 甘油

三、填空题

1. 乙醇俗称_____,它与_____醚互为同分异构体。

2. 醇的通式为_____,醚的通式为_____。

3. 临床上使用的消毒酒精的浓度为_____。

4. 醇和酚共同官能团的结构式为_____,酚的官能团直接连在_____上。

5. 甲苯酚有_____、_____、_____三种同分异构体,存在于煤焦油中,不易分离,其混合物称为_____,其 $\varphi_B=0.5$ 的肥皂溶液俗称为_____,是常用的消毒剂。

6. 醇、酚、醚均由_____三种元素组成,是烃的_____。

四、判断题

1. 凡是含有羟基的化合物,一定是醇。　　　　　　　　　　　　　　　　　　( )

2. 苯酚具有酸性,其酸性比碳酸强。　　　　　　　　　　　　　　　　　　　( )

3. 乙醇在浓硫酸存在下加热到170℃,生成的主要产物是乙烯。　　　　　　　( )

4. 羟基直接连接在芳环上的化合物,称为芳香醇。　　　　　　　　　　　　　( )

五、完成下列化学反应式

1. $CH_3—CH_2—OH + Na \longrightarrow$

2. $CH_3—\overset{\displaystyle CH_3}{\underset{}{CH}}—OH \xrightarrow{Pt}$

3. 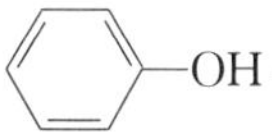 ⟨苯环⟩$—OH + NaOH \longrightarrow$

4. $CH_3—CH_2—OH \xrightarrow[140℃]{浓 H_2SO_4}$

六、写出下列物质的名称或结构简式

1. $CH_3—\overset{\displaystyle CH_3}{\underset{}{CH}}—\overset{\displaystyle OH}{\underset{}{CH}}—CH_3$

2. 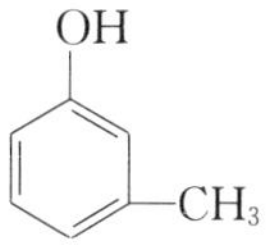 ⟨苯环，上方 OH，右侧 CH_3⟩

3. $CH_3—CH_2—O—CH_3$

4. 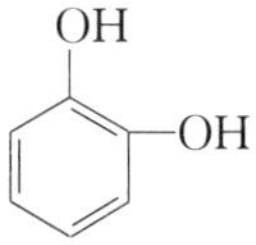 ⟨苯环，上方 OH，右上 OH⟩

5. 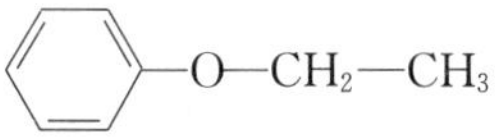 ⟨苯环⟩$—O—CH_2—CH_3$

6. 酒精

7. 石炭酸（苯酚）

8. 乙醚

9. 3,4-二甲基-2-己醇

七、用化学方法鉴别下列各组物质

1. 乙醇和苯酚　　2. 苯酚和乙醚　　3. 酒精和甘油

（尹　辉）

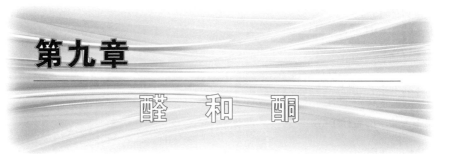

学习重点

1. 醛、酮的概念、结构及命名。
2. 醛、酮的化学性质。
3. 重要的醛、酮在医学上的应用。

　　碳原子以双键与氧原子相连所形成的原子团称为羰基（ $-\overset{O}{\underset{}{C}}-$ 或—CO—）。醛和酮的分子中都含有羰基，统称为羰基化合物。醛和酮是烃的含氧衍生物。

第一节　醛和酮的概念、结构、分类和命名

一、醛和酮的概念

羰基与一个氢原子和一个烃基相连（甲醛例外）所构成的化合物，称为醛。例如：

$$CH_3-\overset{O}{\underset{}{C}}-H \qquad \text{苯甲醛} \qquad H-\overset{O}{\underset{}{C}}-H$$

乙醛　　　　　　　　　苯甲醛　　　　　　　　　甲醛

羰基与两个烃基相连所构成的化合物，称为酮。例如：

$$CH_3-\overset{O}{\underset{}{C}}-CH_3 \qquad \text{二苯甲酮}$$

丙酮　　　　　　　　　二苯甲酮

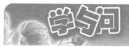

9-1 羰基的碳分别与_____及氢原子相连的化合物称为_____;羰基与两个_____相连的化合物称为_____。

二、醛和酮的结构

醛的结构通式可写作 $R-\overset{O}{\overset{\|}{C}}-H$,其中 $-\overset{O}{\overset{\|}{C}}-H$ 称为**醛基**,可简写成—CHO,是醛的官能团。

酮的结构通式可写作 $R-\overset{O}{\overset{\|}{C}}-R'$,其中 $-\overset{O}{\overset{\|}{C}}-$ 称为**酮基**,可简写成—CO—,是酮的官能团。

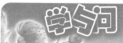

9-2 写出下列基团的结构式:

　　1. 醛基_____　　　2. 酮基_____　　　3. 羰基_____

三、醛和酮的分类

根据羰基所连接的烃基种类不同,醛和酮可分为:

1. 脂肪醛、脂肪酮　　例如:CH_3CH_2CHO　　　CH_3COCH_3
　　　　　　　　　　　　　　　　丙醛　　　　　　　丙酮

2. 芳香醛、芳香酮　　例如:
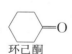
　　　　　　　　　　　苯甲醛　　　　　　　　　　二苯甲酮

3. 脂环醛、脂环酮　　例如:
　　　　　　　　　　　环己酮　　　　　环己甲醛

此外,根据羰基数目,醛和酮又可分为一元醛、一元酮和多元醛、多元酮。

含同数碳原子的醛和酮互为同分异构体。

9-3 根据羰基所连接的烃基种类的不同,醛、酮可分为:(1)_____;

　　　(2)_____;(3)_____。

9-4 根据羰基数目的不同,醛、酮又可分为:(1)_____;

　　　(2)_____。

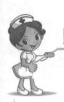

四、醛和酮的命名

（一）脂肪醛、脂肪酮的命名法

1. 选主链　选择含有羰基碳原子在内的最长碳链作为主链,支链作为取代基。

2. 编号　从靠近羰基的一端开始对主链碳原子依次编号,确定羰基和取代基的位次。

3. 定名称　根据主链碳原子数称为"某醛"或"某酮";将取代基的位次、数目、名称以及羰基的位次依次写在"某醛"或"某酮"之前(醛基总在 1 号位,故位次可以省略)。

如有多个取代基,取代基相同则合并,位次编号不省略,取代基不同,简单的基写在前,复杂的基写在后,中间用短线隔开。命名时,位次编号之间用逗号隔开,位次编号和名称之间用短线隔开,编号时应使官能团和取代基的位次最小。

例如:

$$CH_3-\overset{\displaystyle O}{\overset{\displaystyle \|}{C}}-H$$

乙醛

$$\overset{5}{CH_3}-\overset{4}{\underset{\displaystyle |}{\overset{\displaystyle CH_3}{CH}}}-\overset{3}{\underset{\displaystyle |}{\overset{\displaystyle CH_3}{CH}}}-\overset{2}{\underset{\displaystyle |}{\overset{\displaystyle CH_2CH_3}{CH}}}-\overset{1}{CHO}$$

3,4-二甲基-2-乙基戊醛

$$CH_3-\overset{\displaystyle O}{\overset{\displaystyle \|}{C}}-CH_3$$

丙酮

$$\overset{1}{CH_3}-\overset{\displaystyle O}{\overset{\displaystyle \|}{\underset{2}{C}}}-\overset{3}{CH_2}-\overset{4}{\underset{\displaystyle |}{\overset{\displaystyle CH_3}{CH}}}-\overset{5}{CH_3}$$

4-甲基-2-戊酮

（二）芳香醛、芳香酮的命名法

命名时,以脂肪醛、脂肪酮为母体,将芳香烃基作为取代基,"基"字通常可以省略。例如:

苯甲醛

$$CH_3-\overset{}{\underset{}{CH}}-CHO$$

2-苯(基)丙醛

苯(基)乙酮

二苯甲酮

学与问

9-5　写出下列有机化合物的结构式。

(1) 3-苯基-2-戊酮　　　(2) 3-甲基-2-乙基戊醛　　　(3) 丙醛

(4) 3-苯(基)丁醛　　　(5) 苯乙酮

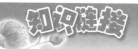

樟 脑

樟脑是一种脂环族的酮类化合物，又称2-莰酮。它是存在于樟树中的一种芳香性成分。樟脑是无色半透明的固体，具有穿透性的特异芳香，味略苦而辛，并有清凉感，熔点176～177 ℃，容易升华。樟脑不溶于水，能溶于醇、脂肪油等有机溶剂。樟脑是我国特产，产量居世界第一位。通常用水蒸气蒸馏法将樟脑从樟树中提炼出来。樟脑在医药上用途甚广，它具有兴奋血管运动中枢、呼吸中枢及心肌的功效。100 g/L的樟脑酒精溶液称樟脑酊，有良好的止咳功效。成药清凉油、十滴水、消炎镇痛膏等均含有樟脑。樟脑还可以做驱虫防蛀剂。

第二节 醛、酮的化学性质和重要的醛、酮

醛和酮结构中的碳氧双键，与碳碳双键相似，其中一个是σ键，另一个是π键。σ键稳定，π键容易断裂，所以醛和酮的性质具有相似之处，如均能发生加成反应等。但醛基中羰基与氢原子相连，而酮基与烃基相连，这一结构上的不同，使醛和酮在化学性质上存在明显的差异，即醛的化学性质比酮活泼。

一、加成反应

加成反应是醛和酮共有的化学性质。

（一）加氢还原反应

在金属催化剂铂（Pt）、钯（Pd）、镍（Ni）的作用下，醛和酮分子中的羰基可加氢生成醇羟基。

$$CH_3-\underset{\text{乙醛}}{\overset{O}{\overset{\|}{C}}}-H + H-H \xrightarrow{Ni} CH_3-\underset{\underset{H}{|}}{\overset{OH}{\overset{|}{C}}}-H\ (CH_3-CH_2-OH)$$

乙醛　　　　　　　　　　　　乙醇（伯醇）

$$CH_3-\underset{\text{丙酮}}{\overset{O}{\overset{\|}{C}}}-CH_3 + H-H \xrightarrow{Ni} CH_3-\underset{\underset{H}{|}}{\overset{OH}{\overset{|}{C}}}-CH_3\ (CH_3-\underset{\underset{OH}{|}}{CH}-CH_3)$$

丙酮　　　　　　　　　　　2-丙醇（仲醇）

由上式可见，醛加氢还原生成伯醇，酮加氢还原生成仲醇。

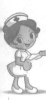

（二）与醇加成

在干燥 HCl 作用下,醛与醇发生加成反应生成半缩醛,半缩醛进一步与过量的醇发生缩合反应生成缩醛。

$$
\text{醛} \quad \text{醇} \quad \text{半缩醛}
$$

$$
\text{半缩醛} \quad \text{缩醛}
$$

如上式第二步反应,凡由两个或多个有机化合物分子相互结合,缩去简单小分子(如水、氨等)同时生成一个较大分子的反应,称为缩合反应。所得的较大分子叫做缩合物。

在同样的条件下,酮与醇不发生类似的反应,但使用特殊试剂也可制得缩酮。

此外,醛和酮还可以与氢氰酸（HCN）、亚硫酸氢钠（NaHSO₃）、氨的衍生物等发生加成反应。

学与问

9-6 醛加氢还原生成_____醇,酮加氢还原生成_____醇。

9-7 由两个或多个有机化合物分子相互结合,缩去简单小分子(水、氨等)同时生成一个较大分子的反应,称为_____。

9-8 分别写出丁醛、丁酮的加氢还原反应。

二、醛的特殊性质

（一）与弱氧化剂反应

醛和酮在一定的条件下均能被氧化。但醛基上的氢原子由于受羰基的影响而比较活泼,很容易被氧化,即使弱氧化剂也可以使醛基氧化,所以醛具有较强的还原性。而酮基上没有氢原子,则不能被弱氧化剂氧化。因此,可以利用弱氧化剂来区别醛和酮,常用的弱氧化剂有土伦试剂和费林试剂。

1. 银镜反应

【演示实验 9-1】 在洁净的试管中加入 0.1 mol/L AgNO₃ 溶液 2 mL,再滴加 2 mol/L NH₃·H₂O,边滴边振荡,直到生成的沉淀刚好溶解为止,这时所得到的无色澄清溶液称为土伦试剂或银氨溶液｛其主要成分是［Ag（NH₃）₂］OH｝。再滴加 10 滴乙醛,将试管置于50～60 ℃水浴中加热,观察现象。

实验结果表明,乙醛与土伦试剂作用,会在试管内壁生成光亮的银镜,这就是银镜反应。

在同等条件下,醛可以发生银镜反应,酮不发生反应。所以,可以利用银镜反应鉴别醛和酮。

2. 费林反应 费林试剂是由费林试剂甲（0.2 mol/L 硫酸铜溶液）和费林试剂乙（0.8 mol/L 酒石酸钾钠的氢氧化钠溶液）等体积混合而成的深蓝色的溶液。其主要成分是 Cu^{2+} 与酒石酸钾钠形成的可溶性配离子。

【演示实验 9-2】 在试管中加入费林试剂甲和费林试剂乙各 2 mL 混合均匀，再滴入 10 滴乙醛，将试管置于沸水浴中加热，观察现象。

实验结果表明，乙醛与费林试剂作用，会生成砖红色的 Cu_2O 沉淀，这就是费林反应。

脂肪醛均能发生费林反应，除甲醛反应生成铜镜外，其他脂肪醛反应均生成砖红色沉淀。酮和芳香醛都不能发生费林反应。所以，利用费林反应可以区别脂肪醛与芳香醛及酮。

（二）与希夫试剂的显色反应

希夫试剂也称为品红亚硫酸试剂。品红是一种红色染料，在其水溶液中通入二氧化硫，则溶液的红色褪去，得到的无色溶液即为希夫试剂。

醛与希夫试剂作用呈现紫红色，反应很灵敏，而酮不发生此反应，所以常用来检验醛的存在或区别醛和酮。

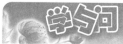

9-9 区别醛与酮有哪些方法？

三、重要的醛、酮

（一）甲醛（HCHO）

甲醛是最简单的脂肪醛，为具有强烈刺激性气味的无色气体，沸点 -21℃，易溶于水，对人体有毒性。质量分数为 0.4 的甲醛水溶液，在医药上称为福尔马林，是临床上常用的消毒剂和防腐剂。甲醛水溶液和气体均有广谱杀菌作用，对细菌繁殖体、结核杆菌、乙肝病毒和真菌等都有较强的杀灭作用。特别适用于忌热、忌湿物品和塑料及皮革等制品的消毒。不适于食品消毒。质量分数为 0.02 的甲醛溶液用于外科器械消毒，质量分数为 0.1 的甲醛溶液用于固定生物标本和保存尸体。

甲醛溶液长期放置会生成三聚甲醛或多聚甲醛的白色沉淀，使用时可采用加热的方法，使沉淀解聚重新生成甲醛。

甲醛溶液与氨水共同蒸发，可制取尿道消毒剂乌洛托品[$(CH_2)_6N_4$]。

（二）乙醛（CH_3CHO）

乙醛是易挥发、具有刺激性气味的无色液体，沸点 20.8℃，能溶于水和乙醇等溶剂。

乙醛的衍生物三氯乙醛与水作用生成水合三氯乙醛（CCl_3—$CHO \cdot H_2O$），医药上简称为水合氯醛，是比较安全的催眠药和抗惊厥药。

乙醛的另一衍生物癸酰乙醛（鱼腥草素）是中草药鱼腥草中抗菌消炎的有效成分，用于治疗上呼吸道感染、急慢性支气管炎。

（三）苯甲醛（ $\langle\!\!\!\bigcirc\!\!\!\rangle$ —CHO）

苯甲醛俗称苦杏仁油（精），是具有苦杏仁味的无色液体，沸点 178.1℃，微溶于水，易溶于乙

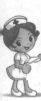

醇和乙醚,它以结合状态存在于杏、桃等水果的核仁中。苯甲醛是制备药物、染料、香料的原料。

(四)丙酮($CH_3-\overset{\overset{O}{\|}}{C}-CH_3$)

丙酮是最简单的脂肪酮,为易挥发、易燃的无色液体,沸点 56.2℃ ,易溶于水,能溶解多种有机物,是常用的有机溶剂。

丙酮是体内脂肪代谢的产物,正常情况下,血液中的丙酮含量很低。糖尿病患者由于代谢不正常,体内常有过量的丙酮积聚,随尿液排出。检验尿中丙酮的含量,可帮助对糖尿病的诊断。临床上检查尿液中是否有丙酮,可向尿样中滴加亚硝酰铁氰化钠($Na_2[Fe(CN)_5NO]$)的氢氧化钠溶液,如有丙酮存在,则显现鲜红色。此显色反应是丙酮的特性反应,可用于把丙酮与其他物质区别开。

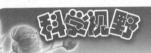

制玻璃镜的新方法

将 14 g 硝酸银溶解在 700 g 蒸馏水中,作为 1# 液;将 12 g 氢氧化钠溶解在 300 g 蒸馏水中,作为 2# 液;将 22 g 葡萄糖(多羟基的醛)溶解在 350 g 蒸馏水中,作为 3# 液(或直接取用适量乙醛当作 3# 液)。取 640 g 1# 液用氨水慢慢滴入,使溶液从有沉淀产生至变成无色透明为止,停止滴入氨水。用预留的 1# 液数滴滴入透明液,使其达到淡黄色,就得到银氨溶液。将银氨溶液和 2# 液混合,用氨水再次慢慢滴入至混合液变透明,再滴入预留的 1# 液数滴使混合液又恢复淡黄色,就得到可镀 1 m² 玻璃镜的银氨溶液。把此溶液和 3# 液混合后立即倒入清洗干净且已放入瓷盘中的玻璃上面,为防止背面也镀上银,在背面可涂上薄薄一层油。约需 20 min,反应结束,取出玻璃晾干,则在玻璃上产生一层银层。为防止银层脱落或被氧化,再涂上一层红漆。这样,一面镜子就制成了。

甲醛的危害与常用清除法

甲醛是有强烈刺激性气味的无色气体,对人体有毒性。长期接触低剂量甲醛可引起各种慢性呼吸道疾病,引起青少年记忆力下降,引起鼻咽癌、细胞核基因突变、抑制DNA损伤修复、月经紊乱、妊娠综合征、新生儿染色体异常等,甚至会引起白血病。在所接触者中,儿童、孕妇和老年人对甲醛尤为敏感,危害也更大。不经处理,装修材料3～15年都会释放出甲醛,容易对小孩、老人、孕妇、过敏体质者、体弱多病者构成致命的威胁。

生产胶合板、纤维板、油漆和贴墙纸等使用的胶黏剂(如脲醛树脂类)中夹杂有未反应的残留甲醛,这是室内空气中甲醛的主要来源。其残留甲醛含量的多少取决于装饰材料的质量的优劣。我国《居室空气中甲醛的卫生标准》规定:居室空气中甲醛的最高允许浓度为 0.08 mg /m³。

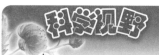

甲醛已被世界卫生组织认定为致癌和致畸物质。使用甲醛时需倍加小心和注意防护。

新装修房间清除甲醛的日常方法：

1. 保持室内空气流通。这是清除室内甲醛行之有效的办法，可选用有效的空气换气装置，或者在室外空气好的时候打开窗户通风，有利室内材料中甲醛的散发和排出。

2. 装修后的居室不宜立即迁入，而应当有一定的时间让材料中甲醛以较高的力度散发。

3. 合理控制调节室内温度和相对湿度。甲醛是一种缓慢挥发物质，随着温度的升高，其挥发得会更快一些。

4. 在室内吊花、植草(如：芦荟、吊兰和绿萝兰)会对降低室内有害气体的浓度起辅助作用。

5. 活性炭吸附法清除甲醛。活性炭是国际公认的吸毒能手。每屋放两至三碟，72 h可基本除尽室内异味。中低度污染可选此法。

6. 土法：在两脸盆热水中泡入300 g红茶，放入居室中，并开窗透气，48 小时内室内甲醛含量将下降90%以上，刺激性气味基本消除。

知识点归纳

一、醛

知识点	知识内容
醛的概念	羰基与一个氢原子和一个烃基相连(甲醛例外)所构成的化合物
醛的结构	醛的通式：$R-\overset{O}{\underset{\|\|}{C}}-H$ 或 $R-CHO$；醛的官能团：醛基 $-\overset{O}{\underset{\|\|}{C}}-H$ 或 $-CHO$
醛的分类	1. 根据醛基所连接的烃基种类不同，醛可分为：脂肪醛、芳香醛、脂环醛 2. 根据醛基数目的不同，醛可分为：一元醛、多元醛
醛的命名	1. 脂肪醛的命名法；2. 芳香醛的命名法
醛的性质	(一)加氢还原反应 (二)与醇加成反应 (三)与弱氧化剂的反应：1. 银镜反应；2. 费林反应 (四)与希夫试剂的显色反应

二、酮

知识点	知识内容
酮的概念	羰基与两个烃基相连所构成的化合物
酮的结构	酮的通式 $R-\overset{O}{\underset{\|\|}{C}}-R$ 或 $R-CO-R$；酮的官能团：酮基 $-\overset{O}{\underset{\|\|}{C}}-$ 或 $-CO-$

知识点	知识内容
酮的分类	（一）根据酮基所连接的烃基种类不同,酮可分为:脂肪酮、芳香酮、脂环酮 （二）根据酮基数目的不同,酮可分为:一元酮;多元酮
酮的命名	1. 脂肪酮的命名法;2. 芳香酮的命名法
酮的性质	（一）加氢还原反应　（二）与醇加成反应

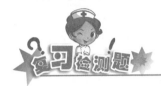

一、名词解释

1. 醛　2. 酮　3. 缩合反应

二、选择题

1. 下列物质中既能被弱氧化剂氧化,又能被还原的是　　　　　　　　　　　　　　（　　）

A. 乙醇　　　　　　B. 乙醚　　　　　　　C. 乙醛　　　　　　D. 丙酮

2. 能与费林试剂反应生成砖红色沉淀的物质是　　　　　　　　　　　　　　　　（　　）

A. 2-甲基丙醛　　　B. 丙酮　　　　　　　C. 苯甲醛　　　　　D. 苯乙酮

3. 在干燥氯化氢作用下,下列各组物质能发生反应的是　　　　　　　　　　　　（　　）

A. 甲醛和乙醛　　　　　　　　　　B. 乙醇和乙醛

C. 苯甲醛和乙醛　　　　　　　　　D. 丙醇和丙酮

4. 能区分芳香醛和脂肪醛的试剂是　　　　　　　　　　　　　　　　　　　　　（　　）

A. 土伦试剂　　　　B. 费林试剂　　　　　C. 希夫试剂　　　　D. 高锰酸钾

5. 既能与氢发生加成反应又能与希夫试剂反应的是　　　　　　　　　　　　　　（　　）

A. 丙烯　　　　　　B. 苯　　　　　　　　C. 丙酮　　　　　　D. 丙醛

三、填空题

1. 写出下列基团的结构式或结构简式。

（1）醛基＿＿＿＿＿　　（2）酮基＿＿＿＿＿

2. 某羰基化合物的分子式为 C_3H_6O,其结构简式可能为＿＿＿＿＿或＿＿＿＿＿。

3. 最简单的脂肪醛是＿＿＿＿＿,其质量分数为 0.4 的水溶液又称＿＿＿＿＿,常用作＿＿＿＿＿剂和＿＿＿＿＿剂,最简单的脂肪酮是＿＿＿＿＿,糖尿病患者体内常积累过量的该物质,临床检验病人尿液中是否有它,可向尿样中滴加＿＿＿＿＿溶液和＿＿＿＿＿溶液,如有该物质,则尿样呈＿＿＿＿＿色。

四、判断题

1. CH_3CH_2CHO 和 CH_3COCH_3 互为同分异构体。　　　　　　　　　　　（　　）

2. 醛既有氧化性,又具有还原性。　　　　　　　　　　　　　　　　　　　　（　　）

3. 醛都能发生费林反应。　　　　　　　　　　　　　　　　　　　　　　　（　　）

4. 醛和酮分子均含有羰基结构,所以它们的化学性质相同。　　　　　　　　　（　　）

五、完成下列化学反应式

1. $CH_3-\overset{\overset{\displaystyle O}{\|}}{C}-CH_3 + H_2 \xrightarrow{Ni}$

2. $CH_3-CH_2-CHO + H_2 \xrightarrow{Ni}$

3. $CH_3-CH_2-CHO + HO-CH_3 \xrightarrow{干燥\ HCl(加成)}$

六、写出下列物质的名称或结构简式

1. 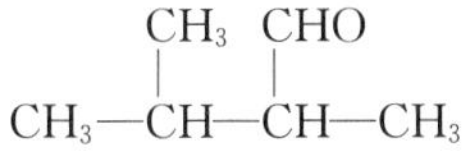
$$CH_3-CH-CH-CH_3$$
（含 CH_3、CHO 取代基）

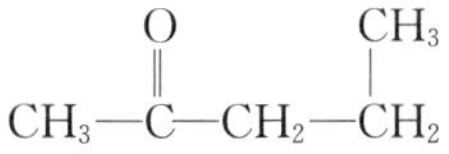

2.
$$CH_3-C-CH_2-CH_2-CH_3$$
（含 O 双键、CH_3）

3.
苯环$-CH_2-CHO$

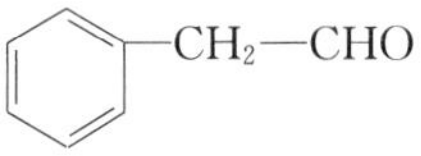

4. 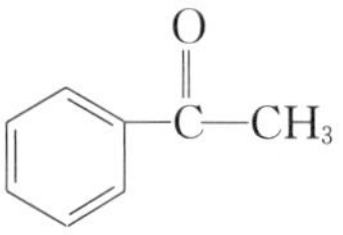
苯环$-C(=O)-CH_3$

5. 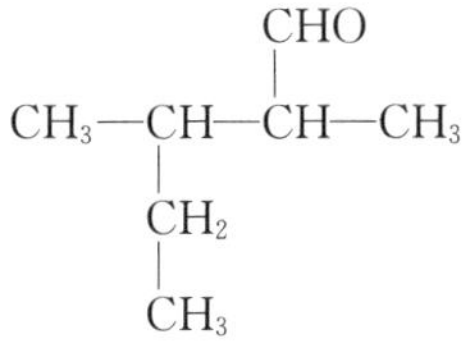
$$CH_3-CH-CH-CH_3$$
（含 CHO、CH_2、CH_3 侧链）

6. 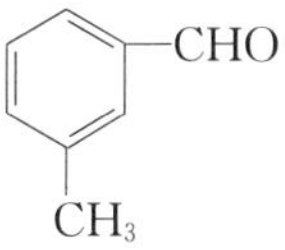
苯环$-CHO$（含 CH_3）

7. 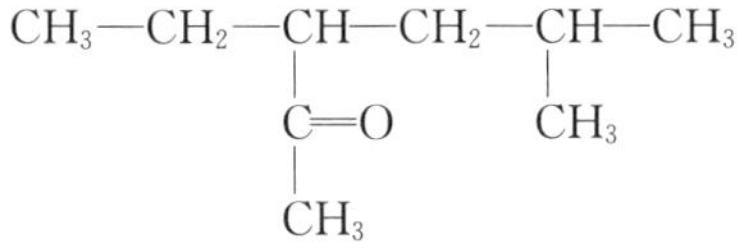
$$CH_3-CH_2-CH-CH_2-CH-CH_3$$
（含 $C=O$、CH_3、CH_3）

8. 4,4-二甲基-2-戊酮

9. 乙醛

10. 丙酮

11. 甲醛

12. 2-甲基-3-乙基己醛

13. 2-苯基-3-戊酮

14. 邻-甲基苯甲醛

七、用化学方法鉴别下列各组物质

1. 丙醛和丙酮　　　　2. 甲醛和乙醛　　　3. 乙醛和苯甲醛

（尹　辉）

171

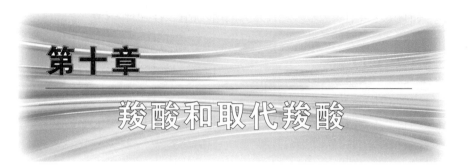

第十章

羧酸和取代羧酸

学习重点

1. 羧酸的概念、结构和分类。
2. 羧酸的命名。
3. 羧酸的化学性质。
4. 重要羧酸的结构、名称及应用。
5. 羟基酸和酮酸的概念和命名。
6. 常见羟基酸和酮酸的结构、名称及应用。

　　羧酸和取代羧酸是烃的含氧衍生物,广泛存在于自然界,通常以游离状态、羧酸盐或酯的形式存在于生物体内。

第一节　羧　酸

一、羧酸的概念、结构和分类

（一）概念

烃分子中的氢原子被羧基取代而成的化合物（甲酸例外）称为羧酸。

（二）结构

　　羧酸的官能团是羧基,结构式为 $-\overset{\displaystyle O}{\overset{\|}{C}}-OH$,结构简式为—COOH。羧基是由羰基和羟基组成的。

　　羧酸的结构通式为 $R-\overset{\displaystyle O}{\overset{\|}{C}}-OH$（简式为 R—COOH） ,羧酸从结构上可看作是由烃基与羧基连接而成的化合物,式中的 R 可以表示氢原子、脂肪烃基或芳香烃基。例如：

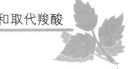

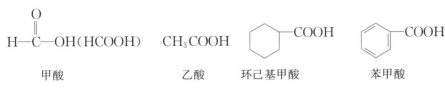

| 甲酸 | 乙酸 | 环己基甲酸 | 苯甲酸 |

（三）分类

1. 根据羧酸分子中烃基的不同，羧酸可以分为脂肪酸和芳香酸。脂肪酸又可根据脂肪烃基的不同分为饱和脂肪酸和不饱和脂肪酸。

2. 根据羧酸分子中羧基数目的多少，羧酸可分为一元羧酸、二元羧酸和多元羧酸（表 10 - 1）。

表 10 - 1　羧酸的分类

	脂肪酸		芳香酸
一元羧酸	饱和脂肪酸 CH_3COOH	不饱和脂肪酸 $CH_2{=}CH{-}COOH$	⬡—COOH
二元羧酸	COOH | COOH	CH—COOH ‖ CH—COOH	⬡<COOH COOH

二、羧酸的命名

羧酸的系统命名法，根据羧酸类型不同有下列原则。

（一）饱和一元脂肪酸

饱和一元脂肪酸的命名与醛类相似，具体步骤是：

1. **选主链**　选择含有羧基碳原子在内的最长碳链作主链，支链作为取代基。

2. **编号**　从羧基碳原子开始给主链碳原子依次编号，确定取代基的位次。

3. **定名称**　按主链碳原子数目称"某酸"，把取代基的位次、数目和名称分别写在酸名称之前（羧基总在 1 号位，一般不必写出位次）。例如：

$$\overset{3}{\underset{\beta}{C}}H_3{-}\overset{2}{\underset{\alpha}{C}}H{-}\overset{1}{C}OOH$$
$$\underset{CH_3}{|}$$

2-甲基丙酸

（α-甲基丙酸）

$$HOO\overset{1}{C}{-}\overset{2}{\underset{\alpha}{C}}H{-}CH_3$$
$$\underset{\overset{3}{\underset{\beta}{C}}H_2}{|}$$
$$\overset{4}{\underset{\gamma}{C}}H_3$$

2-甲基丁酸

（α-甲基丁酸）

$$CH_3{-}\overset{3}{\underset{\beta}{C}}H{-}\overset{2}{\underset{\alpha}{C}}H{-}\overset{1}{C}OOH$$
$$\underset{\overset{4}{\underset{\gamma}{C}}H_2}{|}\quad\underset{CH_3}{|}$$
$$\overset{5}{\underset{\delta}{C}}H_3$$

2,3-二甲基戊酸

（α,β-二甲基戊酸）

羧酸的编号可用阿拉伯数字，也可用希腊小写字母。若用希腊小写字母编号，与羧基直接相连的第一个碳原子为 α 碳，其余依次是 β,γ,δ,…。

（二）不饱和脂肪酸

选包含羧基和碳碳双键在内的最长碳链作主链，称"某烯酸"，要将双键位置写在某烯酸之前；当主链碳原子数大于 10 个时，主链名称为"某碳烯酸"。例如：

$$CH_2{=}CH{-}COOH$$

丙烯酸

$$CH_3{-}CH{=}CH{-}COOH$$

2-丁烯酸

173

$$CH_3-(CH_2)_7-CH=CH-(CH_2)_7-COOH$$

9-十八碳烯酸

（三）芳香酸

以脂肪酸为母体，将芳香烃基作为取代基，其名称写在脂肪酸名称之前。例如：

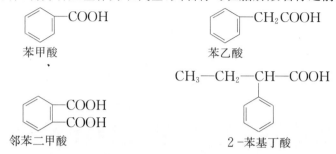

苯甲酸　　　　　　　　　　　苯乙酸

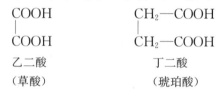

邻苯二甲酸　　　　　　　　　2-苯基丁酸

（四）饱和二元脂肪酸

选分子中含两个羧基在内的最长碳链为主链，称"某二酸"。例如：

　　乙二酸　　　　　　　　　丁二酸
　　（草酸）　　　　　　　　（琥珀酸）

羧酸还常根据其来源命名，即俗名。甲酸俗称蚁酸，乙酸俗称醋酸，乙二酸俗称草酸等。

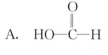

10-1 羧酸从结构上可看作是烃分子中的氢原子被（　　）取代生成的化合物。

　　　A. 羟基　　　　B. 醛基　　　　C. 羧基　　　　D. 甲基

10-2 下列选项中不属于羧酸的是　　　　　　　　　　　　　　　　（　　）

A. $HO-\overset{O}{\underset{|}{C}}-H$　　　　　　　B. $CH_3-\overset{O}{\underset{|}{C}}-OH$

C. $CH_3-\overset{O}{\underset{|}{C}}-O-CH_3$　　　D. 苯甲酸结构

10-3 根据羧酸分子中烃基的不同，羧酸可以分为_____和_____；脂肪酸又可根据脂肪烃基的不同分为_____和_____。根据羧酸分子中羧基数目的多少，羧酸可分为_____、_____和_____。

10-4 饱和一元脂肪酸的命名与醛的命名为何相似？

三、羧酸的性质

（一）羧酸的物理性质

常温下，含10个碳原子以下的饱和一元脂肪酸为具有刺激性气味的无色液体，癸酸以上

174

为无色无臭的蜡状固体,二元羧酸和芳香酸都是晶体。低级脂肪酸能与水互溶,但随相对分子质量的增大溶解度逐渐减小,芳香酸难溶于水。羧酸的熔点、沸点均随相对分子质量的增大而升高。

（二）羧酸的化学性质

羧酸的化学性质由其官能团羧基决定。虽然羧基是由羰基和羟基组成,但由于基团的相互影响,羧酸的化学性质并不是羟基化合物和羰基化合物二者性质的简单加合,而是具有羧酸自身的特殊性质。

1. 弱酸性　羧酸在水溶液中能够部分电离,产生少量的氢离子,故羧酸具有弱酸性。

$$RCOOH \rightleftharpoons RCOO^- + H^+$$

羧酸具有酸的通性,如羧酸能使蓝色石蕊试纸变红,羧酸和碱反应生成羧酸盐和水等。

$$CH_3COOH + NaOH \longrightarrow CH_3COONa + H_2O$$

羧酸虽是弱酸,但其酸性比碳酸强。例如:

$$2CH_3COOH + Na_2CO_3 \longrightarrow 2CH_3COONa + CO_2 \uparrow + H_2O$$
$$CH_3COOH + NaHCO_3 \longrightarrow CH_3COONa + CO_2 \uparrow + H_2O$$

苯酚也具有酸性,但酸性比碳酸弱,苯酚不能与碳酸氢钠溶液反应放出 CO_2,利用这些性质,可区别羧酸和苯酚。

2. 酯化反应　酸与醇作用生成酯和水的反应,称为酯化反应,也称成酯反应。酸与无机酸作用生成的酯,称无机酸酯。醇与羧酸生成的酯,称羧酸酯,一般所谓的酯,通常是指羧酸酯。

羧酸中羧基上的羟基与醇羟基上的氢原子之间脱水而形成酯。

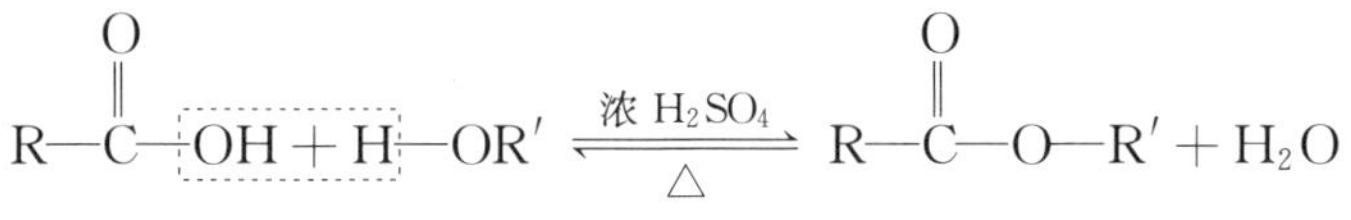

酯化反应是可逆的,其逆反应是酯的水解反应。酯化反应速率很慢,为了加快反应速率,缩短达到平衡的时间,通常用浓硫酸作催化剂和脱水剂,并加热。例如:

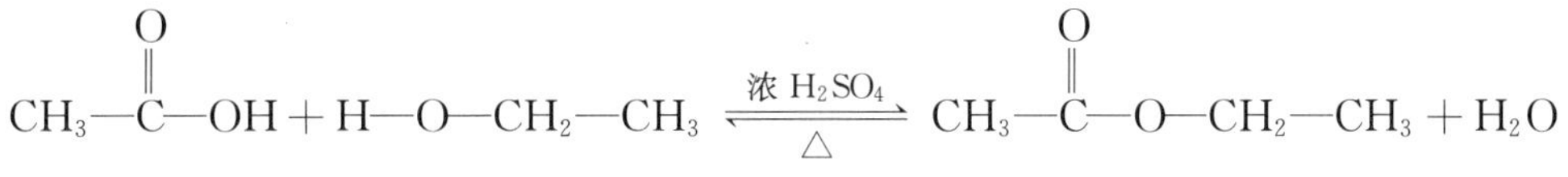

羧酸脱去羧基中的羟基,剩余部分称为酰基（ $R-\overset{O}{\overset{\|}{C}}-$ ）。例如:

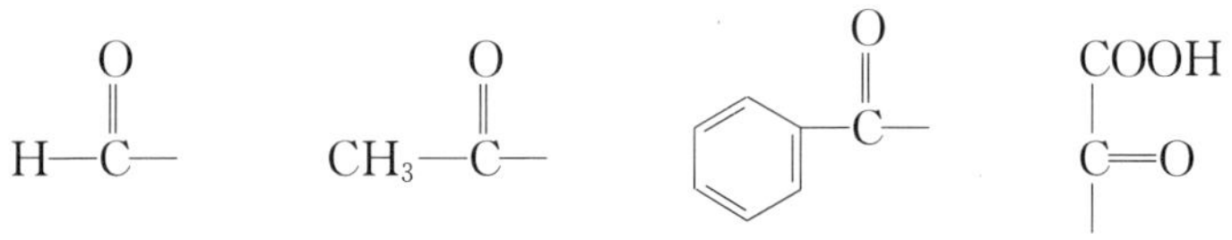

甲酰基　　　乙酰基　　　苯甲酰基　　　草酰基

酯化反应生成的酯的名称是根据反应物羧酸和醇的名称来命名,称为"某酸某酯",如乙酸乙酯、甲酸甲酯等。

3. 脱羧反应　羧酸失去羧基放出 CO_2 的反应称脱羧反应。不同羧酸脱羧的难易程度不同,一元羧酸难脱羧,多元羧酸易脱羧。

$$CH_3COONa + NaOH \xrightarrow[\triangle]{CaO} CH_4 \uparrow + Na_2CO_3$$

$$\begin{matrix} COOH \\ | \\ COOH \end{matrix} \xrightarrow[\triangle]{>150C°} HCOOH + CO_2 \uparrow$$

脱羧反应是人体代谢过程中重要的生化反应之一,是机体产生 CO_2 的方式,体内的脱羧反应是在脱羧酶作用下进行的。

四、重要的羧酸

(一) 甲酸($HCOOH$)

甲酸俗称蚁酸,是最简单的脂肪酸。甲酸存在于蚂蚁和蜂类的分泌物中,是无色有刺激性气味的液体,能与水混溶。人被蚂蚁或蜂类蜇咬后皮肤红肿疼痛,就是甲酸刺激的结果,这时可用弱碱性的稀氨水或肥皂水涂敷止痛。1.25% 的甲酸溶液是治疗风湿病的外用药。

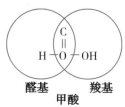

甲酸结构特殊,其分子中既含羧基又含醛基,因此表现出了羧酸和醛两类物质的性质,即甲酸既具有酸性又具有还原性。甲酸能使蓝色石蕊试纸变红,甲酸也能发生银镜反应和费林反应,以此可以鉴别甲酸。

(二) 乙酸(CH_3COOH)

乙酸俗称醋酸,纯净的乙酸是具有强烈刺激性气味的无色液体,能与水混溶,纯乙酸在 16.5℃ 时凝结成冰状固体,故纯乙酸又称冰醋酸或冰乙酸。

食用醋中含 3%~5% 的乙酸。乙酸是常用的有机试剂,也是重要的化工原料,普通市售的乙酸质量分数约为 0.36。在医药上,乙酸能抗细菌和真菌,常用作消毒防腐剂。如临床上用 0.1%~0.5% 的乙酸溶液治疗阴道滴虫病,0.5%~2% 的溶液用于创面洗涤,30% 的溶液外涂可治疗甲癣、鸡眼等。此外用食醋熏蒸房间,能预防流感。

(三) 乙二酸($HOOC—COOH$)

乙二酸俗名草酸,其分子式为 $H_2C_2O_4$,它通常以钾盐形式存在于许多植物中,人的尿中有草酸钙或草酸脲,肾或膀胱结石中也含草酸钙。

草酸是无色晶体,一般含有二分子结晶水($H_2C_2O_4 \cdot 2H_2O$),能溶于水和乙醇。草酸加热会失去结晶水,当温度超过 150℃ 时草酸会发生脱羧反应。草酸是二元酸,且两羧基直接相连,草酸的酸性比一元羧酸和其他二元羧酸的酸性都强。草酸具有还原性,能与许多金属离子形成易溶于水的配合物。工业上草酸常用作漂白剂,草酸还可用来清除铁锈和墨迹。草酸的铅盐和锑盐是印染工业的媒染剂。

(四) 苯甲酸(⬡—COOH)

苯甲酸因最早从安息香树胶里制得,故俗名安息香酸,它是最简单的芳香酸。苯甲酸是白色有光泽的鳞片状或针状结晶,熔点 122℃,能升华,易溶于热水、乙醇和乙醚中。苯甲及其钠盐常用作食品和药品的防腐剂。

10-5　将羧酸、苯酚、碳酸的酸性由强至弱排列。

10-6　写出在浓 H_2SO_4 作用下，乙酸与甲醇的酯化反应。

10-7　写出在加热条件下，丙二酸的脱羧反应。

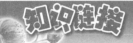

食　醋

作为"五味之首"，食醋的主要成分是醋酸、不挥发酸、氨基酸、糖等。在我国两千多年的酿醋历史中，出现了各种工艺、各种原料、各种风味的醋，它们用法不同，功效不同。食醋大致可分以下几种：

1. 佐料醋　酸度较低，味浓，醇香，稍甜，有较强的助鲜作用，适合烹调菜肴，不仅使蔬菜脆嫩可口，还能保护蔬菜中维生素 C 不流失。食醋还能增强胃酸，促进消化。

2. 饮料醋　以果汁、米醋、蜂蜜、麦芽糖等调和而成，有甜酸适中、爽口不黏的特点。它能防暑降温、生津止渴，还能增进食欲和消除疲劳。饮料醋可供选择的味很多，加入冰水和二氧化碳后口感更佳。

3. 保健醋　添加了氨基酸、低聚糖、维生素、益生菌等具有保健作用的成分，这种醋酸度较低，口味佳，能强身健体，预防疾病。

4. 酿造醋　用含淀粉、糖的粮食或水果等为原料，经微生物发酵酿制而成，在酿制过程中不添加冰醋酸。其主要成分是醋酸，含 5%～20%，还含有氨基酸、乳酸、琥珀酸、草酸、烟酸等多种有机酸，此外，还有蛋白质、脂肪、糖以及维生素 B_1、维生素 B_2、芳香性物质乙酸乙酯，以及钙、铁、磷等多种矿物质。尤其氨基酸等营养成分含量高，更有益于人体健康。

5. 配制醋　以酿制食醋为主，加入冰醋酸、食品添加剂等混合配制的调味食醋，没有其他营养成分，故不如酿造醋有营养，它有白醋和色醋之分。

第二节　取代羧酸

一、取代羧酸的概念和分类

(一)概念

羧酸分子中烃基上的氢原子被其他原子或原子团取代而形成的化合物，称为**取代羧酸**。取代羧酸具有多种官能团，故又称为具有复合官能团的羧酸。

（二）分类

根据官能团不同，取代羧酸可分为卤代酸、羟基酸、酮酸和氨基酸等。本节介绍羟基酸和酮酸，氨基酸将在"蛋白质"一章中学习。

二、羟基酸、酮酸的结构和命名

（一）结构

羧酸分子中除羧基外还含有羟基的，称羟基酸。羧酸分子中除羧基外还含有酮基的，称酮基酸，简称酮酸。

（二）命名

羟基酸和酮酸的命名多用俗名。它们的系统命名法是，以羧酸为母体，将羟基或酮基作为取代基，并用阿拉伯数字或希腊字母标明其位次，羟基酸称羟基某酸，酮酸称某酮酸。例如：

$$\underset{\substack{| \\ OH}}{CH_3-CH}-COOH$$

α-羟基丙酸
（乳酸）

$$\underset{\substack{| \\ OH}}{CH_3-CH}-CH_2-COOH$$

β-羟基丁酸
（β-羟丁酸）

邻-羟基苯甲酸
（水杨酸）

$$HOOC-CH_2-\underset{\substack{| \\ OH}}{CH}-COOH$$

α-羟基丁二酸
（苹果酸）

$$\underset{\substack{\| \\ O}}{CH_3-C}-COOH$$

丙酮酸

$$\underset{\substack{\| \\ O}}{CH_3-C}-CH_2-COOH$$

β-丁酮酸
（乙酰乙酸）

三、重要的羟基酸和酮酸

（一）乳酸（ $\underset{\substack{| \\ OH}}{CH_3-CH}-COOH$ ）

乳酸系统名称为 α-羟基丙酸，因最初在酸牛奶中发现，故俗称乳酸。纯净的乳酸常温下是晶体，熔点 18℃，一般乳酸为无色或淡黄色黏稠液体，有酸味，能溶于水或乙醇。市售乳酸溶液的质量分数是 0.85～0.92。因有羟基的存在，乳酸的酸性比丙酸强。

乳酸也存在于人体内，它是人体糖代谢的中间产物。人在剧烈运动时，机体因氧气供应不足，肌肉内糖酵解生成大量乳酸，乳酸储留在肌肉中会刺激肌肉组织，人就感到肌肉酸胀。

在酶的催化作用下，乳酸在体内能脱氢氧化生成丙酮酸。

$$\underset{\substack{| \\ OH}}{CH_3-CH}-COOH \underset{+2H}{\overset{-2H}{\rightleftharpoons}} \underset{\substack{\| \\ O}}{CH_3-C}-COOH$$

乳酸在医药上有许多用途。乳酸可以消毒灭菌,加热稀乳酸熏蒸房间,能起到消毒作用。临床上乳酸钠可纠正酸中毒,乳酸钙用于治疗缺钙。

（二）水杨酸（ $\begin{array}{c}\text{—COOH}\\\text{—OH}\end{array}$ ）

水杨酸系统名称为邻-羟基苯甲酸或 2-羟基苯甲酸,因在水杨树和柳树的树皮中含有,故俗名为水杨酸或柳酸。水杨酸是一种白色针状结晶,熔点 159℃,易溶于沸水、乙醇和乙醚中。水杨酸是酚酸,有酚羟基,能与三氯化铁溶液反应显紫色,水杨酸还能与乙酐作用生成乙酰水杨酸。

乙酰水杨酸为白色针状结晶,熔点 143℃,又名阿司匹林,它有解热、镇痛、抗风湿作用,临床上用于内服药。医药上将阿司匹林、非那西汀和咖啡因三种配伍制成片剂,即 APC,又称复方阿司匹林,是最常使用的解热镇痛药。阿司匹林还可以抑制血小板聚集,降低血液黏稠度,从而防止血栓形成,成人每日服低剂量的肠溶阿司匹林,能防治心脑血管疾病。

（三）酒石酸（HOOC—CH—CH—COOH）
　　　　　　　　　　　｜　　　｜
　　　　　　　　　　　OH　　OH

酒石酸系统名称为 2,3-二羟基丁二酸,因最初从酒石中发现,故俗名酒石酸。酒石酸在各种果汁中均有,葡萄中含量尤为丰富。酒石酸是无色晶体,熔点 170℃,易溶于水。酒石酸钾钠是配制费林试剂的成分之一。酒石酸钾锑俗称吐酒石,有催吐作用。临床上用酒石酸钾锑治疗血吸虫病和黑热病。

（四）丙酮酸（CH₃—C(=O)—COOH）

丙酮酸为无色液体,沸点 165℃,能与水混溶,酸性比乳酸强。丙酮酸是人体内糖代谢的中间产物,它与乳酸互相可以转化,它还可以在酶作用下氧化脱羧。

$$CH_3-\overset{O}{\underset{\|}{C}}-COOH \xrightarrow[-CO_2]{[O]} CH_3COOH + CO_2\uparrow$$

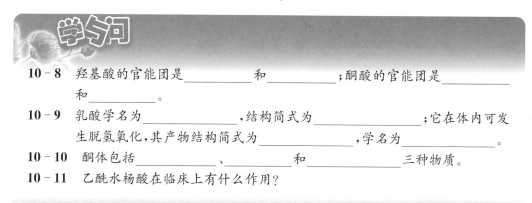

学与问

10-8 羟基酸的官能团是_____和_____;酮酸的官能团是_____和_____。

10-9 乳酸学名为_____,结构简式为_____;它在体内可发生脱氢氧化,其产物结构简式为_____,学名为_____。

10-10 酮体包括_____、_____和_____三种物质。

10-11 乙酰水杨酸在临床上有什么作用?

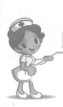

知识链接 酮 体

酮体是脂肪酸在人体中氧化的中间产物,也是机体内一种供能物质,尤其是脑和骨骼肌等组织的重要能源。人在长期饥饿状态下,脑组织所需能量的75%是由酮体提供。酮体包括β-羟丁酸(约占70%)、β-丁酮酸(乙酰乙酸)(约占30%)和丙酮(极微量)三种物质。正常情况下血中仅含少量酮体(小于0.5 mmol/L)。当机体代谢发生紊乱时,如饥饿、低糖饮食及糖尿病时,因脂肪分解代谢加强,酮体生成过多,超出组织利用能力,此时血中酮体含量升高,尿中出现酮体,引起酮血症和酮尿症。酮体是酸性的,血中浓度过高时,可导致机体出现酮症酸中毒,严重时可危及生命。临床上常通过检查血中酮体含量来帮助诊断疾病。

酮体中三种物质相互转化关系如下:

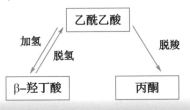

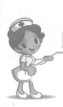

科学视野 食品防腐剂

食品防腐剂,是能防止由微生物引起的腐败变质,延长食品保藏期的食品添加剂。因兼有防止微生物繁殖引起食物中毒作用,故又称抗微生物剂。

食品防腐是古老的话题,在人类还没有化学合成食品防腐剂之前,人们已经找到很多长期保存食品并能防止食品变质的方法,如高糖蜜制、高盐腌制、酸和酒泡制、烟熏制以及在水中、地下存放,等等。随着食品工业的发展,传统防腐已无法满足需要,于是化学产品用于食品防腐的做法开始流行。早期主要有甲醛、硝酸盐等高毒性防腐剂,以后又研制出了苯甲酸及其钠盐、山梨酸及其钾盐、丙酸钙等数十种各类化学合成食品防腐剂。目前食品防腐剂的生产发展趋势正由化学合成向更安全、更方便的天然食品防腐剂的方向转变。

如微生物源的乳酸链球菌素、那他霉素、红曲米素等,动物源的溶菌酶、壳聚糖、鱼精蛋白、蜂胶等,植物源的琼脂低聚糖、杜仲素、辛香料、丁香提取物等。

我国批准使用的食品防腐剂有十几种,不同种类的防腐剂有着不同的作用机制,它们的使用范围也不尽相同。苯甲酸钠是当前应用较为广泛的一种食品防腐剂,常用于碳酸饮料、低盐酱菜、酱油、蜜饯、葡萄酒、果酒、软糖、食醋、果酱、果汁(味)型饮料、复合调味料等。山梨酸及其钾盐除与上述苯甲酸钠的使用范围相似外,还主要用于鱼、肉、蛋、禽类食品和果蔬类产品的保鲜,此外,也用于果冻、即食豆制品、糕点、即食海蜇、乳酸菌饮料等。对羟基苯甲酸乙酯和对羟基苯甲酸丙酯常用于果蔬保鲜、食醋、碳酸饮料、果汁(味)饮料、果酱、酱油、糕点

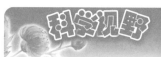

等。脱氢乙酸用于腐乳、酱菜等。乳酸链球菌素用于罐头、植物蛋白饮料、乳制品、肉制品等。丙酸钙(钠)用于生面湿制品(切面、馄饨皮)、面包、糕点、豆制品、罐头、食醋、酱油等。

食品防腐剂对现代食品工业的发展作出了很大贡献,给人们的生活带来了方便。由于目前使用的食品防腐剂大多是人工合成的化学防腐剂,若超标使用会对人体造成一定损害。因此,我国对防腐剂的使用有着严格的规定和标准:① 合理使用对人体健康无害。② 不影响消化菌群。③ 在消化道可降解为食物的正常成分。④ 不影响药物特别是抗生素的使用。⑤ 对食品热处理时不产生有害物质。对列入《食品原料和添加剂目录》的防腐剂,必须按我国的《食品添加剂使用卫生标准》的规定限量添加,严禁超标使用,这样就可保障食品的安全性,就能让消费者放心食用。

知识点归纳

知识点	知识内容
羧酸的概念	烃分子中的氢原子被羧基取代而成的化合物(甲酸例外)
羧酸的结构	羧酸的结构通式为 $R-\overset{\overset{O}{\|}}{C}-OH$ 或 $R-COOH$;羧酸的官能团:羧基 $-\overset{\overset{O}{\|}}{C}-OH$,简式为$-COOH$
羧酸的分类	1. 根据羧酸分子中烃基的不同,羧酸可分为脂肪酸和芳香酸;脂肪酸又可根据脂肪烃基的不同分为饱和脂肪酸和不饱和脂肪酸 2. 根据羧酸分子中羧基数目的多少,羧酸可分为一元羧酸、二元羧酸和多元羧酸
羧酸的命名	系统命名法:1. 饱和一元脂肪酸:选主链→编号→定名称;2. 饱和二元脂肪酸:称"某二酸";3. 不饱和一元脂肪酸:称"某烯酸";4. 芳香酸:以脂肪酸为母体,将芳香烃基作取代基
羧酸的性质	1. 酸性;2. 酯化反应;3. 脱羧反应
重要的羧酸	甲酸、乙酸、乙二酸及苯甲酸的一般性质和用途
羟基酸的结构和命名	结构:既有羧基又有羟基的化合物;系统命名法以羧酸为母体,羟基作取代基,称羟基某酸;俗名:根据来源命名
酮酸的结构和命名	结构:既有羧基又有酮基的化合物;系统命名法以羧酸为母体,酮基作取代基,称某酮酸;俗名:根据来源命名
重要的羟基酸和酮酸	乳酸、水杨酸、酒石酸和丙酮酸的一般性质及医学意义

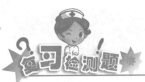

一、名词解释

1. 羧酸　2. 酯化反应　3. 羟基酸　4. 酮体

二、选择题

1. 羧酸的官能团是 （　）

A. —CHO
B. $R-\overset{\displaystyle O}{\overset{\|}{C}}-$
C. —COOH
D. —COOR

2. 下列羧酸属于二元羧酸的是 （　）

A. 乳酸
B. 草酸
C. 水杨酸
D. 乙酰乙酸

3. 能发生银镜反应的物质是 （　）

A. 甲醇
B. 甲醚
C. 甲酚
D. 甲酸

4. 具有相同物质的量浓度的下列溶液,酸性最强的是 （　）

A. 碳酸
B. 醋酸
C. 苯酚
D. 草酸

5. 属于酮酸的化合物是 （　）

A. 乙酰乙酸
B. 乳酸
C. 苹果酸
D. 酒石酸

6. 临床上检验尿中丙酮所用试剂为 （　）

A. 费林试剂
B. 亚硝酰铁氰化钠溶液和氢氧化钠溶液
C. 三氯化铁溶液
D. 希夫试剂

7. 下列各组物质,互为同分异构体的是 （　）

A. 丙酮和丙酮酸
B. 乙醇和乙醚
C. 乙酸乙酯和丁酸
D. 乙醇和乙醛

8. 能与苯甲酸发生酯化反应的是 （　）

A. 苯甲醇
B. 苯甲醛
C. 甲酸
D. 丙酮

9. 不能与 Na_2CO_3 反应放出 CO_2 气体的是 （　）

A. 蚁酸
B. 醋酸
C. 苯甲酸
D. 碳酸

10. 由—CH_3、—OH、—C_6H_5、—COOH 四种基团两两组合而成的化合物中,其中水溶液能使石蕊试液变红的有 （　）

A. 2 种
B. 3 种
C. 4 种
D. 5 种

三、命名下列化合物

1. $CH_3-\underset{\underset{\displaystyle CH_3}{|}}{CH}-CH_2-COOH$

2. $CH_3-\underset{\underset{\underset{\underset{\displaystyle CH_3}{|}}{CH_2}}{\underset{\displaystyle CH_2}{|}}}{CH}-COOH$

3. $CH_3-(CH_2)_8-COOH$

4. $CH_3-CH_2-CH=CH-COOH$

5. $HOOC-\underset{\underset{\underset{\underset{\displaystyle COOH}{|}}{CH_2}}{|}}{CH}-OH$

6. （苯环）—CH_2-COOH

7. （苯环，对位 CH_3）COOH

8. $CH_3-CH_2-\underset{\underset{\displaystyle OH}{|}}{CH}-COOH$

9. $CH_3—CH_2—\overset{\displaystyle O}{\underset{\displaystyle \|}{C}}—CH_2—COOH$

10. 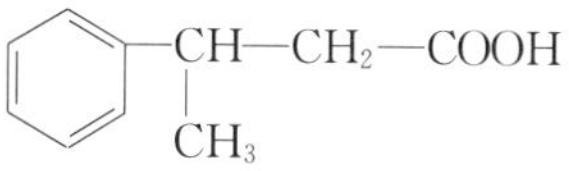 $\overset{\displaystyle CH—CH_2—COOH}{\underset{\displaystyle CH_3}{|}}$

四、写出下列物质的结构简式

1. 草酸　2. 乳酸　3. 水杨酸　4. 丙酮酸　5. 乙酰乙酸　6. 邻苯二甲酸　7. β-羟丁酸　8. 丙烯酸

五、完成下列化学反应式

1. $CH_3—CH_2—COOH+NaOH \longrightarrow$

2. $CH_3—CH_2—COOH+NaHCO_3 \longrightarrow$

3. $CH_3—CH_2—COOH+CH_3—CH_2—OH \xrightarrow[\triangle]{\text{浓 } H_2SO_4}$

4. $\overset{\displaystyle COOH}{\underset{\displaystyle COOH}{|}} \xrightarrow[\triangle]{>150℃}$

六、用化学方法鉴别下列各组物质

1. 甲酸和乙酸

2. 苯甲酸和水杨酸

3. 甲酸和甲醛

4. 石炭酸和醋酸

七、推断题

某一无色液态有机物,相对分子质量为102,具有下列性质:

① 与 Na 反应放出氢气;② 能与乙醇发生酯化;③ 能与碳酸钠反应放出二氧化碳。

(1) 写出该物质分子式。

(2) 写出符合上述性质的所有物质的结构简式和名称。

（徐常怡）

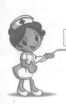
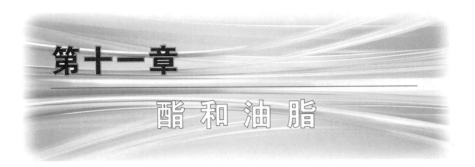

第十一章

酯 和 油 脂

学习重点

1. 酯的结构和命名。

2. 酯的性质。

3. 油脂的组成和结构。

4. 油脂的主要化学性质。

　　酸和醇的脱水产物称为酯。酯可分为无机酸酯和有机酸酯（羧酸酯），羧酸酯简称为酯。亚硝酸异戊酯、三硝酸甘油酯等属于无机酸酯，乙酸乙酯、苯甲酸甲酯等属于羧酸酯。

　　油脂属于羧酸酯，它是维持生命活动不可缺少的物质。油脂的主要生理功能是储能供能，每 1 g 油脂完全氧化可产生能量 38.9 kJ，是同质量的糖或蛋白质产能的两倍。正常人生理活动所需能量的 20％～30％由油脂提供；脏器和体表周围的油脂还具有保护内脏器官、防止热量散失而保持体温的作用；油脂还是人体重要的溶剂，体内脂溶性维生素 A、D、E、K 等物质的吸收和代谢与油脂密切相关。

第一节　酯

一、酯的结构和命名

　　酯的通式为 $R-\overset{\overset{O}{\|}}{C}-O-R'$（简式为 $R-COOR'$），其中 R 和 R' 可能相同也可能不同，R、R' 可以是脂肪烃基，也可以是芳香烃基。酯可看作是由酰基（$R-\overset{\overset{O}{\|}}{C}-$ ）和烃氧基（$-O-R'$）连接

而成的化合物。酯的官能团是酯键（ —$\overset{\overset{\textstyle O}{\|}}{C}$—O— ）。

酯的化学名称是根据生成酯的羧酸和醇的名称来命名的,酸名在前,醇名在后,将"醇"字改为"酯"字,称为"某酸某酯"。例如：

$$CH_3-\overset{\overset{\textstyle O}{\|}}{C}-O-CH_2-CH_3$$
乙酸乙酯

$$H-\overset{\overset{\textstyle O}{\|}}{C}-O-CH_3$$
甲酸甲酯

$$CH_3-\overset{\overset{\textstyle O}{\|}}{C}-O-CH_2-CH_2-CH_3$$
乙酸丙酯

$$CH_3-CH_2-\overset{\overset{\textstyle O}{\|}}{C}-O-CH_3$$
丙酸甲酯

苯甲酸甲酯

苯甲酸苄酯

二、酯的性质

低级酯是具有芳香气味的、易挥发的无色液体,广泛存在于各种水果和花草中,如乙酸乙酯有苹果香味,乙酸丁酯有梨香味,乙酸辛酯有橘香味,乙酸甲酯有菠萝香味,苯甲酸甲酯有茉莉香味等。高级酯是蜡状固体,无水果香味。酯一般比水轻,难溶于水,易溶于有机溶剂。

低级酯可作为食品和日用品的香料,还可作有机溶剂。

酯的溶液近乎于中性,其主要化学性质表现在能水解,生成相应的羧酸和醇。

$$R-\overset{\overset{\textstyle O}{\|}}{C}-O-R' + H_2O \underset{\text{酯化}}{\overset{\text{水解}}{\rightleftharpoons}} R-\overset{\overset{\textstyle O}{\|}}{C}-OH + R'-OH$$
酯　　　　　　　　　　　　　羧酸　　　　醇

酯的水解反应是酯化反应的逆反应。酯的水解反应速率慢,程度小,反应不完全,若加入少量酸或碱作催化剂,能加快酯的水解速率。在氢氧化钠作用下,酯水解生成的酸能与氢氧化钠反应,这样反应平衡向酯的水解方向移动。实验证明在足量的碱存在时,酯的水解可以进行到底。

$$R-\overset{\overset{\textstyle O}{\|}}{C}-O-R' + NaOH \overset{\triangle}{\longrightarrow} R-\overset{\overset{\textstyle O}{\|}}{C}-O-Na + R'-OH$$
酯　　　　　　　　　　　　　羧酸钠　　　　醇

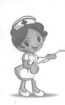

学与习

11-1 写出下列酯的结构简式：

乙酸甲酯＿＿＿＿＿＿＿＿＿＿　　　甲酸乙酯＿＿＿＿＿＿＿＿＿＿

苯甲酸丙酯＿＿＿＿＿＿＿＿＿＿　　丙酸苄酯＿＿＿＿＿＿＿＿＿＿

11-2 在酸性条件下，$CH_3CH_2COOCH_3$ 水解产物是　　　　　（　　）

A. 丙酸和甲醇　　　　　　　　　　B. 乙酸和甲醇

C. 甲酸和丙醇　　　　　　　　　　D. 丙醇和甲酸

11-3 炒荤菜时，加醋又加酒，菜能美味可口，原因是　　　　　（　　）

A. 有酸类物质生成　　　　　　　　B. 有盐类物质生成

C. 有醇类物质生成　　　　　　　　D. 有酯类物质生成

11-4 低级酯为什么可作为食品和日用品的香料？

知识链接

香水中的酯

　　香水是香精的酒精溶液，其中香精含量在 $15\%\sim25\%$，配制香水的酒精浓度是 95%，且不能带有丝毫的杂味。所有酒精一般需加入 1% 的氢氧化钠煮沸回流数小时，再经一次或多次分馏，收集气味最纯正的部分来配香水。香水的香气是香精所赋予的。香精是由各种香料调配而成，香料里主要是一些酯类和其他有机物。如茉莉香型的香料配方：乙酸苄酯 35%，甲酸苄酯 3%，芳樟醇 15%，苄醇 10%，邻氨基苯甲酸甲酯 5%，羟基香草醛 15%，依蓝油 3%，甲位戊基桂醛 5%，癸醛 1%，茉莉净油 7%。

第二节　油　脂

　　油脂属酯类化合物，是油和脂肪的总称。油脂广泛存在于动植物中，在常温下呈液体的油脂称为油，如豆油、花生油、芝麻油、蓖麻油等植物油脂；在常温下呈固态的油脂称为脂肪，如牛脂、猪脂、羊脂等动物油脂。

一、油脂的组成和结构

　　天然的油脂是混合物，其主要成分是甘油和高级脂肪酸脱水生成的酯。因甘油分子中有 3 个羟基，故需要和 3 分子高级脂肪酸脱水，产物称甘油三酯，医学上称三酰甘油。其结构通式和结构组成示意图如下：

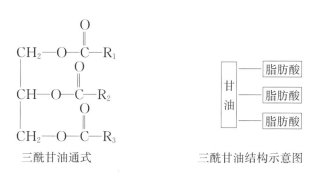

三酰甘油通式　　　　　　　三酰甘油结构示意图

式中 R_1、R_2、R_3 分别代表高级脂肪酸的烃基。若 R_1、R_2、R_3 相同,这样的甘油酯称为单甘油酯,若 R_1、R_2、R_3 不相同,则称为混甘油酯。天然油脂多为混甘油酯。

油脂的化学命名与酯相似,将脂肪酸的名称放在前,甘油名称放在后,称为"某酸甘油酯",也称"某酰甘油"。如三硬脂酸甘油酯,也可称三硬脂酰甘油。

组成油脂的脂肪酸大多数是含偶数碳原子的直链高级脂肪酸。常见的是含十六和十八碳原子的高级脂肪酸,有饱和高级脂肪酸和不饱和高级脂肪酸两类。天然油脂中含有的主要高级脂肪酸列举如下(表 11-1)。

表 11-1　几种重要的高级脂肪酸

类别	俗名	化学名称	结构简式
饱和脂肪酸	软脂酸	十六酸	$CH_3(CH_2)_{14}COOH$
	硬脂酸	十八酸	$CH_3(CH_2)_{16}COOH$
不饱和脂肪酸	油酸	9-十八碳烯酸	$CH_3(CH_2)_7CH=CH(CH_2)_7COOH$
	亚油酸	9,12-十八碳二烯酸	$CH_3(CH_2)_4CH=CHCH_2CH=CH(CH_2)_7COOH$
	桐油酸	9,11,13-十八碳三烯酸	$CH_3(CH_2)_3(CH=CH)_3(CH_2)_7COOH$
	亚麻酸	9,12,15-十八碳三烯酸	$CH_3(CH_2CH=CH)_3(CH_2)_7COOH$
	花生四烯酸	5,8,11,14-二十碳四烯酸	$CH_3(CH_2)_3(CH_2CH=CH)_4(CH_2)_3COOH$

高级脂肪酸的饱和程度,对其所组成的油脂的熔点有影响,常温下呈液态的植物油中含较多不饱和高级脂肪酸,常温下呈固态的动物脂肪中含较多饱和高级脂肪酸。

人体能合成多种脂肪酸,只有亚油酸、亚麻酸和花生四烯酸等不能合成,但它们又是人体生命活动中不可缺少的,必须由食物提供,这些脂肪酸称为**人体必需脂肪酸**。

必需脂肪酸有降低血胆固醇和三酰甘油的作用,并能减少血栓形成,防止动脉血管硬化。植物油中含必需脂肪酸多,动物脂肪中含量较少。因此,为了达到健康饮食,人们的食用油应以植物油为主。近年来,从海洋鱼类和甲壳类动物体内的油脂中分离出了二十碳五烯酸(EPA)和二十二碳六烯酸(DHA),实验证明它们可以降低人的血脂,能抗血栓,能防治心脑血管疾病,同时又是大脑所需的营养物质,被人们誉为"脑黄金"。

二、油脂的性质

纯净的油脂为无色、无臭、无味的液体,比水轻,密度在 $0.9\sim0.95$ g/cm³ 之间,难溶于水,易溶于汽油、乙醚、氯仿等有机溶剂。天然油脂是混合物,没有恒定的熔点和沸点,因溶有色素、维生素等物质而有颜色和气味。

（一）水解反应

在酸、碱或酶等催化剂作用下，油脂能水解。1分子油脂完全水解能生成1分子甘油和3分子高级脂肪酸。

$$
\begin{array}{l}
CH_2-O-\overset{\displaystyle O}{\overset{\|}{C}}-R_1 \\
CH-O-\overset{\displaystyle O}{\overset{\|}{C}}-R_2 \quad +3H_2O \xrightarrow{\text{酸或酶}} \\
CH_2-O-\overset{\displaystyle O}{\overset{\|}{C}}-R_3
\end{array}
\qquad
\begin{array}{ll}
CH_2-OH & R_1COOH \\
CH-OH & +R_2COOH \\
CH_2-OH & R_3COOH
\end{array}
$$

油脂（三酰甘油）　　　　　　　　　　甘油　　　高级脂肪酸

油脂在不完全水解时，生成脂肪酸、甘油一酯（单酰甘油）或甘油二酯（二酰甘油）。油脂的水解反应具有重要的生理意义。在人体内，油脂的水解主要发生在小肠，催化剂是胰脂酶，产物有脂肪酸、甘油以及不完全水解产物单酰甘油等。这些产物透过肠壁被吸收，一部分氧化供能，一部分重新合成自身脂肪。

$$
\begin{array}{l}
CH_2-O-\overset{\displaystyle O}{\overset{\|}{C}}-R_1 \\
CH-OH \\
CH_2-OH
\end{array}
\qquad\qquad
\begin{array}{l}
CH_2-O-\overset{\displaystyle O}{\overset{\|}{C}}-R_1 \\
CH-O-\overset{\displaystyle O}{\overset{\|}{C}}-R_2 \\
CH_2-OH
\end{array}
$$

甘油一酯　　　　　　　　　　　　甘油二酯
（单酰甘油）　　　　　　　　　　（二酰甘油）

油脂在 NaOH 或 KOH 溶液中水解，生成高级脂肪酸钠盐或钾盐。

$$
\begin{array}{l}
CH_2-O-\overset{\displaystyle O}{\overset{\|}{C}}-C_{17}H_{35} \\
CH-O-\overset{\displaystyle O}{\overset{\|}{C}}-C_{17}H_{35} \quad +3NaOH \xrightarrow{\triangle} \\
CH_2-O-\overset{\displaystyle O}{\overset{\|}{C}}-C_{17}H_{35}
\end{array}
\qquad
\begin{array}{l}
CH_2-OH \\
CH-OH \quad +3C_{17}H_{35}COONa \\
CH_2-OH
\end{array}
$$

三硬脂酰甘油　　　　　　　　　　甘油　　　　硬脂酸钠

生活中常用的肥皂就是高级脂肪酸盐，故将油脂在碱性条件下的水解反应称为皂化反应。高级脂肪酸钠称钠肥皂，是硬皂，日常生活中用的普通肥皂都是钠肥皂。高级脂肪酸钾称钾肥皂，是软皂，临床上用的灌肠剂、乳化剂都是软皂。

（二）加成反应

含不饱和脂肪酸的油脂，分子中含有碳碳双键，在一定条件下可发生加成反应。油脂的下列两个加成反应在实际生产应用中最重要。

1. 加氢　液态的不饱和脂肪酸甘油酯催化加氢后，可以转化为饱和程度较高的固态或半固态的脂肪。例如：

$$CH_2-O-C-C_{17}H_{33}$$
$$CH-O-C-C_{17}H_{33} \quad +3H_2 \quad \xrightarrow[110\sim190℃]{Ni} \quad CH-O-C-C_{17}H_{35}$$
$$CH_2-O-C-C_{17}H_{33} \qquad\qquad CH_2-O-C-C_{17}H_{35}$$

三油酸甘油酯　　　　　　　三硬脂酸甘油酯
（三油酰甘油）　　　　　　（三硬脂酰甘油）

加氢后的油脂称氢化油或硬化油。氢化油熔点高,稳定性强,不易变质,同时也便于储存和运输。我国目前以棉籽油、菜籽油等植物油作为氢化油原料,制得的氢化油用于生产人造奶油、肥皂和高级脂肪酸。

2. 加碘　油脂吸收碘的量常用于测定油脂的不饱和程度。100 g 油脂所能吸收的碘的克数称为油脂的**碘值**(又称碘价)。它是油脂分析的重要指数,碘值越大,油脂的不饱和程度越高。碘值是衡量食用油质量的标准之一。

（三）酸败

油脂由于长期储存,逐渐变质,产生异臭味,称为**油脂的酸败**。

导致油脂酸败的原因是在空气中的氧、水以及微生物的作用下,油脂发生了氧化、水解等反应,产生了具有特殊气味的挥发性的低级醛、酮和脂肪酸的混合物,光和热可加快油脂酸败。油脂酸败的重要标志是油脂中游离脂肪酸的含量增加,含量越高,意味着油脂酸败越严重。通常将能中和 1 g 油脂中的脂肪酸所需要的氢氧化钾的毫克数称为油脂的酸值,酸值大于 6.0 mg 的油脂不宜食用。为防止油脂的酸败,油脂储存时应放在低温、干燥、避光的密闭容器内。此外,在保存食用油脂时还可添加一些抗氧化剂如花椒、丁香等。

皂化值、碘值和酸值是油脂质量分析的重要理化指标。我国对不同油脂的这三个指标都有要求,符合国家规定标准的油脂才可供食用或药用。

学与问

11-5 油和脂肪在组成上有什么不同? 用什么方法可以把油变成脂肪? 为什么生活中食用油应以植物油为主?

11-6 三硬脂酸甘油酯的结构简式为＿＿＿＿＿＿＿＿。

11-7 加热油脂和氢氧化钠混合溶液,可生成＿＿＿＿＿＿和＿＿＿＿＿,该反应称＿＿＿＿＿反应。

11-8 既能发生皂化反应,又能与氢气发生加成的是　　　　　　　　　　（　　）

　　A. 硬脂酸甘油酯　　　　　　B. 亚油酸甘油酯
　　C. 硬脂酸　　　　　　　　　D. 亚油酸

知识链接

油脂的乳化

油脂难溶于水,且密度比水小。油脂与水混合后振荡,油脂在水中能分散成小油滴,暂时形成一种乳状液,但不稳定,静置一会,小油滴就会互相碰撞聚集,从而发生分层现象。若在不稳定的油水乳状液中加肥皂、胆汁酸盐等物质,油脂与水就能形成稳定的乳状液,而不发生分层。其中肥皂、胆汁酸盐等物质称为乳化剂。这种加入乳化剂使油脂在水中形成比较稳定的乳状液的现象,称为**油脂的乳化**。

乳化剂的作用原理是:乳化剂分子结构特殊,如肥皂($C_{17}H_{35}COONa$),分子中的烃基部分($C_{17}H_{35}$—)因极性小而亲油,称**亲油基(疏水基)**,另一部分(—COONa)因极性大而亲水,称**亲水基(疏油基)**。当乳化剂在油水混合液中,其亲油基伸向油中,亲水基伸向水中。这样在油滴的表面形成了一层乳化剂的保护膜,从而阻止了小油滴的相互碰撞聚集,形成了比较稳定的乳状液。日常生活中使用肥皂去污,就是利用油脂乳化的原理。油脂乳化还具有重要的生理意义,油脂在小肠内,经胆汁酸盐的乳化,分散成小油滴,使脂肪与胰脂酶接触面积增大,这样有利于油脂的消化和吸收。人们将胆汁酸盐称作"生物肥皂"。

科学视野

生命中的类脂

类脂是存在于生物体内,在结构和性质上与油脂相似的一类化合物。类脂在体内含量较少,约占体重5%,它不受遗传、营养和体力活动等因素影响,故称"固定脂"。类脂虽不是机体的供能源,但它却是生命活动中不可缺少的重要物质。重要的类脂有磷脂和甾族化合物。

磷脂是指含磷的类脂,主要是甘油磷脂。甘油磷脂是由甘油、高级脂肪酸、磷酸和胆碱(或胆胺)脱水酯化形成,结构与油脂极其相似。甘油磷脂广泛存在于动物的肝、脑、脊髓、神经组织和植物的种子及胚芽中。甘油磷脂有卵磷脂和脑磷脂。磷脂与蛋白质结合形成磷脂蛋白,有着非常重要的作用。磷脂蛋白参与构成细胞膜,人的神经细胞和大脑细胞就是由磷脂为主所构成的细胞膜包覆,若磷脂不足会导致细胞膜受损,引发智力减退,精神紧张。另外磷脂分解产生的乙酰胆碱是各种神经细胞和大脑细胞间信息传递的载体——神经递质,故磷脂有助于加快神经细胞和大脑细胞间的信息传递速度,增强人的思维能力和记忆力,可以增智。磷脂特别是卵磷脂还对肝脏中的脂肪代谢有重要影响,肝内的脂肪是以极低密度脂蛋白的形式运出,而脂蛋白是由磷脂

科学视野

和蛋白质组成的,若磷脂不足,或合成磷脂的原料(胆碱、胆胺、必需脂肪酸等)缺乏,会造成脂蛋白合成受阻,引起肝内脂肪运出障碍,可导致肝脏脂肪堆积,形成脂肪肝。脑磷脂与蛋白质构成的凝血激酶是血小板的主要成分,参与血液凝固。由此可知,多食富含磷脂的食物,有益健康。

甾族化合物是一类分子中含有一个环戊烷多氢菲基本结构骨架的固体的醇,故也称固醇。胆固醇是最早发现的固醇,因在胆石中发现而取名胆固醇。胆固醇存在于动物的各种组织中,脑和神经组织含量较高。胆固醇如磷脂一样,是构成机体细胞膜的重要成

分,胆固醇在体内还能转化成多种重要生命活性物质。在肝脏,胆固醇转化成胆汁酸,胆汁酸盐在肠道作乳化剂,对食物中脂肪的消化吸收起促进作用。胆固醇在性腺能产生性激素,在肾上腺可转化成肾上腺皮质激素,胆固醇还能在皮下在紫外线照射下转变成维生素D_3,维生素D_3可以活化调节机体钙磷代谢。但是当人体胆固醇代谢发生障碍时,血中胆固醇含量升高,过多的胆固醇和胆固醇酯会沉积于血管,引起动脉粥样硬化,导致心血管疾病。若沉积于胆囊或肾脏会形成结石。医学发现,多吃高纤维食物人群血浆胆固醇含量低,动脉粥样硬化的发病率低。

知识点归纳

知识点	知识内容
酯的概念	酯可以看作是由酰基和烃氧基连接而成的化合物
酯的结构	酯的结构通式为 $R-\overset{O}{\underset{\|}{C}}-O-R'$,简式为 $R-COOR'$,酯的官能团:酯键 $-\overset{O}{\underset{\|}{C}}-O-$
酯的命名	根据生成酯的羧酸和醇的名称命名,称为"某酸某酯"
酯的性质	水解反应
油脂的概念	油和脂肪的总称
油脂的组成	主要成分是甘油和高级脂肪酸脱水生成的酯
油脂的种类	单甘油酯和混甘油酯
油脂的结构	油脂的结构通式:$\begin{array}{l} CH_2-O-\overset{O}{\underset{\|}{C}}-R_1 \\ CH-O-\overset{O}{\underset{\|}{C}}-R_2 \\ CH_2-O-\overset{O}{\underset{\|}{C}}-R_3 \end{array}$
油脂的性质	1. 水解反应;2. 加成反应;3. 酸败

一、名词解释

1. 必需脂肪酸　2. 皂化反应　3. 硬化油

二、选择题

1. 既能发生水解反应又能发生氢化反应的物质是　　　　　　　　　　　　　　　　　　（　　）

A. 油酸甘油酯　　　　B. 软脂酸甘油酯　　　　C. 油酸　　　　D. 乙酸乙酯

2. 油脂不易溶于下列哪种溶剂　　　　　　　　　　　　　　　　　　　　　　　　　　（　　）

A. 酒精　　　　B. 汽油　　　　C. 苯　　　　D. 水

3. 下列物质中不能发生银镜反应的是　　　　　　　　　　　　　　　　　　　　　　　（　　）

A. 甲醛　　　　B. 甲酸　　　　C. 甲醇　　　　D. 甲酸乙酯

4. 油脂水解反应的生成物中均含有　　　　　　　　　　　　　　　　　　　　　　　　（　　）

A. 硬脂酸　　　　B. 甘油　　　　C. 软脂酸　　　　D. 油酸

5. 下列有关油脂的叙述中错误的是　　　　　　　　　　　　　　　　　　　　　　　　（　　）

A. 植物油可以使溴水褪色　　　　　　　　B. 皂化反应是指油脂在碱性条件下的水解过程

C. 天然油脂主要成分是高级脂肪酸甘油酯　　D. 油脂的硬化是物理变化

三、填空题

1. 酯的结构通式为_____；$\begin{array}{c} O \\ \parallel \\ C_6H_5-C-O-CH_2-CH_3 \end{array}$ 化学名称为_____。

2. 油脂是由_____分子和_____分子_____生成的酯,其结构通式为_____。

3. 常温下液态的油脂称_____,其分子中含较多_____高级脂肪酸,常温下固态的油脂称_____,其分子中含较多_____高级脂肪酸。

4. 油脂酸败是由于发生了_____和_____反应,生成了有挥发性的有臭味的_____、_____和_____的混合物。

5. 分子式为 $C_6H_{12}O_2$ 的酯,经水解后可得到相同碳原子数的醇和羧酸;该醇氧化得到丙酮。该酯结构简式为_____,名称为_____。

四、推断题

现有 A、B、C 三种有机物,分子式均为 $C_3H_6O_2$,把它们分别进行下列实验,以进行鉴别。实验记录如下表:

	NaOH 溶液	土伦试剂	钠
A	中和反应	不反应	产生 H_2
B	水解反应	反应,有银镜产生	不反应
C	水解反应	不反应	不反应

结果证明三种有机物的结构简式分别是 A _____、B _____、C _____。

（徐常怡）

第十二章

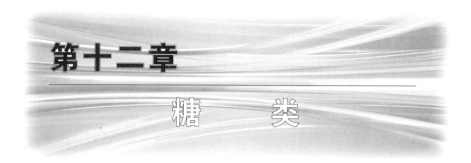

糖 类

学习重点

1. 糖的概念、分类和结构特点。
2. 葡萄糖的结构和性质。
3. 单糖、双糖和多糖的主要性质及还原糖和非还原糖的鉴别。
4. 糖类物质在医学和人类生活中的意义。

糖类又称为碳水化合物,是自然界分布极广又十分重要的一类有机化合物,如葡萄糖、果糖、蔗糖以及淀粉、纤维素等。由于早期发现这类物质的组成符合 $C_n(H_2O)_m$ 的通式,其中氢和氧的比例与水相同,所以被称为碳水化合物。但是后来的结构研究表明,碳水化合物这个名称并不能反映这类物质的结构特点。如鼠李糖 $C_6H_{12}O_5$、脱氧核糖 $C_5H_{10}O_4$ 等虽然不符合 $C_n(H_2O)_m$ 的通式,但属于糖类;而甲醛 $HCHO$、乙酸 $C_2H_4O_2$、乳酸 $C_3H_6O_3$ 等虽然符合 $C_n(H_2O)_m$ 的通式,但却不属于糖类。因此碳水化合物这个名称并不确切,现在只是习惯沿用。

从化学结构看,糖类是多羟基醛、多羟基酮或能水解产生多羟基醛、多羟基酮的化合物。根据糖类化合物的水解情况,可将其分成 4 类,即单糖、双糖、寡糖和多糖。单糖是不能再被水解成更小分子的糖,如葡萄糖、果糖、核糖等。水解后产生 2 分子单糖的糖称为双糖,如蔗糖、麦芽糖、乳糖等。水解后产生 3 到 10 个单糖的糖称为寡糖或低聚糖。完全水解后产生 10 个以上单糖的糖称为多糖,如淀粉、糖原、纤维素等。

人类需要的大量糖类化合物主要来自绿色植物。植物在叶绿素的作用下通过光合作用将水和二氧化碳转变成葡萄糖。当葡萄糖生成后,再进一步合成为淀粉和纤维素。糖类化合物除了在生命现象中起着能量的供给与储存作用外,还是动、植物的结构组分,并且在生命过程中发挥着重要的生理作用。

第一节 单 糖

单糖的种类很多,根据结构不同,单糖可分为醛糖(多羟基醛)和酮糖(多羟基酮);根据分子中所含碳原子数目,单糖又可分为丙糖(三碳糖)、丁糖(四碳糖)、戊糖(五碳糖)、己糖(六碳糖)。自然界中的单糖以戊糖和己糖存在最为广泛,其中与医学关系最密切的有葡萄糖、果糖、核糖和脱氧核糖等。

一、单糖的结构

（一）葡萄糖的结构

1. 开链式　葡萄糖的分子式为 $C_6H_{12}O_6$（或 $C_5H_{11}O_5CHO$）,是己醛糖。实验证明,葡萄糖分子中有 1 个醛基和 5 个羟基,醛基碳为 1 位碳,另外 5 个碳原子上分别连接一个羟基,并且除 3 位碳原子上的羟基在碳链的左侧外,其余的羟基都排在右侧。葡萄糖的费歇尔投影式为:

分子结构中有 4 个（C_2、C_3、C_4、C_5）手性碳原子,根据 D-L 构型标记法,编号最大的手性碳原子（C_5）上的羟基位于右边的称为 D-构型糖,位于左边的称为 L-构型糖。

2. 氧环式　由于葡萄糖分子中既含有醛基又含有羟基,可以发生分子内的反应。即由醛基与第 5 位碳原子上的羟基发生反应生成环状的半缩醛结构。糖分子中的半缩醛羟基又称为苷羟基。

由于形成环状的半缩醛,使原来不是手性碳原子的羰基碳原子变成了手性碳原子,从而产生两种异构体。苷羟基与决定构型的第 5 位碳上的羟基在同侧的为 α-型,在异侧的为 β-型。这两种异构体在溶液中可以通过开链式结构相互转化,形成平衡体系。

α-葡萄糖(约占 37%)　　开链式葡萄糖(微量)　　β-葡萄糖(约占 63%)

费歇尔投影式并不能表示葡萄糖的真实结构,因为真实结构中碳原子不可能是直线排列的,同时 C_1 和 C_5 之间通过氧原子连接的键也不可能那样长。能够更接近于真实的表示葡萄糖氧环式结构的是哈沃斯式。

在哈沃斯式中,葡萄糖分子环上的碳原子和氧原子构成一个六边形平面(顺时针方向),C_1 在右边,C_2 和 C_3 在前边,C_4 在左边,C_5 和氧原子在后边,成环的碳原子省略不写,与成环碳原子相连的氢原子和羟基等按照"左上右下"的方法书写。将 D-葡萄糖 C_5 所连的羟甲基(—CH_2OH)写在环平面的上方。C_1 上所连的苷羟基与羟甲基在异侧的为 α-葡萄糖,在同侧的为 β-葡萄糖。其哈沃斯式为:

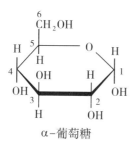

α-葡萄糖　　　　　　　　β-葡萄糖

(二) 果糖的结构

1. 开链式　果糖的分子式为 $C_6H_{12}O_6$(或 $C_5H_{12}O_5CO$),是己酮糖,为葡萄糖的同分异构体。果糖分子中 C_2 位上含有酮基,5 个羟基分别连在其余的 5 个碳原子上。除 C_1 外,其余碳原子上羟基的空间位置与葡萄糖相同,其开链式为:

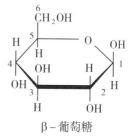

开链式果糖

2. 氧环式　由于果糖分子中与酮基相邻的碳原子上都有羟基,使酮基的活泼性提高,可以与 C_5 或 C_6 位上的羟基作用生成半缩酮。实验证明,当果糖以游离状态存在时,酮基与 C_6 位上的羟基作用生成六元环结构形式存在,当以六元环存在时与杂环化合物吡喃相似,故称为吡喃果糖;当果糖以结合状态存在时,酮基与 C_5 位上的羟基作用生成五元环结构形式存在,与杂环化合物呋喃相似,故称为呋喃果糖。

果糖的环状结构用哈沃斯式表示为:

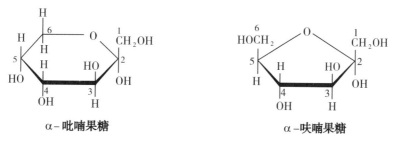

α-吡喃果糖　　　　　　　　α-呋喃果糖

(三) 核糖和脱氧核糖的结构

1. 开链式　核糖的分子式为 $C_5H_{10}O_5$(或 $C_4H_9O_4CHO$),脱氧核糖的分子式为 $C_5H_{10}O_4$

（或 $C_4H_9O_3CHO$），它们都是戊醛糖。两者在结构上的差异在核糖的 C_2 位上连有羟基，而脱氧核糖的 C_2 位上只连有氢原子。因此，脱氧核糖可以看成是核糖中 C_2 位上的羟基脱去了氧原子而形成的。它们的开链式为：

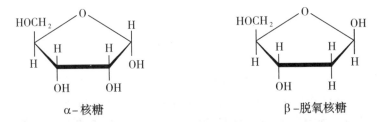

开链式核糖　　　　　　开链式脱氧核糖

2. 氧环式　核糖和脱氧核糖中都有醛基和羟基，可以发生反应生成环状的半缩醛结构，在生物体内以五元环形式存在。其氧环式结构为：

α-核糖　　　　　　　　β-脱氧核糖

在生物化学中多用哈沃斯式来表示核糖和脱氧核糖的氧环式结构，如：

α-核糖　　　　　　　　β-脱氧核糖

学与问

12-1　为什么说碳水化合物的名称不能反映糖类物质的结构特点？

12-2　根据糖类化合物的水解情况，可将其分成_____、_____、_____和_____。

12-3　分别指出葡萄糖、果糖、核糖和脱氧核糖在水溶液中有几种异构体可以通过开链式结构相互转化，形成平衡体系。

12-4　试写出 β-吡喃果糖、β-呋喃果糖和 β-核糖、α-脱氧核糖的哈沃斯式环状结构。

二、单糖的性质

单糖都是白色或无色晶体,有甜味,有吸湿性,易溶于水,难溶于乙醇和乙醚。

单糖具有相似的化学性质。因为单糖是多羟基醛和多羟基酮,所以既能发生醇羟基的反应,也能发生羰基的反应,还能进行氧化和还原反应。单糖的水溶液是氧环式结构和开链式结构的平衡体系,其中开链式结构较少,因而遇希夫试剂不变色。

以葡萄糖为例,来分述单糖的化学通性。

(一)氧化反应

1. 与土伦试剂、费林试剂和班氏试剂反应 土伦试剂、费林试剂和班氏试剂是碱性弱氧化剂,单糖都能被这些弱氧化剂氧化。反应中,单糖被氧化成复杂的氧化产物,而弱氧化剂中的 Ag^+ 和 Cu^{2+} 被还原成银和氧化亚铜沉淀。

$$C_6H_{12}O_6 + Ag^+(配离子) \xrightarrow[\triangle]{NH_3 \cdot H_2O} Ag\downarrow + 复杂的氧化产物$$

单糖与土伦试剂(银氨配离子)反应,产生银镜。

$$C_6H_{12}O_6 + Cu^{2+}(配离子) \xrightarrow[\triangle]{OH^-} Cu_2O\downarrow + 复杂的氧化产物$$

单糖与费林试剂和班氏试剂反应,生成 Cu_2O 的砖红色沉淀。正常人尿中含有微量的葡萄糖。糖尿病患者尿中葡萄糖含量比正常人高得多,含量随病情的轻重而不同。测定尿糖含量是糖尿病辅助诊断方法,临床上常用班氏试剂来检验尿中的葡萄糖。

凡是能被土伦试剂、费林试剂和班氏试剂氧化的糖,称为**还原糖**;反之,凡是不能被土伦试剂、费林试剂和班氏试剂氧化的糖,称为**非还原糖**。

2. 与溴水反应 溴水可将醛糖中的醛基氧化成羧基而生成糖酸,但不能氧化酮糖中的酮基。因此可以用这个反应来鉴别醛糖和酮糖。

$$
\begin{array}{c}
\text{CHO} \\
\text{H}\!-\!\!-\!\text{OH} \\
\text{HO}\!-\!\!-\!\text{H} \\
\text{H}\!-\!\!-\!\text{OH} \\
\text{H}\!-\!\!-\!\text{OH} \\
\text{CH}_2\text{OH}
\end{array}
\xrightarrow{\text{Br}_2/\text{H}_2\text{O}}
\begin{array}{c}
\text{COOH} \\
\text{H}\!-\!\!-\!\text{OH} \\
\text{HO}\!-\!\!-\!\text{H} \\
\text{H}\!-\!\!-\!\text{OH} \\
\text{H}\!-\!\!-\!\text{OH} \\
\text{CH}_2\text{OH}
\end{array}
$$

葡萄糖酸

此外,葡萄糖在人体内可在酶的作用下氧化成葡萄糖醛酸。

(二)成酯反应

葡萄糖分子中的羟基能与酸作用生成酯。随反应条件不同,人体内的葡萄糖在酶的作用下,可以和磷酸作用生成葡萄糖-1-磷酸酯、葡萄糖-6-磷酸酯和葡萄糖-1,6-二磷酸酯。其化学反应式为:

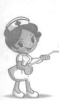
α-葡萄糖 $+ H_3PO_4 \xrightarrow{\text{酶}}$ α-葡萄糖-1-磷酸酯 $+ H_2O$

α-葡萄糖 $+ H_3PO_4 \xrightarrow{\text{酶}}$ α-葡萄糖-6-磷酸酯 $+ H_2O$

β-葡萄糖 $+ 2H_3PO_4 \xrightarrow{\text{酶}}$ β-葡萄糖-1,6-二磷酸酯 $+ 2H_2O$

糖在代谢过程中要先经过磷酸化,然后才能进行一系列反应。因此,成酯反应是糖在人体内代谢的重要中间步骤。

（三）成苷反应

单糖的氧环式结构中的半缩醛羟基（苷羟基）比其他羟基都活泼,可以继续与醇羟基或酚羟基脱水生成缩醛化合物。这种缩醛化合物称为糖苷。例如,葡萄糖在干燥的氯化氢催化下能与甲醇反应脱去一分子水生成葡萄糖甲苷。

β-葡萄糖 $+ CH_3OH \xrightarrow{\text{干燥 HCl}}$ β-葡萄糖甲苷 $+ H_2O$

糖苷由糖和非糖两部分组成,糖的部分称为糖苷基,非糖部分称为配糖基或苷元。糖苷基可以是单糖、双糖或低聚糖,配糖基可以是简单化合物,也可以是复杂化合物。例如,葡萄糖甲苷中葡氧基就是糖苷基,甲基是配糖基。糖苷基和配糖基相连接的键称为糖苷键。糖苷键是糖苷所特有的化学键。大多数天然糖苷中的配糖基是醇类或酚类，它们与糖苷基之间是由氧连接的，所以称为氧苷键。

糖苷的结构较稳定，不能互变成开链式结构，所以分子中没有半缩醛羟基，也就没有还原性。糖苷能在稀酸或酶的作用下水解生成糖和醇或酚。

糖苷广泛存在于植物体内，多数具有生理活性，是许多中草药的有效成分。

12-5 用化学方法鉴别下列各组化合物。

　　　1. 葡萄糖和己六醇　　2. 葡萄糖和果糖

12-6 如何检验尿中的葡萄糖？

三、重要的单糖

（一）葡萄糖

葡萄糖是自然界分布最广的己醛糖，最初是从葡萄汁中结晶得到的。它不仅以游离态存在于蜂蜜和成熟的水果中，而且以结合态广泛存在于生物体内。血液中的葡萄糖称为血糖。正常人体的血糖含量为 $3.9\sim6.1$ mmol/L（$0.70\sim1.10$ g/L）。

葡萄糖是无色晶体，味甜，易溶于水，难溶于有机溶剂。

葡萄糖是一种重要的营养物质，在体内氧化 1 g 葡萄糖能放出 15.6 kJ 能量。因为葡萄糖可以直接被人体吸收，所以是婴儿和体弱病人良好的滋补品。葡萄糖注射液用于补充能量和体液，有解毒、利尿的作用，临床上用于治疗水肿、血糖过低、心肌炎等。工业上葡萄糖可作为还原剂，也是合成维生素 C 和制造葡萄糖酸钙等药物的原料。

（二）果糖

纯净的果糖是棱柱形的晶体。天然果糖不易结晶，通常是黏稠的液体，易溶于水。它是天然糖中最甜的糖，游离的果糖存在于蜂蜜和水果浆汁中。大量的果糖以结合状态存在于蔗糖中。

果糖的酮基因受相邻碳原子上羟基的影响而变得活泼，与葡萄糖一样也是还原糖。能与土伦试剂、费林试剂和班氏试剂反应，能发生成酯反应和成苷反应。

（三）核糖和脱氧核糖

核糖和脱氧核糖分别是核糖核酸和脱氧核糖核酸的组成部分，是生命现象中重要的糖。它们具有单糖的化学通性。

12-7 正常人体血糖含量是多少？葡萄糖在医学上有什么重要作用？

12-8 天然糖中最甜的糖是什么糖？

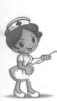
知识链接

氨基葡萄糖

葡萄糖的一个羟基被一个氨基取代的化合物俗称氨基糖,分子式为 $C_6H_{13}O_5N$。广泛存在于自然界的氨基葡萄糖为 2-氨基葡萄糖,即葡萄糖分子中 C_2 上的羟基被

$$
\begin{array}{c}
CHO \\
H-C-NH_2 \\
HO-C-H \\
H-C-OH \\
H-C-OH \\
CH_2OH
\end{array}
$$

2-氨基葡萄糖

氨基所取代。氨基葡萄糖是人体内合成的物质,是形成软骨细胞的重要营养素,是健康关节软骨的天然组织成分。随着年龄的增长,人体内的氨基葡萄糖的缺乏越来越严重,关节软骨不断退化

和磨损。美国、欧洲和日本的大量医学研究表明:氨基葡萄糖可以帮助修复和保护软骨,并能刺激软骨细胞的生长。

长期伏案工作、高强度劳动、运动和特殊职业的人群,常患有肩周炎、颈椎病、腰椎间盘突出症、滑膜炎、滑囊炎、腱鞘炎、骨质增生等,专家建议应根据情况补充氨基葡萄糖。

氨基糖是慢作用成分,需长期服用,人体若吸收过量的钾、钠、氯离子就会损害肝、肾脏。目前国内市场上的氨糖产品主要是盐酸型和硫酸型的氨基葡萄糖,硫酸型的氨糖纯度比盐酸型的氨糖更高,又没有过多的氯、钠离子,适合长期服用。

第二节 双 糖

双糖广泛存在于自然界。双糖是水解能生成两分子单糖的糖,也可以看成是由两分子单糖脱水缩合而成的糖苷。其中单糖部分可以相同,也可以不同。连接两个单糖部分的苷键有两种情况:一种是两个单糖分子都以其半缩醛羟基脱水形成双糖,另一种是一个单糖分子的半缩醛羟基与另一单糖分子的醇羟基脱水形成的双糖。第一种情况形成的双糖分子中已没有半缩醛羟基,不能通过互变生成开链式结构,所以没有还原性,为非还原糖,如蔗糖。第二种情况形成的双糖分子中还有半缩醛羟基,因而有还原性,为还原糖,如麦芽糖、乳糖。

最常见的双糖有蔗糖、麦芽糖、乳糖等,其分子式都是 $C_{12}H_{22}O_{11}$,互为同分异构体。

一、蔗糖

蔗糖是自然界分布最广的双糖,尤其在甘蔗和甜菜中含量最高。平时食用的白糖、红糖等都是蔗糖。蔗糖在医药上用作营养剂和调味剂,常制成糖浆。把蔗糖加热变成褐色的焦糖,可以用作着色剂。高浓度的蔗糖能抑制细菌生长,也可以用作药物的防腐剂。

(一)蔗糖的结构

蔗糖是由一分子 α-葡萄糖的苷羟基与另一分子 β-果糖的苷羟基脱去一分子水缩合而成的糖苷。其哈沃斯式为:

α–葡萄糖部分　　　　β–果糖部分

蔗糖

（二）蔗糖的性质

纯净的蔗糖是白色晶体，易溶于水，难溶于乙醇，甜度仅次于果糖。

由于蔗糖分子中没有游离的苷羟基，所以是非还原糖，不能与土伦试剂、费林试剂和班氏试剂作用，也不能发生成苷反应。蔗糖较其他双糖容易水解，在弱酸或酶的作用下，水解生成等物质的量的葡萄糖和果糖。这种混合物称为转化糖，比蔗糖更甜，是蜂蜜的主要成分。

$$C_{12}H_{22}O_{11} + H_2O \xrightarrow{\text{H}^+ \text{或酶}} C_5H_{11}O_5CHO + C_5H_{12}O_5CO$$

蔗糖　　　　　　　　　　　　　　葡萄糖　　　　果糖

二、麦芽糖

麦芽糖主要存在于发芽的谷粒，特别是麦芽中。可以在淀粉酶的作用下由淀粉水解而得到，饴糖就是麦芽糖的粗制品。

（一）麦芽糖的结构

麦芽糖是由一分子 α–葡萄糖的苷羟基与另一分子葡萄糖 C_4 位上的醇羟基脱去一分子水缩合而成的糖苷。其哈沃斯式为：

α–葡萄糖部分　　　　　　　β–葡萄糖部分

麦芽糖

（二）麦芽糖的性质

麦芽糖是白色晶体，易溶于水，甜度是蔗糖的 40% 左右。

麦芽糖分子中还保留了一个苷羟基，具有还原性，所以是还原糖，能与土伦试剂、费林试剂和班氏试剂作用，能发生成苷反应和成酯反应。在稀酸或酶的作用下，一分子麦芽糖水解生成两分子葡萄糖。

$$C_{12}H_{22}O_{11} + H_2O \xrightarrow{\text{H}^+ \text{或酶}} 2C_5H_{11}O_5CHO$$

麦芽糖　　　　　　　　　　　　　葡萄糖

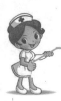

12-9 下列糖类化合物中,具有还原性的是 ( )

    A. 蔗糖   B. 葡萄糖-1-磷酸酯

    C. 麦芽糖   D. 葡萄糖甲苷

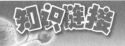

乳 糖

乳糖存在于人和哺乳动物的乳汁中,人乳中含 50~70 g/L(占 5%~8%),牛乳中约含 40 g/L(占 4%~6%)。乳糖是白色粉末,微溶于水,甜度不大。它的吸湿性较小,在医药上常用作散剂、片剂的填充剂。

乳糖是由一分子 β-半乳糖(其结构和葡萄糖的区别在于 C_4 上的羟基在左边,它成环时也是 C_1、C_5 成环)的苷羟基与 α-葡萄糖 C_4 位上的醇羟基脱去一分子水缩合而成的糖苷。其哈沃斯式为:

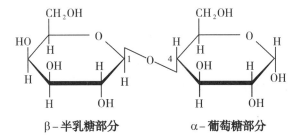

    β-半乳糖部分   **α-葡萄糖部分**

乳糖分子中还有一个苷羟基,所以是还原糖,能与土伦试剂、费林试剂和班氏试剂作用,能发生成苷反应和成酯反应。在稀酸或酶的作用下,乳糖水解生成等物质的量的半乳糖和葡萄糖。

$$C_{12}H_{22}O_{11} + H_2O \xrightarrow{H^+ \text{或酶}} C_5H_{11}O_5CHO + C_5H_{11}O_5CHO$$

    乳糖   半乳糖   葡萄糖

乳糖是儿童生长发育的主要营养物质之一,对青少年智力发育十分重要,特别是新生婴儿绝对不可缺少。小儿的脑细胞发育和整个神经系统的健全都需要大量的乳糖,一周岁以内的小儿每千克体重每天需要糖 13 g 左右。乳糖的另一个作用是在钙的代谢过程中可以促进小儿对钙的吸收。半乳糖对儿童的大脑发育特别重要,它能促进脑苷脂类和粘多糖类的生成。乳糖是儿童食用最好的糖类,而且儿童消化道内有充足的分解乳糖的乳糖酶,能很好地分解消化吸收利用乳糖。人乳中的乳糖不但含量比牛奶、羊奶高而且稳定,不会因母亲的食物变化而变化,也不会因血糖变化而产生波动。

第三节 多 糖

多糖是水解时生成许多分子单糖的糖,也可以看成是许多单糖分子脱水缩合而成的糖苷。多糖在自然界分布很广,是生物体的重要组成成分。常见的多糖有淀粉、糖原和纤维素等。多糖的相对分子质量很大,属于天然高分子化合物,其化学组成可用通式$(C_6H_{10}O_5)_n$表示。

多糖的性质与单糖、双糖有较大差别,多糖没有甜味,大多不溶于水,个别能与水形成胶体溶液,没有还原性。

一、淀粉

淀粉是绿色植物进行光合作用的产物,是植物储存营养物质的一种形式。它主要存在于植物的种子和根茎内,谷类中含量较多,大米中约含淀粉80%,小麦中约含70%,土豆中约含20%。淀粉为白色粉末,一般难溶于水和有机溶剂。天然淀粉主要由直链淀粉和支链淀粉两部分组成。

直链淀粉在淀粉中占10%～30%,能溶于热水,又称为可溶性淀粉或糖淀粉,它是由250～300个 α-D-葡萄糖通过糖苷键连接而形成的。直链淀粉是一种没有分支的长链多糖。直链淀粉与碘作用呈蓝色。如以小圈表示葡萄糖单元,则直链淀粉的结构如图12-1所示。

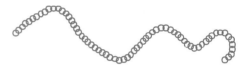

图 12-1 直链淀粉结构示意图

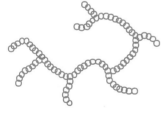

图 12-2 支链淀粉结构示意图

支链淀粉在淀粉中占70%～90%,又称胶淀粉,一般含6 000～40 000个 α-D-葡萄糖单元。其结构如图12-2所示。支链淀粉与碘作用呈蓝紫色。

在玉米淀粉中,直链淀粉占27%,其余为支链淀粉。糯米淀粉几乎全部为支链淀粉。有些豆类淀粉则全是直链淀粉。支链淀粉比直链淀粉难消化。在稀酸和酶的作用下,淀粉能水解。在人体内,淀粉首先被淀粉酶转化为麦芽糖,继续水解得到葡萄糖。

$$(C_6H_{10}O_5)_n + nH_2O \xrightarrow{\text{淀粉酶}} nC_5H_{11}O_5CHO$$

二、糖原

糖原是人和动物体内储存葡萄糖的一种形式,是葡萄糖在体内缩合而成的一种多糖。糖原主要存在于肝脏和肌肉中,存在于肌肉中的糖原叫肌糖原,肝脏中的糖原叫肝糖原。

糖原的结构与支链淀粉相似,只是比支链淀粉分支程度更高,更稠密,相对分子质量更大。各支链点的间隔大约是5到6个葡萄糖单元。

糖原是无定形粉末,不溶于冷水。糖原与碘作用呈红棕色。其水解的最终产物是葡萄糖。

糖原在人体代谢中对维持血液中的血糖浓度起着重要的作用。当血糖浓度增高时,在胰岛素的作用下,肝脏把多余的葡萄糖变成糖原储存起来;当血糖浓度降低时,在高血糖素的作用下,肝糖原就会分解成葡萄糖而进入血液,从而保持血糖的正常浓度。人在剧烈运动时,肌糖原通过无氧氧化转变成乳酸而释放出能量以供需求。

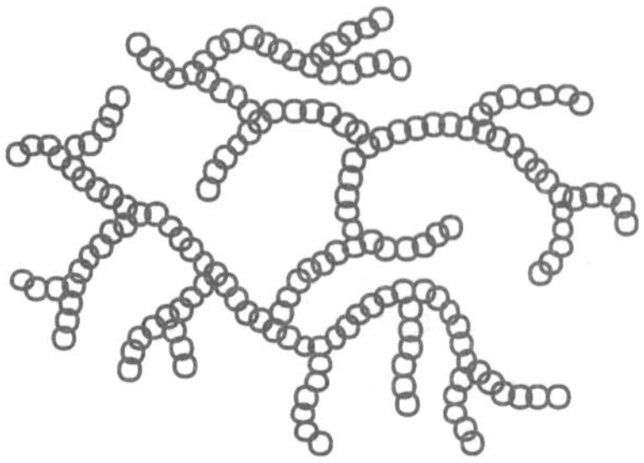

图 12-3　糖原结构示意图

三、纤维素

纤维素是世界上蕴藏量最丰富的天然高分子化合物,它是植物细胞壁的主要成分。木材中含纤维素 50% 以上,棉花中含 90% 以上。

纤维素的相对分子质量很大,含 1 000~15 000 个 β-D-葡萄糖单元。其结构中不含支链,几条纤维素分子长链通过大量的氢键结合成纤维素束,几个纤维素束绞在一起形成绳索状结构。纤维素结构紧密,是植物的支撑物质。

纤维素的结构稳定,一般不溶于水和有机溶剂。在一定条件下,某些酸、碱和盐的水溶液可使纤维素产生无限溶胀、溶解。

食草动物具有分解纤维素苷键的水解酶,因此可以纤维素为营养来源。而人的消化道中无水解此苷键的纤维素酶,所以人不能消化纤维素。但食物中的纤维素能促进肠蠕动,具有通便作用,所以纤维素在人类的食物中是不可缺少的。在制药方面,纤维素经处理后可用作片剂的黏合剂、填充剂、润滑剂及良好的赋形剂。

学与习

12-10 下列认识中正确的是　　　　　　　　　　　　　　　（　　）

A. 糖类是有甜味的物质

B. 糖类组成一定符合通式 $C_m(H_2O)_n$

C. 糖类是人类维持生命的营养素之一

D. 符合通式 $C_m(H_2O)_n$ 的一定是糖

12-11 下列关于淀粉的认识中,不正确的是　　　　　　　　　（　　）

A. 淀粉属于糖类,有甜味

B. 淀粉属于高分子化合物

C. 淀粉与碘作用呈现蓝色

D. 淀粉在人体内能够水解,生成葡萄糖,经肠壁吸收进入血液

12-12 淀粉和纤维素的分子组成都可以用通式_____表示,但二者的 n 值是_____同的。它们都属于_____糖,在性质上跟单糖、双糖不同,没有_____味,都_____(填"能"或"不能")发生银镜反应,但在稀硫酸的催化作用下,都能发生_____反应,反应的最终产物都是_____。

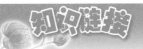

右旋糖酐

右旋糖酐是由蔗糖经发酵合成的一种高分子葡萄糖聚合物,是目前最佳的血浆代用品之一。右旋糖酐为白色或类白色无定形粉末,无臭,无味,易溶于热水,不溶于乙醇。其水溶液为无色或微带乳光的澄明液体。由于聚合的葡萄糖分子数目不同,而产生不同相对分子质量的产品。有高分子右旋糖酐(平均相对分子质量 10 万～20 万)、中分子右旋糖酐(平均相对分子质量 6 万～8 万)、低分子右旋糖酐(平均相对分子质量 2 万～4 万)和小分子右旋糖酐(平均相对分子质量 1 万～2 万)。临床上常用的有中分子右旋糖酐,主要用作血浆代用品,用于出血性休克、创伤性休克及烧伤性休克等。低、小分子右旋糖酐,能改善微循环,预防或消除血管内红细胞聚集和血栓形成等,亦有扩充血容量作用,但作用较中分子右旋糖酐短暂,用于各种休克所致的微循环障碍、弥散性血管内凝血、心绞痛、急性心肌梗死及其他血管疾病等。

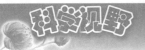

微生物多糖

21世纪将是多糖的时代。目前对多糖及其衍生物的鉴定、提取、合成和应用已取得了很大进展,来源于不同微生物的能产生某些特殊性质的微生物多糖物质不断问世和被人们认识。微生物多糖主要有细菌性脂多糖和真菌多糖两大类。

现已获得生产与应用的微生物胞外多糖主要有黄原胶、结冷胶、短梗霉多糖、热凝多糖等。由于它们具有高黏性、凝胶性、乳化性等特点而广泛应用于食品工业。可以作为食品添加剂、凝结剂和保鲜剂等。

黄原胶是由黄单胞菌以淀粉或蔗糖为主要原料,经微生物发酵及一系列生化过程,最终得到的一种生物高聚物。该产品是世界上生产规模最大、用途最广的微生物多糖。黄原胶可用于多种行业,例如:用于食品工业,可使饮料不分层、啤酒发泡足而持久、冰淇淋更松软可口、面包和蛋糕延长松软时间、肉制品的风味和口感得以改善并提高出品率。黄原胶的这些性质使制成食品具有更长的货架寿命、良好的流动性、均一的黏度,更好的质构、口感和令人愉悦的外观。

结冷胶不仅是一种凝结剂,它还具有提供优良的质地和口感,改变食品组织结构、液体营养品的物理稳定性、食品烹调和贮藏时的持水能力等功能,因而被广泛应用于糖衣、色拉调料、人造肠衣、果冻、果酱、馅料等食品中。

在医药领域得到广泛研究应用的微生物多糖主要是真菌多糖,大多数真菌多糖具有抗肿瘤、免疫调节、抗衰老、抗感染等生物学功能。

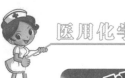

医用化学 *YI YONG HUA XUE*

目前研究认为真菌多糖主要是通过增强机体的免疫功能来达到杀伤肿瘤细胞的目的。如香菇多糖、灵芝多糖、茯苓多糖、云芝多糖、银耳多糖、金针菇多糖、猪苓多糖等均有提高机体免疫力和抗肿瘤作用。灵芝多糖、茯苓多糖、银耳多糖、香菇多糖早已应用于临床。

许多真菌多糖对细菌和病毒有抑制作用，如艾滋病毒、单纯疱疹病毒、流感病毒、囊状胃炎病毒等。例如，灵芝多糖、香菇多糖、猪苓多糖等具有抗肝炎病毒的作用，并能保护肝细胞，明显降低肝炎患者的转氨酶。

真菌多糖对于防治心血管疾病具有重要意义。香菇多糖有降低胆固醇和抗血小板凝固的作用。黑木耳多糖与银耳多糖可明显延长特异性血栓及纤维蛋白栓的形成时间，具有抗血栓作用。茯苓多糖则能使心肌收缩力加强，改善血流动力，预防血栓形成。其他诸如灵芝多糖、竹荪多糖等，亦有类似功效。

近些年，随着生活水平的不断提高，人们的健康保健意识在逐渐增强。多糖作为保健食品的主要成分已悄然兴起。我国多糖资源丰富，应用历史悠久，具有巨大的开发前景。

知识点归纳

知识点	知识内容			
糖类的概念	多羟基醛、多羟基酮或能水解产生多羟基醛、多羟基酮的化合物			
糖类的分类	单糖、双糖、寡糖和多糖			
单糖的结构	1. 开链式（费歇尔投影式）；2. 氧环式（费歇尔投影式、哈沃斯式）（以葡萄糖的组成和结构为核心联想记忆其他单糖）			
糖类的性质	分类	代表物	性 质	检 验
	单糖	葡萄糖	1. 氧化反应：①与土伦试剂、费林试剂和班氏试剂反应；②与溴水反应 2. 成酯反应；3. 成苷反应	土伦试剂、费林试剂或班氏试剂反应
	双糖	蔗糖	能水解；不能与土伦试剂、费林试剂和班氏试剂作用，也不能发生成苷反应	
		麦芽糖	能水解；能与土伦试剂、费林试剂和班氏试剂作用，能发生成苷反应和成酯反应	土伦试剂、费林试剂或班氏试剂反应
	多糖	淀粉	无还原性；能水解；遇 I_2 显蓝色	遇 I_2 变蓝色
		糖原	无还原性；能水解；遇 I_2 显红棕色	遇 I_2 变红棕色
		纤维素	无还原性；能水解	

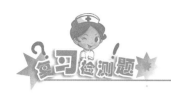

一、名词解释

1. 糖类 2. 单糖 3. 糖苷 4. 血糖 5. 还原糖

二、选择题

1. 下列物质中,属于非还原糖的是 （ ）

A. 葡萄糖 　　　　　　B. 果糖 　　　　　C. 蔗糖 　　　　　D. 麦芽糖

2. 葡萄糖不能发生的反应是 （ ）

A. 氧化反应 　　　　B. 成苷反应 　　　　C. 成酯反应 　　　　D. 水解反应

3. 下列化合物中,互为同分异构体的是 （ ）

A. 核糖和脱氧核糖 　　　　　　　　B. 葡萄糖和果糖

C. 淀粉和糖原 　　　　　　　　　　D. 葡萄糖和葡萄糖甲苷

4. 下列说法中不正确的是 （ ）

A. 不含醛基的糖一定没有还原性 　　　B. 单糖是不能发生水解的糖

C. 淀粉和纤维素都是天然高分子化合物 　D. 多糖没有还原性

5. 下列化合物中具有苷羟基的是 （ ）

A. 葡萄糖甲苷 　　　　　　　　　　B. 蔗糖

C. 葡萄糖-1-磷酸酯 　　　　　　　　D. 葡萄糖-6-磷酸酯

6. 下列物质中能发生成苷反应的是 （ ）

A. 蔗糖 　　　　B. 麦芽糖 　　　　C. 葡萄糖甲苷 　　　　D. 糖原

7. 下列糖类中不能发生水解反应的是 （ ）

A. 核糖 　　　　　　B. 蔗糖 　　　　　C. 淀粉 　　　　　D. 糖原

8. 下列对多糖的叙述中不正确的是 （ ）

A. 多糖没有还原性 　　　　　　　B. 多糖没有甜味

C. 多糖都能与碘液作用显蓝色 　　　D. 多糖都能水解

三、填空题

1. 根据单糖分子中的官能团,可分为_____和_____;根据单糖分子中的碳原子数,又可分为_____、_____和_____等。

2. 临床上常用_____来检查尿中的葡萄糖。

3. 糖苷是由_____和_____两部分组成。

4. 蔗糖是由一分子_____的苷羟基与另一分子_____的苷羟基脱去一分子水缩合而成的糖苷。

5. 天然淀粉主要由_____和_____两部分组成。

6. 糖原主要存在于肝脏和肌肉中,存在于肌肉中的糖原叫_____,肝脏中的糖原叫_____。

四、用化学方法鉴别下列各组化合物溶液

1. 葡萄糖和果糖

2. 核糖和葡萄糖甲苷

3. 蔗糖、麦芽糖和淀粉

（贾　玮）

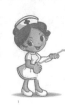

第十三章

胺 和 酰 胺

学习重点

1. 胺和酰胺的结构、分类和系统命名。
2. 胺和酰胺的主要化学性质。
3. 常见的胺及其衍生物的用途。
4. 尿素的结构、性质和用途。

含氮有机化合物是指分子中除碳氢以外含氮的有机化合物。常见的有硝基化合物、亚硝基化合物、胺类、酰胺类、含氮杂环化合物和生物碱。本章主要介绍胺和酰胺。

第一节 胺

一、胺的概念、结构和分类

（一）胺的概念和结构

胺可以看作是氨（NH_3）分子中的氢原子被一个或几个烃基取代形成的化合物。即氨的烃基衍生物。例如：

$$CH_3-NH_2 \qquad CH_3 \overset{CH_3}{\underset{CH_3}{}}NH \qquad CH_3-\overset{CH_3}{\underset{CH_3}{N}} \qquad \underset{}{\bigcirc}-NH_2$$

甲胺　　　　二甲胺　　　　三甲胺　　　　苯胺

氨分子中去掉 1 个氢原子所形成的原子团称为**氨基**：$-NH_2$；

氨分子中去掉 2 个氢原子所形成的原子团称为**亚氨基**：$\diagdown NH$；

氨分子中去掉 3 个氢原子所形成的原子团称为**次氨基**：$-N\diagdown$。

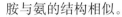

胺与氨的结构相似。

（二）胺的分类

1. 根据分子中氮原子上所连接的烃基种类不同：胺分为**脂肪胺**和**芳香胺**。胺分子中的氮原子与脂肪烃基直接相连的为脂肪胺，与芳环直接相连的为芳香胺。

脂肪胺：$CH_3—NH_2$　　$CH_3—NH—CH_3$　　$CH_3—\underset{\underset{CH_3}{|}}{N}—CH_3$

　　　　　甲胺　　　　　　　二甲胺　　　　　　　　三甲胺

芳香胺：　苯胺　　　　　N-甲基苯胺　　　　N,N-二甲基苯胺

2. 根据分子中的氢原子被烃基取代的数目不同：胺分为伯胺、仲胺和叔胺。

伯胺：氨分子中的 1 个氢原子被烃基取代，通式为 $R—NH_2$，官能团是氨基（$—NH_2$）。例如：

$$CH_3—NH_2$$　　　　　苯胺

　　　　甲胺　　　　　　　苯胺

仲胺：氨分子中有 2 个氢原子被烃基取代，通式为 $R—NH—R'$（R、R'可能相同，也可能不同），官能团为亚氨基（$\diagdown\!NH$）。例如：

$$CH_3—NH—CH_3 \qquad CH_3—NH—C_2H_5 \qquad$$

　　　二甲胺　　　　　　　甲乙胺　　　　　　　N-甲基苯胺

叔胺：氨分子中的 3 个氢原子都被烃基取代，通式为 $R—\underset{\underset{R''}{|}}{N}—R'$（R、R'、R''可能相同，也可能不同），官能团为次氨基（$—N\diagup$）。例如：

$$CH_3—\underset{\underset{CH_3}{|}}{N}—CH_3 \qquad$$

　　　三甲胺　　　　　　　　N,N-二甲基苯胺

应该注意到，将胺分为伯胺、仲胺、叔胺的根据和将醇分为伯醇、仲醇、叔醇的根据是不同的。伯、仲、叔醇是指它们的羟基分别与伯、仲、叔碳原子连接，而伯、仲、叔胺是根据氮原子所连接的烃基数目确定的。如叔丁醇和叔丁胺，两者都有叔丁基，但前者是叔醇，后者是伯胺。

$$CH_3—\underset{\underset{CH_3}{|}}{\overset{\overset{CH_3}{|}}{C}}—OH \qquad\qquad CH_3—\underset{\underset{CH_3}{|}}{\overset{\overset{CH_3}{|}}{C}}—NH_2$$

　　　叔丁醇（叔醇）　　　　　　　　叔丁胺（伯胺）

3. 根据分子中氨基的数目不同:胺分为一元胺、二元胺和多元胺。例如:

$$CH_3—CH_2—NH_2 \qquad NH_2—CH_2—CH_2—NH_2$$

乙胺(一元胺)   乙二胺(二元胺)

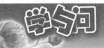

13-1 将胺分为伯胺、仲胺、叔胺的根据和将醇分为伯醇、仲醇、叔醇的根据分别是什么? 两者相同吗?

13-2 将下列化合物按伯、仲、叔进行分类。

$$CH_3—\underset{\underset{OH}{|}}{CH}—CH_3 \qquad CH_3—\underset{\underset{NH_2}{|}}{CH}—CH_3 \qquad CH_3—\underset{\underset{NH_2}{|}}{\overset{\overset{CH_3}{|}}{C}}—CH_3$$

（苯基）—NH—（苯基） $$CH_3—CH_2—\underset{\underset{OH}{|}}{\overset{\overset{CH_3}{|}}{C}}—CH_3 \qquad CH_3—\underset{\underset{CH_2CH_3}{|}}{\overset{\overset{CH_3}{|}}{N}}$$

二、胺的命名

（一）简单的胺命名

1. 以胺为母体,烃基作为取代基称作"某胺"。例如:

$$CH_3—CH_2—NH_2 \qquad C_6H_5—NH_2 \qquad \underset{CH_3}{C_6H_4}—NH_2$$

乙胺   苯胺   邻-甲基苯胺

2. 氮原子上连有 2 个或 3 个烃基,烃基相同时,在"胺"字前加上烃基的数目和名称。例如:

$$CH_3—NH—CH_3 \qquad CH_3—\underset{\underset{CH_3}{|}}{N}—CH_3 \qquad （苯基）—NH—（苯基）$$

二甲胺   三甲胺   二苯胺

3. 烃基不同时,把简单的烃基名称写在前面,复杂的烃基写在后面。例如:

$$CH_3—NH—CH_2CH_3 \qquad CH_3—\underset{\underset{CH_2CH_3}{|}}{N}—CH_2CH_2CH_3$$

甲乙胺   甲乙丙胺

4. 芳香胺的氮原子上连有脂肪烃基时,以芳香胺为母体,在脂肪烃基名称前加上字母"N",表示该脂肪烃基连接在氮原子上。例如:

N-甲基苯胺   N,N-二甲基苯胺   N-甲基-N-乙基苯胺

5. 含有两个氨基的二元胺,根据碳原子数称为"某二胺"。例如:

$$NH_2—CH_2CH_2—NH_2 \qquad NH_2—CH_2CH_2CH_2CH_2—NH_2$$

乙二胺   1,4-丁二胺

(二)复杂的胺命名

以烃作为母体,把氨基作为取代基。例如:

$$CH_3CHCH_2CHCH_3$$
$$\quad\ |\qquad\quad\ |$$
$$\quad CH_3\qquad NH_2$$

2-甲基-4-氨基戊烷

学与问

13-3 命名下列化合物。

$$CH_3—NH_2 \qquad CH_3CH_2CHCH_2CHCH_3 \qquad O_2N—\text{〇}—NH_2$$
$$\qquad\qquad\qquad\qquad |\qquad\quad |$$
$$\qquad\qquad\qquad NH_2\quad NH_2$$

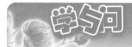

三、胺的性质

(一)物理性质

甲胺、二甲胺、三甲胺和乙胺在常温下为气体,其他的低级胺为液体,高级胺为固体。芳香胺是高沸点液体或低熔点固体。

低级胺有难闻的气味。腐烂的鱼、肉散发出来的臭味就是因为产生了极臭而且有毒的二甲胺、三甲胺和1,4-丁二胺(腐胺)、1,5-戊二胺(尸胺)。高级胺的气味随相对分子质量增大而减弱。芳香胺的气味比脂肪胺气味小。

低级胺可溶于水,随着相对分子质量的增大,溶解度降低。

胺有毒性,吸入其蒸气或与皮肤接触,都会引起中毒。使用时要注意。

学与问

13-4 为什么腐烂的鱼、肉散发出来的臭味对人体有害?

（二）化学性质

1. **碱性**　胺与氨相似,在水溶液中呈碱性。

$$NH_3 + H_2O \Longleftrightarrow NH_4^+ + OH^-$$

$$R-NH_2 + H_2O \Longleftrightarrow R-NH_3^+ + OH^-$$

胺属于弱碱,只能与强酸形成稳定的盐。

$$CH_3-NH_2 + HCl \longrightarrow CH_3NH_3^+Cl^-$$

甲胺　　　　　　　　　　　　　氯化甲铵

苯胺　　　　　　　　　　　　　氯化苯铵

胺的盐也可用分子化合物形式表示。如氯化苯铵可写成 （苯环—$NH_2 \cdot HCl$）,也可以称为苯胺盐酸盐或盐酸苯胺。

2. **酰化反应**　伯胺和仲胺能与酰卤或酸酐作用生成酰胺。反应时,胺分子中氮原子上的氢原子被酰基所取代,在胺分子中引入一个酰基。

苯胺　　　　　乙酰氯　　　　乙酰苯胺

二甲胺　　　　　乙酐　　　　N,N-二甲基乙酰胺　　　乙酸

在化合物分子中引入酰基的反应称为酰化反应。在酰化反应中提供酰基的试剂称为酰化剂。酰卤和酸酐性质很活泼,在反应中能提供一个酰基,是常用的酰化剂。

叔胺因为氮原子上没有氢原子,所以不能发生酰化反应。

酰化反应是胺重要的化学反应。大多数胺是液体,经过酰化后生成的酰胺是固体,有一定的熔点。所以这个反应常被用于胺类的分离、提纯和鉴别。由于胺毒性较大,且容易被氧化,经过酰化后,其毒性降低,稳定性增强。在人体中,肝脏通过酰化反应可以解除某些胺类药物残留的毒性。

学与问

13-5　写出乙胺与盐酸反应的化学反应式。

13-6　写出甲胺与乙酰氯反应的化学反应式。

四、季铵盐和季铵碱

氮原子上连有四个烃基的化合物称为季铵化合物。季铵化合物分为季铵盐和季铵碱。其通式为：

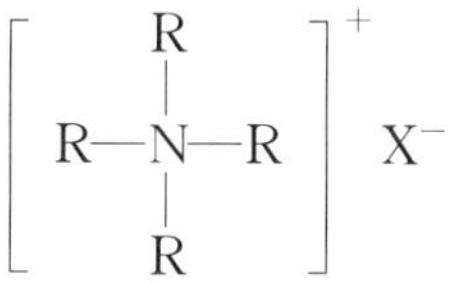

$$\left[\begin{array}{c} R \\ R-N-R \\ R \end{array}\right]^{+} X^{-} \qquad \left[\begin{array}{c} R \\ R-N-R \\ R \end{array}\right]^{+} OH^{-}$$

季铵盐 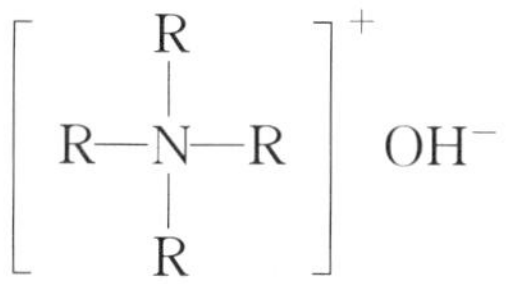　　　　　　　　　　　季铵碱

季铵盐和季铵碱中的烃基可能相同，也可能不同。

季铵盐和季铵碱的命名类似于铵盐和碱。例如：

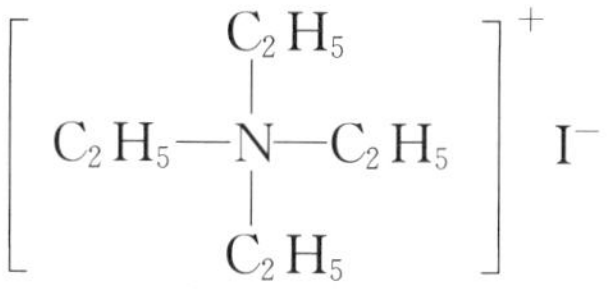

$$\left[\begin{array}{c} C_2H_5 \\ C_2H_5-N-C_2H_5 \\ C_2H_5 \end{array}\right]^{+} I^{-} \qquad \left[\begin{array}{c} CH_3 \\ CH_3-N-CH_3 \\ CH_3 \end{array}\right]^{+} OH^{-}$$

碘化四乙铵 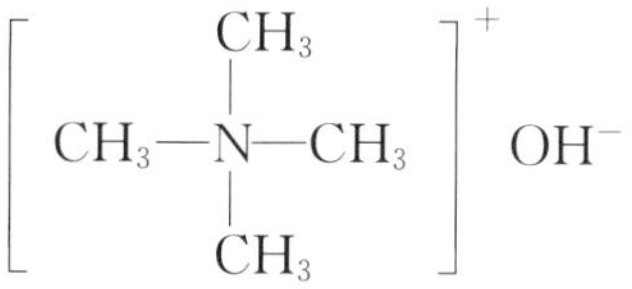　　　　　　　　　氢氧化四甲铵

季铵盐和季铵碱都是离子化合物，为结晶性固体，易溶于水，难溶于有机溶剂。

季铵碱是强碱，其碱性相当于氢氧化钠。

学与习

13-7 命名下列化合物：

$$[(CH_3)_4N]^{+}Cl^{-} \qquad [(CH_3CH_2)_4N]^{+}OH^{-}$$

五、常见的胺及其衍生物

(一) 苯胺

苯胺是最简单和最重要的芳香胺，最初从煤焦油中分离得到。苯胺熔点为$-62℃$，沸点为$184℃$，为无色油状液体，有刺激性气味，微溶于水，易溶于乙醇、乙醚等有机溶剂。苯胺有剧毒，吸入其蒸气或与皮肤接触，都会引起中毒。

苯胺性质不稳定，易被空气中的氧气氧化，颜色逐渐加深，成棕色或黑色。苯胺的碱性很弱，只能与盐酸、硫酸等强酸作用生成盐。由于氨基对苯环的影响，苯胺的邻、对位上的氢原子比较活泼，易发生取代反应。如苯胺与溴水反应，生成 2,4,6-三溴苯胺的白色沉淀，这个反应可用于苯胺的鉴别。

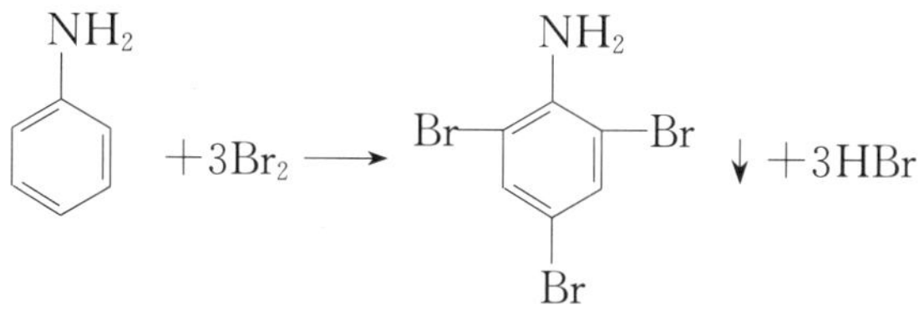

2,4,6-三溴苯胺

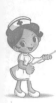
苯胺是重要的有机合成原料,用于制造染料和药物。

(二) 甲胺、二甲胺、三甲胺

甲胺、二甲胺、三甲胺在常温下是气体,易溶于水,是生产药物、染料、农药和离子交换树脂等重要的有机合成原料。

(三) 儿茶酚胺类

多巴胺、去甲肾上腺素和肾上腺素是具有儿茶酚结构的胺类物质,所以统称为儿茶酚胺。

多巴胺是大脑神经抑制性递质,缺乏可引起震颤麻痹发生。肾上腺素是肾上腺髓质分泌的主要激素,对 α 和 β 受体均有很强的刺激作用,常配成注射剂供药用。有兴奋心脏、收缩血管、升高血压和松弛平滑肌等作用,用于过敏性休克及其他过敏反应、心博骤停的急救。去甲肾上腺素作用较肾上腺素弱。

(四) 季铵化合物

苯扎溴铵(又称新洁尔灭)是溴化二甲基烷铵的混合物,其主要成分为溴化二甲基十二烷基苄铵,是季铵盐类化合物。

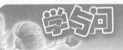

苯扎溴铵为淡黄色胶状体,有芳香气味,易溶于水,有较强的杀菌和去垢能力。由于其毒性低,刺激性小,价格低廉,它的 1 g/L 的水溶液常用于手术前皮肤和外科器械的消毒。

学与问

13-8 如何用化学方法鉴别苯胺?

知识链接

胆碱和乙酰胆碱

在人体中存在着一种季铵碱,因最初是在胆汁中发现的,而且有碱性,所以称胆碱(氢氧化三甲基-2-羟基乙铵)。其结构为:

$$\left[HO-CH_2-CH_2-\overset{\displaystyle CH_3}{\underset{\displaystyle CH_3}{N}}-CH_3 \right]^+ OH^-$$

胆碱广泛存在于生物体内,以脑组织和蛋黄中含量较高。胆碱是卵磷脂的组成成分,在人体内与脂肪的代谢有关,能促使油脂很快生成磷脂,防止脂肪在肝脏内存积,形成脂肪肝,临床上用来治疗肝炎、肝中毒。随着年龄的增大,胆固醇在血管内沉积引起动脉硬化,最终诱发心血管疾病的出现。胆碱和磷脂具有良好的乳化特性，能阻止胆固醇在血管内壁的沉积并清除部分沉积物，同时改善脂肪的吸收与利用，因此具有预防心血管疾病的作用。

胆碱羟基上的氢原子被酰基取代，成为乙酰胆碱。乙酰胆碱是一种具有显著生理作用的神经传导物质。其结构式为：

$$\left[CH_3-\overset{\displaystyle O}{\overset{\|}{C}}-O-CH_2-CH_2-\overset{\displaystyle CH_3}{\underset{\displaystyle CH_3}{N}}-CH_3 \right]^+ OH^-$$

人的脑组织中有大量的乙酰胆碱，其含量会随着年龄的增加而下降。正常老人比青年时下降30%，而老年痴呆患者下降更为严重，可达70%～80%。提高脑内乙酰胆碱的含量，能促进激活脑神经传导功能，提高信息传递速度，增强大脑记忆能力，全面改善脑功能，延缓衰老。在自然界里，乙酰胆碱多以胆碱的状态存在于蛋、鱼、肉、大豆等中，这些胆碱在人体内起生化反应后，合成具有生理活性的乙酰胆碱。

第二节 酰 胺

一、酰胺的概念、结构和命名

（一）酰胺的概念

酰胺是氨或胺分子中氮原子上的氢原子被酰基取代所形成的化合物。酰胺也可以看成是羧酸分子中羧基上的羟基被氨基和烃氨基取代所形成的化合物，属于羧酸衍生物。其通式为：

$$R-\overset{\displaystyle O}{\overset{\|}{C}}-\overset{\displaystyle H}{\underset{\displaystyle H}{N}} \qquad R-\overset{\displaystyle O}{\overset{\|}{C}}-\overset{\displaystyle R'}{\underset{\displaystyle H}{N}} \qquad R-\overset{\displaystyle O}{\overset{\|}{C}}-\overset{\displaystyle R'}{\underset{\displaystyle R''}{N}}$$

其中R、R'、R"可能相同，也可能不同。

（二）酰胺的结构

酰胺的结构可看作是由酰基（ $R-\overset{\displaystyle O}{\overset{\|}{C}}-$ ）和氨基（—NH_2）或烃氨基（ —$\overset{\displaystyle R'}{\underset{\displaystyle H}{N}}$ 、

—$\overset{\displaystyle R'}{\underset{\displaystyle R''}{N}}$ ）结合而成的。

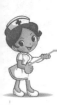

通常把酰胺分子中的 $-\overset{\overset{\text{O}}{\|}}{\text{C}}-\overset{\overset{\text{H}}{|}}{\text{N}}-$ 结构称为酰胺键。

（三）酰胺的命名

1. 对于氮原子上没有取代基的简单酰胺,可根据相应酰基的名称命名为"某酰胺"。例如:

$$\text{H}-\overset{\overset{\text{O}}{\|}}{\text{C}}-\text{NH}_2 \qquad \text{CH}_3-\overset{\overset{\text{O}}{\|}}{\text{C}}-\text{NH}_2 \qquad \text{C}_6\text{H}_5-\overset{\overset{\text{O}}{\|}}{\text{C}}-\text{NH}_2$$

甲酰胺　　　　　　　乙酰胺　　　　　　　　苯甲酰胺

2. 氮原子上有取代基时,命名有两种方法。一是命名为"某酰某胺"。二是将氮原子上的取代基放在"某酰胺"的前面,用"N"表示位置,即取代基直接连接在氮原子上。例如:

$$\text{CH}_3-\overset{\overset{\text{O}}{\|}}{\text{C}}-\text{NH}-\text{CH}_3 \qquad\qquad \text{CH}_3-\overset{\overset{\text{O}}{\|}}{\text{C}}-\text{NH}-\text{C}_6\text{H}_5$$

乙酰甲胺(N-甲基乙酰胺)　　　　　　乙酰苯胺(N-苯基乙酰胺)

$$\text{CH}_3-\overset{\overset{\text{O}}{\|}}{\text{C}}-\text{N}\begin{array}{l}\text{CH}_3\\\text{CH}_3\end{array} \qquad\qquad \text{CH}_3-\text{CH}_2-\overset{\overset{\text{O}}{\|}}{\text{C}}-\text{N}\begin{array}{l}\text{CH}_3\\\text{CH}_2\text{CH}_3\end{array}$$

N,N-二甲基乙酰胺　　　　　　　　N-甲基-N-乙基丙酰胺

二、酰胺的性质

酰胺的熔点和沸点都比较高,常温下除甲酰胺为液体外,大多数为白色结晶性固体。低级酰胺易溶于水,高级酰胺难溶于水,水溶性随相对分子质量的增大而减小。

（一）近中性

酰胺分子中虽然有氨基,但是由于氮原子受羰基的影响,使其结合水中 H^+ 的能力减弱,而使水溶液不显碱性,不能使石蕊试纸变色。酰胺是近中性的化合物。

（二）水解反应

酰胺在酸、碱的催化下加热,发生水解反应。

酰胺在酸催化下水解生成羧酸和铵盐,酰胺在碱催化下水解生成羧酸盐并放出氨气。

$$\text{R}-\overset{\overset{\text{O}}{\|}}{\text{C}}-\text{NH}_2 + \text{H}_2\text{O} \begin{cases} \xrightarrow[\triangle]{\text{HCl}} \text{R}-\text{COOH}+\text{NH}_4\text{Cl} \\ \xrightarrow[\triangle]{\text{NaOH}} \text{R}-\text{COONa}+\text{NH}_3\uparrow \end{cases}$$

酰胺在酶的催化下也能水解生成羧酸和氨或胺。

$$\text{R}-\overset{\overset{\text{O}}{\|}}{\text{C}}-\text{NH}_2 + \text{H}_2\text{O} \xrightarrow{\text{酶}} \text{R}-\text{COOH}+\text{NH}_3\uparrow$$

许多常用的药物都是酰胺类化合物,如对乙酰氨基酚(扑热息痛)。它是白色结晶或结

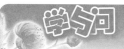

晶性粉末,在空气中较稳定,毒性和副作用小,是一种较为优良的解热镇痛药。

学与问

13-9　写出乙酰胺在酶的催化下水解的化学反应式。

三、尿素

(一)尿素的结构

尿素可以看成是碳酸分子中两个羟基分别被氨基取代后形成的化合物。它是二元酰胺,称为碳酰二胺,简称为脲。

$$
\underset{\text{碳酸}}{HO-\overset{\displaystyle O}{\overset{\|}{C}}-OH} \qquad\qquad \underset{\text{尿素}}{H_2N-\overset{\displaystyle O}{\overset{\|}{C}}-NH_2}
$$

(二)尿素的性质

尿素是哺乳动物和人体内蛋白质代谢的最终产物,存在于尿液中,故称为尿素。尿素是白色结晶性粉末,味咸,熔点 133℃,易溶于水和乙醇,强热时分解成氨和二氧化碳。

1. 弱碱性　尿素具有酰胺的结构,因分子中有两个氨基,所以显碱性,但碱性很弱,不能使石蕊试剂变色。它只能与强酸作用生成盐,且显示一元碱的性质。

$$
2H_2N-\overset{\displaystyle O}{\overset{\|}{C}}-NH_2 + H_2C_2O_4 \longrightarrow (H_2N-\overset{\displaystyle O}{\overset{\|}{C}}-NH_2)_2 \cdot H_2C_2O_4 \downarrow
$$

脲　　　草酸　　　　　　　　草酸脲

尿素的硝酸盐和草酸盐均难溶于水,常利用这一性质从尿液中分离尿素。

2. 水解反应　尿素是酰胺类化合物,与酰胺一样,在酸、碱或酶的催化下容易发生水解反应。

$$
H_2N-\overset{\displaystyle O}{\overset{\|}{C}}-NH_2 + H_2O
\begin{cases}
\xrightarrow[\triangle]{HCl} 2NH_4Cl + CO_2\uparrow \\[4pt]
\xrightarrow[\triangle]{NaOH} Na_2CO_3 + 2NH_3\uparrow \\[4pt]
\xrightarrow{\text{酶}} CO_2\uparrow + 2NH_3\uparrow
\end{cases}
$$

3. 缩合反应　将尿素加热至熔点以上,2分子尿素之间失去1分子氨,生成缩二脲。

$$
H_2N-\overset{\displaystyle O}{\overset{\|}{C}}-\boxed{NH_2 + H}-NH-\overset{\displaystyle O}{\overset{\|}{C}}-NH_2 \longrightarrow H_2N-\overset{\displaystyle O}{\overset{\|}{C}}-\overset{\displaystyle H}{\overset{|}{N}}-\overset{\displaystyle O}{\overset{\|}{C}}-NH_2 + NH_3\uparrow
$$

缩二脲

缩二脲为白色结晶,熔点 190℃,不溶于水,易溶于碱溶液。

在缩二脲的碱溶液中加入少量硫酸铜溶液,即呈现紫红色,此颜色反应称为缩二脲反应。

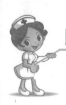

缩二脲反应并非只有缩二脲才能进行,凡分子中含有两个或两个以上酰胺键

$$\overset{\displaystyle O}{\underset{\displaystyle}{\|}}\ \overset{\displaystyle H}{\underset{\displaystyle}{|}}$$

(—C—N—)的化合物,都能发生缩二脲反应,如多肽和蛋白质等。

尿素是很重要的有机化合物。除了可作为肥料外,还用于合成医药、农药、塑料等。尿素可以配制成注射液,用于治疗急性青光眼和脑外伤引起的脑水肿等疾病,还能软化角质,用于治疗皮肤皲裂。

学与问

13-10 写出尿素与硝酸的化学反应式。

13-11 将尿素加热至熔点以上,2 分子尿素之间失去 1 分子氨,生成缩二脲,这个反应称为缩二脲反应吗?

知识链接

聚酰胺

聚酰胺是一种分子主链上含有重

$$\overset{\displaystyle O}{\underset{\displaystyle}{\|}}\ \overset{\displaystyle H}{\underset{\displaystyle}{|}}$$

复酰胺基团(—C—N—)的热塑性树脂的总称,俗称尼龙,用作合成纤维时也称为锦纶。聚酰胺可由二元胺和二元酸制取,也可以用 ω-氨基酸或环内酰胺来合成。根据二元胺和二元酸或氨基酸中含有碳原子数的不同,可制得多种不同的聚酰胺,目前聚酰胺品种多达几十种,其中以聚酰胺-6、聚酰胺-66 和聚酰胺-610 的应用最广泛。聚酰胺-6、聚酰胺-66 和聚酰胺-610 的结构分别为:

$$\underset{\text{尼龙-6}}{\text{—[NH(CH}_2)_5\text{CO]}_n\text{—}} \qquad \underset{\text{尼龙-66}}{\text{—[NH(CH}_2)_6\text{NHCO(CH}_2)_4\text{CO]}_n\text{—}} \qquad \underset{\text{尼龙-610}}{\text{—[NH(CH}_2)_6\text{NHCO(CH}_2)_8\text{CO]}_n\text{—}}$$

尼龙-6 和尼龙-66 主要用于纺制合成纤维。其最突出的优点是耐磨性高,在混纺织物中稍加入一些聚酰胺纤维,可大大提高其耐磨性。尼龙-610 则是一种力学性能优良的热塑性工程塑料。聚酰胺作为工程塑料中最大最重要的品种,具有很强的生命力,主要在于它改性后实现高性能化。由于其具有很多的特性,因此在汽车、电气设备、机械部构、交通器材、纺织、造纸机械等方面得到广泛应用。因为它具有良好物理力学性能、化学稳定性、组织相容性等,也是一种极有用的医用高分子材料,可用于制作缝合线和软组织代用品植入体内。

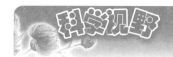

β-内酰胺类抗生素

1928 年，英国细菌学家弗莱明首先发现了青霉素，澳大利亚裔英国病理学家弗洛里和德国-英国生物化学家钱恩实现了对青霉素的分离与纯化，并发现其对传染病的疗效，而共同获得了 1945 年诺贝尔医学奖。

青霉素属于 β-内酰胺类抗生素，其化学结构中具有 β-内酰胺环。目前临床最常用的青霉素与头孢菌素，以及新发展的头霉素类、硫霉素类、单环 β-内酰胺类等都属此类抗生素。它具有杀菌活性强、毒性低、适应证广及临床疗效好的优点。

各种 β-内酰胺类抗生素的作用机制均相似，都能抑制胞壁粘肽合成酶，即青霉素结合蛋白，从而阻碍细胞壁粘肽合成，使细菌胞壁缺损，菌体膨胀裂解。哺乳动物无细胞壁，不受 β-内酰胺类药物的影响，因而本类药具有对细菌的选择性杀菌作用，对宿主毒性小。

青霉素与头孢菌素分子中都含有一个四元环的 β-内酰胺。β-内酰胺稠合一个含硫的五元杂环，侧链为苄基的为青霉素，稠合一个含硫的不饱和六元杂环的为头孢菌素。天然青霉素和头孢菌素经半合成结构改造，使稠杂环侧链改变而形成了许多不同抗菌谱和抗菌作用以及各种临床药理学特性的抗生素。部分常见的 β-内酰胺类抗生素的结构如下：

青霉素G钾

羟氨苄青霉素（阿莫西林）

头孢氨苄（先锋霉素Ⅳ）

头孢拉定（先锋霉素Ⅵ）

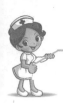

知识点归纳

一、胺

知识点	知识内容
胺的结构	胺是氨(NH_3)分子中的氢原子被烃基取代的产物
胺的分类	1. 根据胺分子中烃基的类别可分为:脂肪胺、芳香胺
	2. 根据氨分子中氢原子被烃基取代的数目可分为:伯胺、仲胺、叔胺
	其官能团分别是:氨基(—NH_2)、亚氨基($\diagdown$ NH)、次氨基(—$\diagdown$ N)
胺的命名	以胺为母体,烃基为取代基,命名为"某胺"
胺的性质	1. 碱性:与强酸反应生成盐
	2. 酰化反应:伯胺、仲胺与酰卤、酸酐反应生成酰胺
	3. 苯胺的鉴别反应:苯胺与溴水作用生成2,4,6-三溴苯胺的白色沉淀

二、酰胺

知识点	知识内容
酰胺的结构	酰胺是氨或胺分子中氮原子上的氢原子被酰基取代的产物
酰胺的命名	根据酰基和胺的名称命名为"某酰某胺"
酰胺的性质	一般近中性
	水解反应:断裂酰胺键生成相应的胺和酸
尿素的性质	弱碱性:与强酸作用生成盐,不能使石蕊试纸变色
	水解反应:与胺相同,在酸、碱、脲酶的作用下水解
缩二脲反应	在缩二脲碱性溶液中加少许硫酸铜溶液,溶液呈紫色

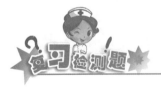

一、名词解释

1. 伯胺　2. 酰化剂　3. 季铵碱　4. 缩二脲反应

二、选择题

1. 下列化合物中,属于芳香族伯胺的是　　　　　　　　　　　　　　（　　）

A.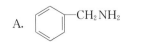

B.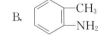

C.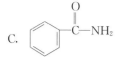

D.

2. 下列化合物中,属于叔胺的是 （　　）

A. $CH_3-NH-CHCH_3$
      CH_3

B. $CH_3-CH-CH_2CH_3$
     NH_2

C. CH_3
 $CH_3-N-CH_2CH_3$

D. CH_3
 CH_3-C-NH_2
   CH_3

3. 下列化合物中,碱性最强的是 （　　）

A. 甲胺　　　　　　B. 苯胺　　　　　　C. 氨　　　　　　D. 氢氧化四甲铵

4. 下列物质中,能与盐酸作用的是 （　　）

A. 乙烷　　　　　　B. 乙醇　　　　　　C. 乙酸　　　　　　D. 乙胺

5. 下列物质中,不能与乙酰氯发生酰化反应的是 （　　）

A. 苯胺　　　　B. N-甲基苯胺　　　C. N,N-二甲基苯胺　　　D. 苯甲胺

6. 下列物质中,不能发生水解反应的是 （　　）

A. 乙胺　　　　　　B. 乙酰胺　　　　　　C. 乙酰苯胺　　　　　　D. 尿素

三、填空题

1. 胺是氨的烃基衍生物,根据氨分子中氢原子被烃基取代的数目可分为_____、_____和_____三类。

2. 苯胺与溴水反应生成_____的_____沉淀,用这一性质可以检验苯胺。

3. 将尿素加热至熔点以上,两分子尿素之间失去_____,生成_____。在此物质的碱溶液中加入少量硫酸铜溶液,即呈现_____色,这个反应称为_____。

四、用系统命名法命名下列化合物

1. CH_3
   NH
 C_2H_5

2.

3. CH_3-N-CH_3
   CH_3

4.

5. CH_3-〈 〉$-CH_2NH_2$

6.

7. $CH_3-C-NH-CH_3$

8.

五、完成下列化学反应式

1.

2. CH_3
  NH + $Cl-C-$
 CH_3

3.
$$\underset{\text{(phenyl)}}{\bigcirc}\text{NH}-\overset{\overset{\text{O}}{\|}}{\text{C}}-\text{CH}_3 + \text{H}_2\text{O} \xrightarrow[\triangle]{\text{NaOH}}$$

4.
$$\text{NH}_2-\overset{\overset{\text{O}}{\|}}{\text{C}}-\text{NH}_2 + \text{H}_2\text{O} \xrightarrow{\text{尿素酶}}$$

六、用化学方法鉴别下列化合物

1. 苯酚和苯胺

2. 尿素和乙酰胺

（贾　玮）

第十四章

杂环化合物和生物碱

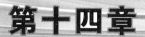

学习重点

1. 杂环化合物的概念、分类。
2. 常见的杂环化合物及其在医学上的应用。
3. 生物碱的概念、生物碱的性质。
4. 常见的生物碱及其在医学上的应用。

第一节　杂环化合物

一、杂环化合物的概念

构成环的原子除碳原子外,还含有其他非碳原子的环状有机化合物称为杂环化合物。环中的非碳原子称为杂原子,最常见的杂原子有氮原子、氧原子和硫原子。

杂环化合物种类繁多,在自然界分布极广,其数量几乎占已知有机化合物的三分之一,是一类非常重要的有机化合物。杂环化合物是许多生物体的组成部分,并且大多数具有生理活性。例如叶绿素、血红素、核酸以及临床上应用的一些有显著疗效的天然药物和合成药物等,都含有杂环化合物的结构。生物碱多是中草药的有效成分,绝大多数是含氮的杂环化合物或其衍生物。

二、杂环化合物的分类和命名

(一)分类

杂环化合物,常根据杂原子的种类及数目、环的大小和环的数目分类。根据构成环的杂原子的数目,分为含一个杂原子的杂环和含两个或两个以上杂原子的杂环。根据杂环的数目分为单杂环和稠杂环。单杂环又按环的大小分为五元杂环和六元杂环,稠杂环按其稠合环形式分为苯稠杂环和杂稠杂环。最常见的杂环为五元杂环和六元杂环。

$$
杂环化合物
\begin{cases}
单杂环 \begin{cases} 五元杂环 \\ 六元杂环 \end{cases} \\
稠杂环 \begin{cases} 苯稠杂环——苯环与杂环稠合 \\ 杂稠杂环——杂环与杂环稠合 \end{cases}
\end{cases}
$$

(二) 命名

杂环化合物的命名比较复杂,目前我国通常采用音译法,即按照英文名称的译音,选用同音汉字,再加上"口"字旁表示。例如,⟨图⟩的英文为 furan,译音命名为"呋喃"。

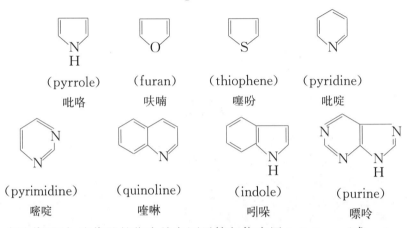

(pyrrole)	(furan)	(thiophene)	(pyridine)
吡咯	呋喃	噻吩	吡啶

(pyrimidine)	(quinoline)	(indole)	(purine)
嘧啶	喹啉	吲哚	嘌呤

当环上有取代基时,取代基的位次从杂原子算起依次用 $1,2,3,\cdots$(或 $\alpha,\beta,\gamma\cdots$)编号。

如果杂环上不止一个杂原子时,则按 O、S、N 顺序依次编号。编号时杂原子的位次数字之和应最小。

2-氨基-4-甲基噻唑　　　　　**吡唑**　　　　**1-甲基咪唑**

常见的杂环化合物的结构、分类和名称见表 14-1。

表 14-1　杂环化合物的结构、分类和名称

杂环的分类	重要的杂环					
	含有 1 个杂原子的杂环			含有 2 个以上杂原子的杂环		
五元杂环	呋喃	噻吩	吡咯	咪唑	吡唑	噻唑

续表 14-1

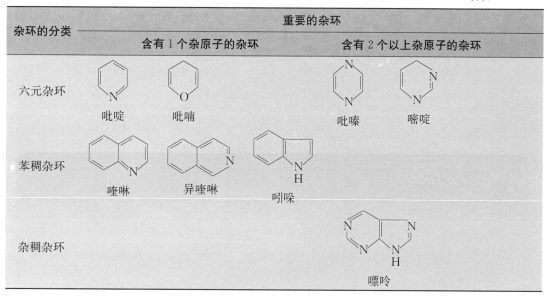

杂环的分类	重要的杂环		
	含有 1 个杂原子的杂环	含有 2 个以上杂原子的杂环	
六元杂环	吡啶　吡喃	吡嗪	嘧啶
苯稠杂环	喹啉　异喹啉　吲哚		
杂稠杂环		嘌呤	

三、常见的杂环化合物

（一）呋喃妥因（呋喃坦啶）

呋喃妥因，又称呋喃坦啶，是呋喃衍生物。为黄色结晶粉末，味苦，微溶于水，遇光色渐变深。呋喃妥因为抗菌药，主要用于尿道感染的治疗。

（二）尼可刹米（可拉明）

尼可刹米，又称可拉明，是吡啶衍生物。为无色或淡黄色油状液体，味苦，能溶于水、乙醇、乙醚等溶剂。尼可刹米为中枢兴奋药，可以刺激呼吸中枢，使呼吸加快，临床上用于中枢呼吸及循环衰竭的治疗。

（三）烟酸（维生素 PP）

烟酸　烟酰胺

烟酸是吡啶衍生物，与烟酰胺合称维生素 PP，为白色晶体，味酸，能溶于水，存在于肉类、肝、肾、花生、米糠、酵母中。维生素 PP 是组成体内脱氢酶的成分，缺乏该维生素可引起癞皮

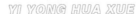

病,临床上用于治疗缺乏该维生素引起的疾病。

（四）磺胺嘧啶（SD）

$$H_2N-\text{〈〉}-SO_2-NH-\text{〈N〉}$$

磺胺嘧啶含嘧啶环,为白色结晶性粉末,无臭、无味,遇光色渐变暗,在水中溶解度非常小,在稀酸中溶解。属于磺胺类药物,抗菌谱广,用于肺炎、中耳炎、上呼吸道感染等的治疗,是治疗流行性脑膜炎的首选药物。

学与问

14-1 有机化合物中的闭链化合物分为_____和_____。两者在结构上有何异同?

14-2 根据构成环的杂原子的数目,分为_____和_____。根据杂环的数目分为_____和_____。最常见的杂环有_____和_____。

14-3 写出呋喃、噻吩、吡咯和吡啶的结构。

知识链接

嘌呤与疾病

嘌呤是存在于人体内的一种物质,主要以嘌呤核苷酸的形式存在,在能量供应、代谢调节及组成辅酶等方面起着十分重要的作用。嘌呤经过一系列代谢变化,最终形成的产物 2,6,8-三氧嘌呤又叫尿酸。嘌呤的来源分为内源性嘌呤,80%来自核酸的氧化分解,外源性嘌呤主要来自食物摄取,占总嘌呤的 20%,尿酸在人体内没有什么生理功能,在正常情况下,体内产生的尿酸,2/3 由肾脏排出,余下的 1/3 从肠道排出。

体内尿酸是不断地生成和排泄的,因此它在血液中维持一定的浓度。正常人每升血中所含的尿酸,男性为 0.42 mmol/L 以下,女性则不超过 0.357 mmol/L。在嘌呤的合成与分解过程中,有多种酶的参与,由于酶的先天性异常或某些尚未明确的因素,代谢发生紊乱,使尿酸的合成增加或排出减少,结果均可引起高尿酸血症。当血尿酸浓度过高时,尿酸即以钠盐的形式沉积在关节、软组织、软骨和肾脏中,引起组织的异物炎症反应,成了引起痛风的祸根。海鲜、动物肉的嘌呤含量都比较高,所以有痛风的病人除用药物治疗外(医治痛风的药物一般对肾都有损害),更重要的是平时注意忌口。

第二节　生物碱

　　存在于生物体内具有明显碱性和生理活性的含氮有机化合物,称为生物碱。生物碱主要存在于植物中,所以又叫植物碱。例如,鸦片中含有二十多种生物碱,烟草中含有十多种生物碱。产地不同,植物中的生物碱的含量也不同。

　　绝大多数生物碱是多环系的具有复杂结构的化合物,其特点是都含有氮原子。多数生物碱分子中的氮原子是以含氮杂环的形式存在,也有部分是胺类化合物。一种植物中有时可以含有许多种结构近似的生物碱,一种生物碱也可以存在于不同科植物内。生物碱在植物体内常与有机酸结合成盐存在,少数以游离碱、酯或苷的形式存在。

　　生物碱一般都具有显著的生理活性。许多生物碱是中草药的有效成分,在医疗上有广泛应用。例如黄连中的小檗碱有清热解毒、治疗痢疾的功效;吗啡具有镇痛作用,是最早使用的一种镇痛剂;麻黄碱有平喘止咳的效能;莨菪碱用于平滑肌痉挛、胃和十二指肠溃疡的治疗。从长春花可分离出近六十种生物碱,其中一种叫长春新碱,具有显著的抗白血病及恶性淋巴肿瘤的作用。

　　生物碱一般毒性较大,治疗时用量要适度,量过大会引起中毒以致死亡。对生物碱的研究,促进了有机合成药物的发展,为合成新药物提供了线索。例如对古柯碱结构和性质的研究,导致局部麻醉剂普鲁卡因的合成;对奎宁化学结构的确定,促进了新抗疟药氯喹的合成。

一、生物碱的性质

　　生物碱除少数为油状液体(如烟碱)外,绝大多数为无色或白色结晶固体,味苦,难溶于水,易溶于乙醇、乙醚、氯仿等有机溶剂。

（一）弱碱性

　　生物碱分子中含有一个或几个氮原子,这些氮原子像氨分子中的氮原子一样能接受H^+,故一般具有弱碱性,可以和酸作用生成易溶于水的生物碱盐,生物碱盐遇强碱又可以转变为游离的生物碱。利用这个性质,可以进行生物碱的提取、分离和精制。

$$\text{生物碱} \quad \underset{+NaOH}{\overset{+HCl}{\rightleftharpoons}} \quad \text{生物碱盐}$$
（难溶于水）　　　　　　　　（易溶于水）

　　由于生物碱难溶于水而生物碱盐易溶于水,临床上使用的生物碱药物,一般都制成生物碱盐。例如盐酸麻黄碱、硫酸阿托品和磷酸可待因等。临床上应用生物碱类药物时,应注意不与碱性药物并用,否则会析出沉淀,影响疗效。

（二）沉淀反应

　　大多数生物碱或生物碱盐能与一些试剂生成难溶性盐而沉淀。能使生物碱发生沉淀反应的试剂,称为**生物碱沉淀剂**。生物碱沉淀剂的种类很多,包括某些酸、重金属盐及一些碘化钾的复盐,常用的生物碱沉淀剂有磷钨酸、磷钼酸、苦味酸、鞣酸、氯化汞、碘化汞钾和碘化铋钾等。例如生物碱遇苦味酸生成黄色沉淀、遇鞣酸生成棕黄色沉淀、遇氯化汞生成白色沉淀。生物碱的沉淀反应,可用于生物碱的鉴别,也用于生物碱的分离和精制。

（三）显色反应

　　生物碱或生物碱盐能与一些试剂发生反应呈现不同的颜色。能使生物碱发生显色反应的试剂,称为生物碱显色剂。常用的生物碱显色剂有甲醛的浓硫酸溶液、重铬酸钾的浓硫酸溶液、钒酸铵的浓硫酸溶液等。例如吗啡与甲醛-浓硫酸溶液作用可呈紫色,可待因与甲醛-浓硫酸溶液作用可呈蓝色。

二、常见的生物碱

(一)麻黄碱(麻黄素)

$$\text{phenyl}-CH(OH)-CH(CH_3)-NH-CH_3$$

麻黄碱存在于中药麻黄中,为无色晶体,味苦,易溶于水、乙醇和氯仿。麻黄碱有松弛支气管平滑肌、收缩血管、升高血压及中枢兴奋作用,是一种常用的平喘止咳药,也用于治疗鼻黏膜肿胀、支气管肿胀、过敏性反应等。临床上使用的是盐酸麻黄碱。

(二)烟碱(尼古丁)

烟碱又称尼古丁,是烟草中含量较多的一种生物碱,在烟草中占 2‰~8‰,为无色或微黄色油状液体,在空气中逐渐变为棕色。烟碱有剧毒,少量对中枢神经有兴奋的作用,大量能抑制中枢神经系统,使心脏麻痹以致死亡,因此不能作药用。农业上用作杀虫剂。吸烟有害健康,长期吸烟会引起慢性中毒,引起支气管炎、肺炎、肺气肿、肺癌等疾病。

(三)吗啡、可待因、海洛因

吗啡　　　　可待因　　　　海洛因

吗啡来源于罂粟科植物鸦片中,吗啡为白色结晶,微溶于水,味苦。吗啡对中枢神经有抑制作用,有强而快的镇痛作用,是在 1803 年最早提纯的一个生物碱,也是人类使用最早的一种镇痛剂。吗啡易成瘾,不宜长期连续使用。

与吗啡结构相似的生物碱有可待因和海洛因。可待因的镇痛作用比吗啡弱,镇咳效果较好,虽然成瘾性比吗啡小,但是仍不能滥用。海洛因是麻醉作用和毒性都比吗啡强得多的生物碱,极易成瘾,是绝对不能吸食的毒品,它是严重危害人类身心健康的最大杀手。

(四)肾上腺素

$$\text{(HO)_2-phenyl}-CH(OH)-CH_2-NH-CH_3$$

肾上腺素是存在于人或动物肾上腺中的生物碱,是人体内的一种激素,为白色结晶性粉末,无臭,味苦,微溶于水。性质不稳定,在空气中易氧化变质。不能口服,常配成注射剂供药用。肾上腺素有兴奋心脏、收缩血管、升高血压和松弛平滑肌等作用,用于过敏性休克及其他过敏反应、支气管哮喘及心搏骤停的急救等。

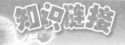

14-4 吸烟有什么危害?

14-5 如何提取、分离和精制生物碱?

14-6 下列物质为毒品的是 　　　　　　　　　　　　　　　　(　)

   A. 烟碱 　　　　　B. 肾上腺素 　　　　C. 麻黄碱 　　　　D. 海洛因

小　檗　碱

小檗碱又称黄连素,为黄色针状晶体,味很苦,是一种重要的生物碱,是我国应用很久的中药。可从黄连、黄柏、三颗针等植物中提取。它具有显著的抑菌作用。常用的盐酸黄连素又叫盐酸小檗碱。黄连素能对抗病原微生物,对多种细菌如痢疾杆菌、结核杆菌、肺炎球菌、伤寒杆菌及白喉杆菌等都有抑制作用,其中对痢疾杆菌作用最强,常用来治疗细菌性胃肠炎、痢疾等消化道疾病,无抗药性和副作用。

俗语"良药苦口",虽然黄连素是良药,但不可乱用,应正确选用。首先,对于全身性感染疾病,不适宜选择黄连素,因为它口服吸收极差,几乎停留在胃肠道,不易透过胃肠道进入血液,所以只适合胃肠消化道炎症性疾病。

远离毒品　珍爱生命

"毒品"是令人望而生畏的词。根据《中华人民共和国刑法》第357条规定,毒品是指鸦片、海洛因、甲基苯丙胺(冰毒)、吗啡、大麻、可卡因以及国家规定管制的其他能够使人形成瘾癖的麻醉药品和精神药品。

鸦片又叫阿片,俗称大烟,是罂粟果实中流出的乳液经干燥凝结而成。因产地不同而呈黑色或褐色,味苦。生鸦片经过烧煮和发酵,可制成精制鸦片,吸食时有一种强烈的香甜气味。吸食者初吸时会感到头晕目眩、恶心或头痛,多次吸食就会上瘾。

吗啡是从鸦片中提取出来的一种生物碱,在鸦片中含量10%左右,为无色或白色结晶粉末状,具有镇痛、催眠、止咳、止泻等作用,吸食后会产生欣快感,比鸦片容易成瘾。长期使用会引起精神失常、谵妄和幻想,过量使用会导致呼吸衰竭而死亡。

海洛因的化学名称是"二乙酰吗啡",俗称白粉,由吗啡加工制作而成,

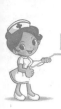

科学视野

镇痛作用是吗啡的 4~8 倍,医学上曾广泛用于麻醉镇痛,但成瘾快,极难戒断。长期使用会破坏人的免疫功能,并导致心、肝、肾等主要脏器的损害。注射吸食还能传播艾滋病等疾病。

冰毒即甲基苯丙胺,外观为纯白结晶体,故被称为"冰"。对人体中枢神经系统具有极强的刺激作用,且毒性强烈。冰毒的精神依赖性很强,吸食后会产生强烈的生理兴奋,大量消耗人的体力和降低免疫功能,严重损害心脏、大脑组织甚至导致死亡。还会造成精神障碍,表现出妄想、好斗、错觉,从而引发暴力行为。

毒品对人体的危害首先损害人的大脑,影响中枢神经系统的功能;其次是影响心脏功能、血液循环及呼吸系统功能,还会影响正常的生殖能力,吸毒者与其配偶生下畸形儿、怪胎屡见不鲜。吸毒可使人的免疫力下降,容易感染各类疾病。吸毒者之间共用注射器则导致艾滋病的传播与扩散。毒品不仅从肉体上精神上毁灭吸毒者个人,而且祸及家庭、危害社会。吸毒者的结果往往是倾家荡产、妻离子散,最后铤而走险走上犯罪的道路。在吸毒者中,由于无知、好奇、被他人引诱而吸毒的青少年的比例最高。青少年正处在生理、心理发育时期,好奇心重,判别是非能力不强,抵制毒品侵害的心理防线薄弱,加之对毒品的危害性和吸毒的违法性缺乏认识,最容易受到毒品的侵袭。

珍爱生命的人,必须远离毒品、拒绝毒品!

知识点归纳

知识点	知识内容
杂环化合物的概念	构成环的原子除碳原子外,还含有其他非碳原子的环状有机化合物称为杂环化合物。环中的非碳原子称为杂原子,最常见的杂原子有氮原子、氧原子和硫原子
杂环化合物的分类	根据构成环的杂原子的数目,分为含一个杂原子的杂环和含两个或两个以上杂原子的杂环。根据杂环的数目分为单杂环和稠杂环。单杂环又按环的大小分为五元杂环和六元杂环;稠杂环按其稠合环形式分为苯稠杂环和杂稠杂环
杂环化合物的命名	通常采用音译法,按照英文名称的译音,选用同音汉字,再加上"口"字旁表示
生物碱的概念	存在于生物体内具有明显碱性和生理活性的含氮有机化合物
生物碱的性质	1. 弱碱性;2. 沉淀反应;3. 显色反应
常见的生物碱	麻黄碱、烟碱、吗啡、可待因、海洛因等

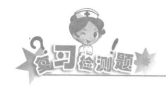

一、名词解释

1. 杂环化合物　2. 杂原子　3. 生物碱　4. 生物碱显色剂

二、选择题

1. 化合物 O_2N—[呋喃环]—CH＝N—[含羰基的杂环] 中含有的杂环是 （　　）

A. 呋喃　　　　　B. 吡啶　　　　　C. 吡唑　　　　　D. 吡咯

2. 化合物 [吡啶环]—$C(=O)$—$N(C_2H_5)(C_2H_5)$ 中含有的杂环是 （　　）

A. 嘌呤　　　　　B. 吡啶　　　　　C. 嘧啶　　　　　D. 吡咯

3. 化合物 H_2N—[苯环]—SO_2—NH—[嘧啶环] 中含有的杂环是 （　　）

A. 嘌呤　　　　　B. 喹啉　　　　　C. 嘧啶　　　　　D. 吡嗪

4. 用于平喘止咳的药是 （　　）

A. 烟酸　　　　　B. 肾上腺素　　　　　C. 麻黄碱　　　　　D. 可待因

5. 人类最早使用的镇痛剂是 （　　）

A. 烟碱　　　　　B. 肾上腺素　　　　　C. 麻黄碱　　　　　D. 吗啡

6. 与甲醛-浓硫酸溶液作用可呈蓝色的生物碱是 （　　）

A. 吗啡　　　　　B. 可待因　　　　　C. 麻黄碱　　　　　D. 海洛因

三、填空题

1. 常见的杂原子有_____、_____、_____。

2. 生物碱是存在于_____内,具有_____和_____的含_____的有机化合物。

3. 生物碱除少数为液体外,大多数为固体,味_____,难溶于_____,易溶于_____、_____、_____等有机溶剂。

4. 生物碱主要的化学性质有_____、_____、_____。

四、用化学方法鉴别

1. 吗啡和苯胺　2. 吡啶和可待因　3. 葡萄糖和呋喃

（张　勇）

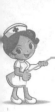

第十五章

氨基酸和蛋白质

学习重点

1. 氨基酸的概念、分类。
2. 氨基酸的化学性质。
3. 蛋白质的元素组成、结构。
4. 蛋白质的性质。

　　蛋白质广泛存在于生物体内,是一切细胞的重要组成成分,也是酶、抗体和许多激素中的主要物质,是生命的重要物质基础。一切重要的生命现象和生理功能,如生物体的遗传、繁殖、运动、消化、生长等都与蛋白质密切相关。氨基酸是构成蛋白质的基本单位。因此,要研究蛋白质,必须首先认识氨基酸。

第一节　氨基酸

一、氨基酸的结构、分类和命名

（一）氨基酸的结构和分类

从结构上看,羧酸分子中烃基上的氢原子被氨基（—NH_2）取代生成的化合物称为氨基酸。其通式是:

$$R-\underset{\underset{NH_2}{|}}{CH}-COOH$$

氨基酸分子中同时含有氨基和羧基两种官能团,故它属于复合官能团的化合物。

氨基酸的种类很多,有以下几种分类方法。

1. 根据分子中烃基的种类不同,氨基酸分为脂肪族氨基酸、芳香族氨基酸和杂环族氨基酸。

2. 根据分子中氨基和羧基的相对数目不同,氨基酸分为中性(一氨基一羧基)氨基酸、酸性(一氨基二羧基)氨基酸、碱性(二氨基一羧基)氨基酸。

3. 根据氨基和羧基的相对位置,氨基酸分为 α-氨基酸、β-氨基酸、γ-氨基酸等。

存在生物体内构成蛋白质的氨基酸都是 α-氨基酸。

（二）氨基酸的命名

氨基酸的系统命名法与羟基酸相同,即以羧酸为母体,氨基当作取代基,用阿拉伯数字或希腊字母来标明氨基的位次而命名,称为"氨基某酸"。习惯上氨基酸的命名多根据其来源和某些性质使用俗名。如天门冬氨酸因最初是从植物天门冬的幼苗中发现而得名,甘氨酸因具甜味而得名。

现将重要的 α-氨基酸的名称、结构式、简写符号和等电点列于表 15-1。

表 15-1　重要的 α-氨基酸

俗名（系统命名）	结　构　式	英文及简写	等电点(pI)
中性氨基酸			
甘氨酸（氨基乙酸）	H_2N-CH_2COOH	Gly(G)	5.97
丙氨酸 （α-氨基丙酸）	$CH_3CH(NH_2)COOH$	Ala(A)	6.00
丝氨酸 （α-氨基-β-羟基丙酸）	$HO-CH_2-\overset{\overset{\displaystyle NH_2}{\mid}}{C}HCOOH$	Ser(S)	5.68
苏氨酸* （α-氨基-β-羟基丁酸）	$CH_3CH(OH)CH(NH_2)COOH$	Thr(T)	6.53
缬氨酸* （α-氨基-β-甲基丁酸）	$(CH_3)_2CHCH(NH_2)COOH$	Val(V)	5.96
蛋氨酸* （α-氨基-γ-甲硫基丁酸）	$CH_3SCH_2CH_2CH(NH_2)COOH$	Met(M)	5.74
亮氨酸* （α-氨基-γ-甲基戊酸）	$(CH_3)_2CHCH_2CH(NH_2)COOH$	Leu(L)	6.02
异亮氨酸* （α-氨基-β-甲基戊酸）	$CH_3CH_2CH(CH_3)CH(NH_2)COOH$	Ile(I)	5.98
半胱氨酸 （α-氨基-β-巯基丙酸）	$CH_2(SH)CH(NH_2)COOH$	Cys(C)	5.05
苯丙氨酸* （α-氨基-β-苯基丙酸）	⬡$-CH_2CH(NH_2)COOH$	Phe(F)	6.30
酪氨酸 （α-氨基-β-对羟苯基丙酸）	$HO-$⬡$-CH_2CH(NH_2)COOH$	Tyr(Y)	5.66
脯氨酸 （α-羧基-四氢吡咯）	环状结构$-COOH$	Pro(P)	6.30

续表 15 - 1

俗名（系统命名）	结　构　式	英文及简写	等电点（pI）
*色氨酸 （β-3-吲哚-α-氨基丙酸）	CH$_2$CH（NH$_2$）COOH	Try(W)	5.89
酸性氨基酸			
天门冬氨酸 （α-氨基丁二酸）	HOOCCH$_2$CH（NH$_2$）COOH	Asp(D)	2.77
谷氨酸 （α-氨基戊二酸）	HOOCCH$_2$CH$_2$CH（NH$_2$）COOH	Glu(E)	3.22
碱性氨基酸			
精氨酸 （α-氨基-δ-胍基戊酸）	NH$_2$—C—NHCH$_2$CH$_2$CH$_2$CH（NH$_2$）COOH 　　‖ 　　NH	Arg(R)	10.76
赖氨酸* （α,ε-二氨基己酸）	H$_2$NCH$_2$CH$_2$CH$_2$CH$_2$CH（NH$_2$）COOH	Lys(K)	9.74
组氨酸 （α-氨基-β-咪唑-丙酸）	CH$_2$CH（NH$_2$）COOH	His(H)	7.59

表中标有"*"号的为必需氨基酸。

　　人体生命之必需，但又不能在体内合成的氨基酸，称为**必需氨基酸**。必需氨基酸必须由食物供给，如果缺乏必需氨基酸就会引起某些病症。

学习问

15-1　氨基酸分子中含有哪两种官能团？命名时以什么为母体？

15-2　氨基酸有哪几种分类方法？

15-3　人体中有哪八种必需氨基酸？

二、氨基酸的性质

（一）氨基酸的物理性质

　　α-氨基酸都是白色晶体，熔点较高，一般在 200～300 ℃之间，加热到熔点时，易分解并放出 CO$_2$。氨基酸都能溶于强酸或强碱溶液中，绝大多数能溶于水，而难溶于酒精及乙醚中。不同的氨基酸具有不同的味道，其味有鲜、甜、苦及无味等。如谷氨酸的钠盐具有鲜味，它是调味品味精的主要成分。

（二）氨基酸的化学性质

　　氨基酸分子中含有氨基和羧基，因此具有胺和羧酸的一些性质，但由于分子内氨基和羧基之间的相互影响，氨基酸又有一些特殊性质。

1. 两性电离和等电点　氨基酸分子中既含有碱性的氨基又含酸性的羧基,是两性化合物,具有两性电离的性质:

$$酸式电离\quad \underset{\underset{NH_2}{|}}{RCHCOOH} \rightleftharpoons \underset{\underset{NH_2}{|}}{RCHCOO^-} + H^+$$

$$碱式电离\quad \underset{\underset{NH_2}{|}}{RCHCOOH} + H_2O \rightleftharpoons \underset{\underset{NH_3^+}{|}}{RCHCOOH} + OH^-$$

所以,氨基酸既能与酸作用又能与碱作用生成盐。例如:

$$\underset{\underset{NH_2}{|}}{RCHCOOH} + HCl \longrightarrow \underset{\underset{NH_3^+Cl^-}{|}}{RCHCOOH} \quad 或写成 \quad \underset{\underset{NH_2 \cdot HCl}{|}}{RCHCOOH}$$

$$\underset{\underset{NH_2}{|}}{RCHCOOH} + NaOH \longrightarrow \underset{\underset{NH_2}{|}}{RCHOONa} + H_2O$$

氨基酸分子中的氨基与羧基之间也可相互作用而形成内盐。在内盐中同时含有阳离子和阴离子,因此内盐称为两性离子。

$$\underset{\underset{NH_2}{|}}{RCHCOOH} \rightleftharpoons \underset{\underset{NH_3^+}{|}}{RCHCOO^-}$$

氨基酸在水溶液中的带电情况,除了由本身的结构决定外,还可以通过溶液酸碱度的调节加以改变。例如,加酸抑制了氨基酸的酸式电离,使碱式电离程度大而成为阳离子,在电场中向负极移动。加碱抑制了氨基酸的碱式电离,使酸式电离程度大而成为阴离子,在电场中向正极移动。

当把氨基酸溶液调节到某一酸碱度(即 pH)时,其酸式电离程度与碱式电离程度相当,此时氨基酸主要以两性离子存在,两性离子的净电荷为零,从而处于等电状态,在电场中不向任何一极移动,这时溶液的 pH 叫做**氨基酸的等电点**,用"**pI**"表示。由于各种氨基酸的组成和结构不同,因此它们的等电点不同。各种重要 α-氨基酸的等电点见表 16-1。

等电点并不是中性点,两性离子的净电荷为零,并不意味着溶液呈中性,即 pH 不等于 7。在中性氨基酸的两性离子的溶液中,因为酸式电离程度略大于碱式电离程度,所以中性氨基酸的等电点略小于7,一般在 5～6.5 之间,酸性氨基酸的等电点一般在 2.7～3.2 之间,碱性氨基酸的等电点都大于7,一般在 9.5～10.7 之间。

在等电点时,氨基酸的溶解度、黏度和吸水性都最小。由于等电状态时溶解度最小,最易从溶液中析出,因此利用调节等电点的方法,可以分离和提纯某些氨基酸。

2. 成肽反应　在适当条件下加热,两个 α-氨基酸分子之间,一分子氨基酸的羧基与另一分子氨基酸的氨基之间,脱去一分子水而缩合成二肽(二缩氨基酸)。

$$\underset{\underset{R}{|}}{\underset{H_2N-CH-}{}} \overset{O}{\underset{}{\underset{||}{C}}} -\boxed{OH + H}- \underset{\underset{R'}{|}}{\overset{H}{\underset{||}{N}}-CH-COOH} \xrightarrow{-H_2O} \underset{\underset{R}{|}}{H_2N-CH}-\boxed{\overset{O}{\underset{}{\underset{||}{C}}}-\overset{H}{\underset{}{\underset{|}{N}}}}-\underset{\underset{R'}{|}}{CH-COOH}$$

α-氨基酸　　　　　　α-氨基酸　　　　　　　　　　　　二肽

由两个(相同的或不同的)α-氨基酸分子脱水缩合所形成的肽称为二肽。

在肽分子中的酰胺键 $-\overset{O}{\overset{\|}{C}}-\overset{H}{\overset{|}{N}}-$ 称为**肽键**。肽键是多肽分子中氨基酸缩合在一起的桥梁。在二肽分子中还存在未结合的羧基和氨基,因此,二肽还能继续与其他氨基酸分子脱水以肽键结合,生成三肽。如此类推,可以生成四肽、五肽、六肽等,许多氨基酸分子通过肽键连接起来,便形成了长链状的多肽。

$$H_2N-CH-\overset{O}{\overset{\|}{C}}-\overset{H}{\overset{|}{N}}-CH-\overset{O}{\overset{\|}{C}}-\overset{H}{\overset{|}{N}}-CH-\overset{O}{\overset{\|}{C}}\cdots-\overset{H}{\overset{|}{N}}-CH-COOH$$
$$\quad R_1 \qquad\qquad R_2 \qquad\qquad R_3 \qquad\qquad R_n$$

多肽链

肽是由两个或两个以上氨基酸分子脱水缩合以肽键相连的化合物。肽的基本结构是肽链,肽链中每个氨基酸单位通常叫做氨基酸残基。肽链的一端具有未结合的氨基,称为 N 端,一般写在链的左边。肽链的另一端具有未结合的羧基,称为 C 端,一般写在链的右边。

由于氨基酸的脱水方式不同,因此由几个不同的氨基酸可以生成多种不同的肽。例如,由甘氨酸和丙氨酸所生成的二肽就有以下两种:

$$H_2N-CH_2-\overset{O}{\overset{\|}{C}}-\overset{H}{\overset{|}{N}}-CH-COOH \qquad\qquad H_2N-CH-\overset{O}{\overset{\|}{C}}-\overset{H}{\overset{|}{N}}-CH_2-COOH$$
$$\qquad\qquad\qquad CH_3 \qquad\qquad\qquad\qquad\qquad CH_3$$

甘氨酰丙氨酸(甘·丙二肽)　　　　丙氨酰甘氨酸(丙·甘二肽)

由 3 种不同的氨基酸可产生 6 种不同的三肽,由 4 种不同的氨基酸则可以形成多达 24 种不同的四肽。由于氨基酸的结合和排列方式不同,因此由多种氨基酸按不同的排列顺序以肽键相互结合,可以形成许许多多不同的多肽链。

学与问

15-4 丙氨酸在 pH=6.00、pH<6.00 和 pH>6.00 的溶液中分别以什么离子形式存在?

15-5 下列化合物中,既能与酸反应,又能与碱反应的是 　　　　（　　）

A. 酒精　　　　　　　　　　B. 醋酸

C. 甘氨酸　　　　　　　　　D. 苯胺

15-6 氨基酸在 pH>pI 的溶液中,存在的主要形式是 　　　　（　　）

A. 两性离子　　　　　　　　B. 阳离子

C. 阴离子　　　　　　　　　D. 中性离子

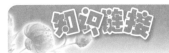

赖 氨 酸

赖氨酸为碱性必需氨基酸。由于谷物食品中的赖氨酸含量甚低，且在加工过程中易被破坏而缺乏，故称为第一限制性氨基酸。赖氨酸是肝及胆的组成成分，能促进大脑发育和脂肪代谢，调节松果腺、乳腺、黄体及卵巢，防止细胞退化。

赖氨酸可以调节人体代谢平衡。赖氨酸为合成肉碱提供结构组分，而肉碱会促使细胞中脂肪酸的合成。向食物中添加少量的赖氨酸，可以刺激胃蛋白酶与胃酸的分泌，提高胃液分泌功效，起到增进食欲、促进幼儿生长与发育的作用。赖氨酸还能提高钙的吸收及其在体内的积累，加速骨骼生长。如

缺乏赖氨酸，会造成胃液分泌不足而出现厌食、营养性贫血，致使中枢神经受阻、发育不良。

赖氨酸在医药上还可作为利尿剂的辅助药物，治疗因血中氯化物减少而引起的铅中毒现象，还可与酸性药物（如水杨酸等）生成盐来减轻不良反应，与蛋氨酸合用则可抑制重症高血压病。

单纯性疱疹病毒是引起唇疱疹、热病性疱疹与生殖器疱疹的原因，而其近属带状疱疹病毒是水痘、带状疱疹和传染性单核细胞增生症的致病者。科学研究表明，补充赖氨酸能加速疱疹感染的康复并抑制其复发。

第二节 蛋 白 质

蛋白质是一类复杂的生物高分子化合物，是由几十个或上百个，甚至上千个氨基酸组成的高分子。它存在于所有动、植物的原生质内。蛋白质是生物体内最重要的组成成分，也是人最重要的营养物质，成人大约每人每天需要 80 g 蛋白质。蛋白质不仅是生物体的重要成分，而且是一切生命现象的物质基础。没有蛋白质，就没有生命。

蛋白质不仅是构成生物体的基本材料，而且是生命活动的主要体现者。生物体内的新陈代谢活动都是在各种特殊蛋白质——酶的催化下实现的。起调节代谢作用的某些激素，能起抗病免疫作用的抗体，能致病的细菌和病毒，与遗传关系密切的核蛋白，也都是蛋白质或它们的衍生物。构成生命现象的各种运动，如呼吸、运动、养料的运输、神经传导、记忆思维等，均通过蛋白质来实现。

一、蛋白质的元素组成和结构

1. 蛋白质的元素组成　蛋白质虽然结构复杂，种类繁多，但其组成的元素较少，其中主要含有碳、氢、氧和氮 4 种元素。大多数蛋白质含有硫元素，有些蛋白质还含有磷、铁、碘、锰、锌及其他元素。蛋白质中主要元素的组成及其含量如下：

C 占 50%～55%，N 占 13%～19%，H 占 6.0%～7.3%，O 占 19%～24%，S 占 0%～4%。

　　蛋白质分子的重要特征是含氮,大多数蛋白质含氮量都相当接近,一般在 15％～18％,平均约为 16％,即 100 g 蛋白质平均含有 16 g 氮。因此,在生物组织中每含 1 g 氮大约相当于 100/16＝6.25 g 的蛋白质。此商数称为**蛋白质系数**。化学分析时,只要测出生物样品中的含氮量,再乘以 6.25,就可以推算出其中蛋白质的大致含量。即:

蛋白质的含量＝含氮量×6.25

　　2. **蛋白质的结构**　蛋白质分子多肽链中的各种 α-氨基酸之间的排列顺序称为蛋白质的一级结构。蛋白质的一级结构是蛋白质的基本结构,其中主要化学键是肽键,又称主键。

　　牛胰岛素是历史上第一个人工合成的蛋白质,它是由 51 个氨基酸、2 个多肽链构成的。蛋白质中氨基酸的排列顺序是十分重要的,它对整个蛋白质的性质起着决定性的作用。至今有 2 000 多种蛋白质分子的一级结构被阐明。

　　蛋白质分子中的多肽链借助氢键卷曲盘旋和折叠而成的空间结构,称为蛋白质的二级结构。氢键在维持和固定蛋白质的二级结构中具有重要作用。此外蛋白质分子还以其他化学键如离子键、二硫键(—S—S—)、酯键(—O—C—)等,按照一定的方式进一步弯曲盘绕,形成更复杂的三级、四级结构。蛋白质的二级、三级、四级结构属于蛋白质的空间结构。蛋白质分子中除肽键外,其余的键都是副键,氢键是最常见的副键。

　　蛋白质分子形状、大小及表面性质都是其内部结构的反映,它的一系列理化性质、生物学功能都与蛋白质的空间结构密切相关。组成蛋白质的 α-氨基酸只有 20 多种,但由于蛋白质中所含氨基酸的种类、数目不同,氨基酸排列的顺序和方式又是多种多样的,加上多肽链盘旋折叠的情况不一,所以自然界就存在着种类繁多的、具有各种特殊生理功能的蛋白质。

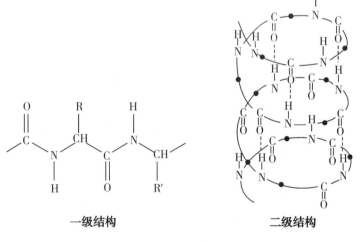

一级结构　　　　　　　　　二级结构

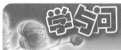

15-7　蛋白质主要是由_____、_____、_____和_____4种元素组成,蛋白质的一级结构是多个 α-氨基酸通过_____结合而成的。

15 - 8　每 100 g 蛋白质平均含氮＿＿＿＿＿g,蛋白质系数是＿＿＿＿＿,经测定某物质中含氮 8.4 g,该物质中约含蛋白质＿＿＿＿＿g。

二、蛋白质的性质

蛋白质是由氨基酸构成的,其化学性质有些与氨基酸相似,如两性电离、等电点等。但是蛋白质又是高分子化合物,有着复杂的空间结构,因此有其特有的性质,如盐析、水解、变性等。

（一）两性电离和等电点

一条多肽链无论多长,在末端或侧链总有游离的氨基和羧基存在,因此蛋白质与氨基酸一样也具有两性电离的性质,既可与酸又可与碱作用生成盐。

蛋白质在水溶液中带电情况除由本身的结构所决定,也与溶液的 pH 有关。在强酸性溶液中,蛋白质电离成阳离子,在强碱性溶液中,蛋白质电离成阴离子。调节溶液的 pH,可使蛋白质羧基电离程度与氨基电离程度相等,从而使蛋白质分子处于等电状态而以两性离子形式存在。某蛋白质呈两性离子状态时溶液的 pH,称为该蛋白质的等电点(**pI**)。

各种蛋白质游离的氨基和羧基数目不同,故不同的蛋白质具有不同的等电点(表15 - 2)。一般含酸性氨基酸较多的蛋白质,其等电点较低,为 2 左右;含碱性氨基酸较多的蛋白质,其等电点较高,为 9 左右;大多数蛋白质的等电点接近 5,因此它们在人体内(人的体液如血液、组织液及细胞内液的 pH 约为 7.4)多数电离成带负电荷的阴离子,常与体内的 K^+、Na^+、Ca^{2+}、Mg^{2+} 等阳离子结合成盐。蛋白质和蛋白质盐可组成缓冲对,在血液中起着重要的缓冲作用。

表 15 - 2　几种蛋白质的等电点(**pI**)

名　称	等电点	名　称	等电点
胃蛋白酶	1.5	血红蛋白	6.7
乳球蛋白	5.0	肌球蛋白	7.0
酪蛋白	4.6	胰蛋白酶	5.0
卵清蛋白	4.6	胰岛素	5.3
血清蛋白	4.7	细胞色素 C	10.7

在等电点时,蛋白质最不稳定,溶解度最小,最容易从溶液中析出。蛋白质的渗透压、黏度等在等电点时也最小。

不处于等电状态的蛋白质分子,以阴离子或阳离子的形式存在,在电场中就会产生电泳现象。蛋白质分子电泳的方向和速度,决定于它的电性、电量、相对分子质量的大小及电场的强度。根据这个原理,就可以用电泳法使混合蛋白质分离。目前,在临床检验诊断上已广泛应用电泳法分离血清中的各种蛋白质。

（二）盐析

蛋白质溶于水能形成稳定的高分子化合物溶液。稳定的主要原因有两个,一是由于分

子中的多肽链上含有 $\overset{O}{\overset{\|}{-C}}\overset{H}{\overset{\|}{-N}}$、—NH₂、—OH、—COOH等基团,其中的氧或氮原子能借助于氢键与水分子结合,形成水化膜,这层水化膜能阻止蛋白质分子的聚集。二是蛋白质溶液的pH不在等电点时,蛋白质离子带相同的电荷,带相同电荷的蛋白质离子互相排斥,使其难以聚合并下沉,这是它稳定的另一因素。

如果在蛋白质溶液中加入大量无机盐,如 NaCl、(NH₄)₂SO₄、Na₂SO₄ 等,破坏蛋白质的水化膜,同时盐离子又能中和蛋白质所带的电荷,结果使蛋白质分子失去稳定因素,从溶液中沉淀析出,这种现象称为盐析。使不同的蛋白质发生盐析所需盐的浓度不同。例如,球蛋白在半饱和硫酸铵溶液中即可析出,而白蛋白却要在饱和硫酸铵溶液中才能析出。因此,可以用逐渐加大盐溶液浓度的方法,使不同蛋白质分段析出,从而得以分离。这种操作称为分段盐析。

在临床检验上,利用分段盐析可以测定球蛋白和血清白蛋白的含量,借以帮助诊断某些疾病。

盐析所得的蛋白质,性质未变,加水可重新溶解,形成稳定的蛋白质溶液。因此,盐析是分离、提纯蛋白质常用的方法。

（三）蛋白质的变性

在某些物理或化学因素(如加热、高压、振荡、紫外线、X射线、超声波、强酸、强碱、重金属盐、酒精等)的作用下,蛋白质分子的空间结构发生了某种改变,导致蛋白质的某些性质也随之发生了改变,这种现象称为蛋白质的变性。例如,在日常生活中,煮鸡蛋时,胶态的鸡蛋白受热而凝固,就是蛋白质的一种变性作用;在豆浆中加入石膏或盐卤(MgCl₂),使豆浆中的蛋白质凝结,也是蛋白质的变性作用。

蛋白质变性以后,它的溶解度减小,容易凝固沉淀。蛋白质的变性一般是不可逆的。变性后的蛋白质称为变性蛋白质。蛋白质变性凝固后,不能再重新溶解于水中,即不能恢复原状。此外,变性后的蛋白质易为蛋白酶所水解,所以蛋白质在变性后易被消化。具有生物活性的蛋白质(酶、激素、抗体等)经变性后即失去原有的活性,例如酶变性后不再具有催化活性。

蛋白质的变性有许多实际应用。例如,医学上用煮沸、高温、高压和用酒精以及其他化学药品进行消毒灭菌,是因为上述理化因素使细菌发生蛋白质变性而凝固死亡;用放射性同位素治疗癌症,是利用放射线使癌细胞变性破坏;重金属盐中毒急救时,可先洗胃,然后让病人服用大量鸡蛋清、牛乳和豆浆等,是利用重金属盐与之结合生成不溶的变性蛋白质,以减少机体对重金属盐离子的吸收。在制备和存放血清、疫苗、激素等制剂时,则应避免其变性而失去生物活性。临床检验上利用蛋白质受热凝固沉淀的性质,检验尿液中的蛋白质。

（四）蛋白质的水解

蛋白质在酸、碱的水溶液中加热或在酶的催化下,能水解为相对分子质量较小的化合物,最终水解产物为α-氨基酸。其水解过程如下:

蛋白质──→胨(初解蛋白质)──→胨(消化蛋白质)──→多肽──→二肽──→α-氨基酸

从食物里摄入的蛋白质不能直接变成身体组成的一部分,它必须在消化道中经各种酶的催化而水解为各种氨基酸,氨基酸被肠壁吸收进入血液,然后在体内重新合成人体所需的各种蛋白质。

（五）显色反应

1. 缩二脲反应　蛋白质在强碱性溶液中能和稀硫酸铜溶液作用,显紫红色或紫色。由于蛋白质分子含有许多肽键,具有与缩二脲相似的结构,故蛋白质能发生缩二脲反应,而且蛋白质的含量越多,产生的颜色也越深。医学上利用此反应来测定血清蛋白质的总量及其中球蛋白和白蛋白的含量。

2. 黄蛋白反应　含有苯环的蛋白质遇浓硝酸由于硝化作用会立即变成黄色,再加氨水后又变为橙色,这个反应称为**黄蛋白反应**。皮肤、指甲上不慎溅上浓硝酸后出现黄色,就是发生了黄蛋白反应。

3. 茚三酮反应　所有蛋白质分子中都含有 α-氨基酸的残基,因此都能与茚三酮试剂反应,反应呈现蓝紫色,此反应可作为蛋白质的定性定量测定。

15-9　临床上检验患者尿中蛋白质,利用蛋白质受热凝固的性质,这是蛋白质的　　　　　　　　　　　　　　　　　　　　　　　　　　　　　（　　）

　　　A. 显色反应　　　B. 水解反应　　　C. 盐析　　　D. 变性

15-10　欲使蛋白质沉淀且不变性,应选用　　　　　　　　　　　（　　）

　　　A. 硫酸铵　　　B. 浓硫酸　　　C. 重金属盐　　　D. 有机溶剂

15-11　大多数蛋白质的等电点接近5,因此在人体内(人的体液的 pH 约为 7.4)蛋白质大多数存在的主要形式是　　　　　　　　　　　　　　　（　　）

　　　A. 两性离子　　　B. 阳离子　　　C. 阴离子　　　D. 中性离子

15-12　医学上消毒灭菌是利用蛋白质的什么性质?

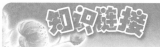

蛋白质的分类

蛋白质种类繁多,大多数蛋白质的结构尚未阐明,还不能按其化学结构来分,目前按蛋白质的组成、形状及功能等不同来进行分类。

（一）按蛋白质分子的组成分类

根据蛋白质分子的组成和结构复杂程度不同,可将蛋白质分为单纯蛋白质和结合蛋白质。

1. **单纯蛋白质**结构简单,基本上只由 α-氨基酸组成的蛋白质,称为单纯蛋白质。如血清白蛋白和血清球蛋白等。

2. **结合蛋白质**结构复杂,由单纯蛋白质和非蛋白质两部分结合而成的蛋白质,称为结合蛋白质。结合蛋白质中的非蛋白质基团称为辅基。如核蛋白、糖蛋白和血红蛋白等。

（二）按蛋白质分子的形状分类

根据蛋白质分子的形状不同,可将蛋白质分为球状蛋白质和纤维状蛋白质。

1. **球状蛋白质**形状近似于椭圆形或球形,生物界中的大多数蛋白质是球状蛋白质,如血红蛋白、清蛋白等。球状蛋白质通常可溶于水,并且具有特异的生物活性(如酶起催化作用、血红蛋白运输氧等)。

知识链接

2. 纤维状蛋白质多是构成机体的结构材料。这类蛋白质的外形类似细棒或纤维。通常不溶于水，如皮肤中的胶原蛋白、毛发及皮肤的角蛋白等。它们通常难溶于水，在抗体中起着黏合、支撑保护、负重和营养等功能，其更新较慢。

（三）按蛋白质分子的功能分类

根据蛋白质的功能不同可将蛋白质分为活性蛋白质和非活性蛋白质。

1. 活性蛋白质是指生命运动中一切有活性的蛋白质及它们的前体，如激素蛋白具有调节功能、酶具有催化功能等。活性蛋白质占蛋白质的绝大部分。

2. 非活性蛋白质主要包括一大类作为生物的保护或支持作用的蛋白质，如胶原、角蛋白（包括羽毛、毛发、角、蹄等）、弹性蛋白等。

科学视野

人体必不可少的营养素——蛋白质

人类为了维持生命与健康，除了需要阳光与空气外，还必须摄取食物。食物中含有人体所需的营养素，它保证人体正常的生长发育和活动所需要的能量供给。营养素有 7 大类：蛋白质、脂肪、糖类、无机盐、维生素、水和膳食纤维。

蛋白质是生命的物质基础，成年人体内结合蛋白质占体重的 $16\%\sim17\%$。蛋白质是生理作用最复杂的物质，它是人体生存所必需的材料，也是修补组织不可少的成分，蛋白质在体内氧化后补充人体的热能，它还是很多生理活性物质（如酶、抗体、激素）的重要成分，蛋白质对胶体渗透压、酸碱平衡也起着重要作用。如果人体缺乏蛋白质，处于发育期的青少年，就会发育迟缓，体质瘦弱，抗病能力差。在成年，轻者体重减轻，肌肉萎缩，疲乏无力，病后恢复慢，重者出现营养不良及水肿。为了保证蛋白质的需要，我国营养学会推荐成人每日蛋白质需要量为 80 g。

蛋白质的营养作用在于它的各种氨基酸。组成食物蛋白质的氨基酸有 20 余种，其中有 8 种不能在人体内合成，而必须获自食物，这些氨基酸被称为"必需氨基酸"，即蛋氨酸、赖氨酸、色氨酸、苏氨酸、缬氨酸、苯丙氨酸、亮氨酸和异亮氨酸。蛋白质中各种必需氨基酸的构成比例，称为氨基酸模式。食物中蛋白质氨基酸模式与人体蛋白质氨基酸模式越接近，其被人体利用的程度越高，其营养价值也就越高。肉类、奶制品、蛋类、禽类、鱼类、豆制品和坚果类食物所含的氨基酸比例与人体蛋白质氨基酸模式最接近，被称为优质蛋白质。

由于各种食物所含的氨基酸比例不可能与人体所需的完全一致，因此两种或两种以上的食物混合食用，往往可以互相取长补短，提高其蛋白质的利用率，这就是"蛋白质的互补作用"。所以，提倡食物的多样化及荤素搭配。

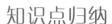

知识点归纳

知 识 点	知 识 内 容
氨基酸的概念	羧酸分子中烃基上的氢原子被氨基(—NH_2)取代生成的化合物
氨基酸的结构	氨基酸分子中同时含有氨基和羧基两种官能团。通式为 $R—CH—COOH$ 下方 NH_2
氨基酸的分类	1. 根据分子中烃基的种类不同,分为脂肪族氨基酸、芳香族氨基酸和杂环族氨基酸 2. 根据分子中氨基和羧基的相对数目不同,分为中性氨基酸、酸性氨基酸、碱性氨基酸 3. 根据氨基和羧基的相对位置,分为 α-氨基酸、β-氨基酸、γ-氨基酸等
氨基酸的性质	1.两性电离和等电点 2.成肽反应
蛋白质的组成	蛋白质的组成元素主要有碳、氢、氧、氮和硫等元素
蛋白质的结构	蛋白质的一级结构(基本结构);蛋白质的二级、三级、四级结构(空间结构)
蛋白质的性质	两性电离和等电点、盐析、变性、水解、显色反应

一、名词解释

1. 氨基酸　2. 氨基酸的等电点　3. 两性离子　4. 蛋白质的变性　5. 蛋白质的盐析

二、选择题

1. 下列选项中最简单的氨基酸是 （　　）

A. 半胱氨酸　　　　　B. 丙氨酸　　　　　C. 组氨酸　　　　　D. 甘氨酸

2. 误服重金属盐能使人中毒,这是由于它在体内 （　　）

A. 发生了盐析作用　　　　　　　　　B. 使蛋白质变性

C. 与蛋白质生成配合物　　　　　　　D. 发生了氧化反应

3. 赖氨酸(pI＝9.74)在 pH 为 7 的溶液中,存在的主要形式是 （　　）

A. 两性离子　　　　　B. 阳离子　　　　　C. 阴离子　　　　　D. 中性离子

4. 下列物质中不含有蛋白质的是 （　　）

A. 豆腐　　　　　　　B. 奶粉　　　　　　C. 血清　　　　　　D. 赖氨酸

5. 蛋白质基本结构的主键是 （　　）

A. 肽键　　　　　　　B. 氢键　　　　　　C. 离子键　　　　　D. 二硫键

6. 医学上用来测定血清蛋白质的总量及其中白蛋白和球蛋白的含量的反应是 （　　）

A. 班氏反应　　　　　B. 缩二脲反应　　　C. 黄蛋白反应　　　D. 银镜反应

7. 下列化合物中既能与酸反应,又能与碱反应的是 （　　）

A. 苯酚　　　　　　　B. 醋酸　　　　　　C. 苯丙氨酸　　　　D. 苯胺

8. 成肽反应属于 （　　）

A. 缩合反应　　　　　B. 缩二脲反应　　　C. 酯化反应　　　　D. 聚合反应

9. 医学上消毒灭菌是利用蛋白质发生了下列哪个反应　　　　　　　　　　　　（　　）

A. 盐析　　　　　　　　B. 水解　　　　　　　　C. 显色　　　　　　　　D. 变性

三、填空题

1. 氨基酸分子中,既含有酸性的_____,又含有碱性的_____,因而氨基酸是_____化合物。

2. 酸性氨基酸的等电点_____7,碱性氨基酸的等电点_____7。

3. 根据分子中_____和_____的相对数目不同,氨基酸可分为_____、_____和_____三类。

4. 蛋白质在酸或酶的作用下水解生成_____、_____,最终得_____。

5. 由于蛋白质分子中仍存在游离的_____和_____,因此蛋白质是_____化合物。

6. 大多数的蛋白质都是由_____、_____、_____、_____等主要元素组成的。

7. 蛋白质的一级结构是指_____中 α-氨基酸的_____。

8. 加大量盐能使蛋白质发生_____,高温能使蛋白质_____。

9. 甘氨酸 pI=5.97,在 pH=7.0 的溶液中,其主要存在形式是_____。

四、简要回答下列问题

1. 食物中蛋白质被摄入后,最终会被消化成什么物质?

2. 为什么可用 φ_B=0.70～0.75 的酒精消毒灭菌?

3. 为什么重金属盐中毒的病人可用灌服大量牛奶、豆浆或生鸡蛋清的方法来抢救?

4. 如何使蛋白质从溶液中沉淀析出?

5. 为什么沾有浓硝酸的手指甲会变黄?

6. 正常人血液的 pH 在 7.4 左右,而血液中大多数蛋白质的等电点在 5 左右,问血液中蛋白质带什么电荷?

五、用化学方法鉴别

1. 丙氨酸和蛋白质

2. 淀粉和蛋白质

（张　勇）

第十六章

化学与环境(选学)

学习重点

1. 环境与环境污染的概念。
2. 环境保护的重要意义。
3. 水体污染物的分类、危害及防治方法。
4. 大气污染物类型、危害及防治方法。
5. 土壤污染源的分类及防治方法。
6. 居室污染源及防治。

　　人类依赖于环境,环境是人类生存和发展的基础。人类发展至今,随着科学技术的不断进步和文明程度的不断提高,人类也正面临着越来越严重的环境危机。由于世界人口的剧增以及现代工业和都市的发展,出现了诸如大气污染、酸雨、全球气候变暖等环境问题,给人类社会造成了严重危害。人类由于大量使用化肥、农药,食物中残留的农药,导致人体产生多种疾病。人类对土地资源的过度开发、过度放牧、围海造田等行为,也使得土地资源退化、土壤沙化日益严重。

　　在造成环境污染的各种因素中,化学物质占有很大的比例,其品种之多、数量之大、影响的范围之广,都是十分惊人的。人类只有一个地球,为了人类的未来必须选择可持续发展的道路,建立人与自然和谐共处的绿色文明。本章着重介绍化学物质对水、土地、大气等环境造成的污染及污染的防治。

第一节　人类与环境

一、环境与环境污染的概念

（一）环境

环境是指围绕着人群的空间以及这种空间中可以直接、间接影响人类生产、生活和发展的各种自然因素、社会因素的总和。人类的生存环境分为自然环境和社会环境。

自然环境是人类生活和生产必需的自然条件与自然资源的总称。自然环境包括阳光、温度、气候、土壤、空气、水、动植物、草原、森林、地矿、岩石、微生物及地壳的稳定性等的总和。而社会环境则是人类在自然环境的基础上，为了提高自身的物资与精神生活水平，通过不断提高科研和生产力而营造的人工环境。社会环境包括生产、交通、商业、卫生、文教、居住、旅游等环境。社会环境的状态受人类文明发展的限制，它是物质文明和精神文明发展的标志。所以社会环境的发展既受到自然环境的制约，又影响到自然环境的发展与改变。

环境保护中的环境主要指自然环境。

（二）环境污染

环境污染是指在人类生活的环境中，由于人为的和自然的因素而造成物质与能量增加，其结果引起环境变化，扰乱并破坏生态系统与人们的正常生活条件，对人们健康产生直接或间接甚至潜在的危害的现象。

造成环境污染有自然因素和人为因素。自然因素有火山爆发、地震、台风、海啸、洪水、旱灾、虫灾、流行病等自然灾害。人为因素是指因人类的生产和生活活动而导致的破坏。在这两个因素中，人为因素对生态系统的破坏作用尤为严重，特别是工业及化学污染，不但可能破坏生态系统平衡，导致生态系统的退化，甚至会分解整个生态系统。一般所讲的环境污染主要指人为因素造成的。

环境污染有不同的类型，① 按环境要素，可分为大气污染、水体污染、土壤污染、居室污染等；② 按污染物的性质，可分为生物污染、化学污染、物理污染等；③ 按污染物的形态，可分为废气污染、废水污染、固体废物污染、噪声污染、辐射污染等；④ 按污染产生的原因，可分为生产污染和生活污染，生产污染又可分为工业污染、农业污染、交通污染等；⑤ 按污染物的分布范围，可分为全球性污染、区域性污染、局部性污染等。

造成环境污染的原因主要有以下三个方面：

1. 化学原因　化学原因是指向环境直接排放有毒化学物质以及由于化学反应的结果在环境中生成有害物质，如汞、铅、砷、氰化物、酚、多氯联苯、各种农药等。

2. 物理原因　物理原因是指放射性物质的辐射、振动、噪声等物理作用对环境的污染。

3. 生物原因　生物原因是指各种微生物对环境的污染。

人类的活动不断向环境排放污染物质，这些物质在复杂的环境条件下会发生物理和化学变化。有些物质的毒性可能降低，有一些则可能变为毒性更大的物质。特别是一些人造化学物质很难分解，渐渐积累在环境中对人和生物造成危害，直接或间接影响人类的健康。全球性的环境污染已威胁到人类的生存，以及阻碍经济的持续发展。目前研究较多的是那些与人类生活关系最密切的物质，如医药、食品添加剂、日用品等。

二、环境保护的重要意义

环境保护不仅是治理污染的技术问题，保护人类的生存问题，环境保护更为重要的是一个经济问题、政治问题。

1987 年，世界环境与发展委员会提出，可持续发展是指"既满足当代人需求，又不对后代人满足其需求能力构成危害的发展"。可持续发展强调的是环境与经济的协调，追求的是人与自然的和谐，它的目标是不仅满足人类的各种需求，而且还要关注各种经济活动的生态合理性，保持生态资源，尊重自然规律，能动地调控自然—社会—经济复合系统，不能超越生态系统的承载能力,不对后代人的生存构成威胁。人类在改造自然、发展生产中必须注意给整个生态系统所带来的影响不能超过某一限度,否则,人类的生存环境就会遭到破坏。环境污染对自然资源的破坏,有的要几十年、上百年才能恢复,有的则难以扭转。环境污染对人类健康的威胁,不只是致癌,更严重的是贻害子孙后代。不施行环境保护措施,后果不堪设想。世界上许多国家现在都意识到了环境保护的重要性,为此,联合国召开的"人类环境会议"将每年的 6 月 5 日定为"世界环境日",我国更是把环境保护提高到基本国策的战略高度。

学与问

16-1 人类的生存环境分为 _____ 和 _____ ,环境保护中的环境主要指 _____ 。

16-2 造成环境污染的原因主要有 _____ 、_____ 和 _____ 。

16-3 联合国召开的"人类环境会议"将每年的 _____ 月 _____ 日定为"世界环境日"。

知识链接

展望新世纪环境

现在,世界环境问题的焦点集中在南部不发达国家,尤其是亚洲、非洲、拉丁美洲的国家。为了经济发展,许多发展中国家不惜以牺牲环境为代价,而地球的生命器官可以说基本在这些国家。例如,亚马逊雨林、东南亚热带雨林、中非热带雨林是全球之肺,地球一半的氧气和三分之二的物种资源来自这三个地方。而现在这些雨林正以每年 10 余万平方公里的速度遭到破坏,如果破坏速度持续下去,到下世纪中叶,这三片雨林将被剃光。雨林的减少,二氧化碳的增多,产生的温室效应使全球变暖,进而使极地冰川消融、大气环流异常,会使海平面升高。很多地区缺水,使得土地荒漠化更加严重,而激增的人口又需要新的耕地,这就得毁林开荒,于是,人类陷入了一个环境怪圈。解决这样的问题,最根本之处在于可持续发展意识强有力切入大众生活,这是一切的希望所在。然后,经过几十年的污染治理和控制,拥有一个基本能够持续发展的环境,这是新世纪环境展望中最大的希望。

第二节 环境污染与防治

一、水污染及其防治

全世界约有 10 亿多人由于饮用水被污染,受到疾病传染、蔓延的威胁。水资源的缺乏及污染不仅给人类带来灾难,而且殃及其他生物,许多生物正随着工农业生产造成的河流改道、湿地干化和生态环境的恶化而灭绝。

（一）水体污染物分类及危害

水污染是指外来的其他物质在水体中的含量超过水体本身的自净能力，而使水达不到洁净水的标准而被污染。固体、气体、液体、热和放射性等不同类型的物质，都能造成水污染。这些污染包括以下几个方面：

1. 微生物污染　生活污水、医院污物、垃圾随地表水进入江、河、湖、塘污染了水体。这些物质带来大量的病原微生物，人、畜喝了污染的水便会生病。几次地区性、世界性的霍乱大暴发，都是由于水污染所致。

2. 有机污染　有机物在污水中是病原微生物的营养来源。有机物在生化作用时分解，消耗水中的氧，严重威胁水生生物，特别是鱼类的生命。

3. 富营养化　生活用水中的有机物、洗涤剂、农药、化肥和工业垃圾、废水中，有许多氮、磷及有机碳等植物所需的营养物质，它们的存在促进藻类大量繁殖，是海洋形成"赤潮"的根源。

4. 恶臭　金属冶炼、石油化工、塑料、橡胶、造纸、制药、农药、化肥、皮革、油脂及食品加工产生的恶臭，污染大气及生活用水。

5. 酸碱污染　来自造纸、化纤、制革、采矿与炼油工业的废水，常为生活用水带来酸碱的污染，杀死鱼类和水生生物，抑制水中微生物，使水失去自净能力；空气环境的污染，使天然降水产生酸雨或酸雾，损害植物的生长，使土壤酸化，使钙、镁、磷、钾等营养元素流失。

6. 地下水硬度升高　生活垃圾、污水、土壤中有机质生化分解，产生二氧化碳，导致水中钙离子浓度升高，水质硬度升高，严重影响人类身体健康和工业锅炉用水。

7. 毒污染　非金属的无机毒物（氰、氟、硫等离子），重金属和金属无机毒物（汞、镉、铅、铬、锌等），易分解有机毒物（挥发性的酚、醛、苯），难分解的有机毒物（滴滴涕、六六六等农药及多氯联苯、多环芳烃、芳香胺等芳香烃类化合物），各种毒物污染水后，通过食物链进入人体，使人体中毒。

8. 油污染　冲洗机件、油轮，陆地上工业排污，海滩及海上采油常常使油污染危害水生生物，严重影响鱼类及海边的生态环境。

9. 热污染　冶金、化工、机械和电力工业，特别是核电厂、热电厂排出的热，会导致水体发生化学、生化变化。水温升高会减少水中氧含量，加速水体的富营养化。

10. 放射性污染　天然放射性核素、核武器试验的沉降物、核工业以及其他工业的废水、废气、废渣等废弃物都会污染水体，使人类产生放射性疾病及癌症。

（二）水污染的防治

1. 一般处理原则　废水中的污染物质是多种多样的，所以往往不可能用一种处理单元就能够把所有的污染物质去除干净。一般一种废水往往需要通过由集中方法和几个处理单元组成的处理系统处理后，才能够达到排放要求。采用哪些方法或哪几种方法联合使用，需根据废水的水质和水量、排放标准、处理方法的特点、处理成本和回收经济价值等，通过调查、分析、比较后决定，必要时要进行小试、中试等试验研究。废水处理的主要原则，首先是从清洁生产的角度出发，改革生产工艺和设备，减少污染物，防止废水外排，进行综合利用和回收。必须外排的废水，其处理方法随水质的要求而异。

2. 废水处理方法分类　针对不同污染物质的特征，开发了各种不同的废水处理方法，特别是对化工废水的处理，这些处理方法可按其作用原理划分为四大类，即物理处理法、化学处理法、物理化学法和生物处理法。

（1）物理法：利用物理作用，分离废水中呈悬浮状态的污染物质，在处理过程中不改变污染物的化学性质。最常用的方法有沉淀法、过滤法、上浮法和隔油法等。

（2）化学法：利用化学反应，去除污染物质或改变污染物的性质，处理水体中的可溶性或胶状污染物质。常用的方法有中和法、氧化还原法、混凝法等。

① 中和法：中和法就是向废水中投加酸性或碱性物质，使废水达到近中性后排放。对于酸性废水，投加碱性药剂如石灰、石灰石等。

$$H_2SO_4 + CaO = CaSO_4 + H_2O$$
$$H_2SO_4 + CaCO_3 = CaSO_4 + H_2O + CO_2\uparrow$$

对于碱性废水，可用废酸或酸性废水中和处理. 也可将烟道气通入废水，利用废气中的二氧化碳和二氧化硫进行中和。

$$CO_2 + OH^- = HCO_3^-$$
$$SO_2 + 2OH^- = SO_3^{2-} + H_2O$$

② 氧化还原法：氧化还原法是利用氧化或还原反应将废水中的污染物（可溶性的有机物或无机物）转化为无毒或微毒物质，从而使废水得以净化。例如，向炼油厂的含硫废水中通入价廉的空气和水蒸气，废水中的硫离子即被氧化成无毒的硫代硫酸盐或硫酸盐。

$$2HS^- + 2O_2 = S_2O_3^{2-} + H_2O$$
$$S_2O_3^{2-} + 2O_2 + 2OH^- = 2SO_4^{2-} + H_2O$$

③ 混凝法：废水中的胶体物质，通常带有负电荷，在水中加入带有相反电荷的电解质（即混凝剂）后，废水中胶体物质呈电中性，失去稳定性，并在分子引力作用下，凝聚成大颗粒而下沉。混凝剂中用得最多的是铝盐，如明矾。此法适用于处理含油废水、染色废水等。常用的混凝剂还有硫酸铝、硫酸亚铁等。

$$Al^{3+} + 3H_2O = Al(OH)_3 + 3H^+$$

（3）物理化学法：物理化学法是利用物理化学作用去除废水中的污染物质，主要有吸附法、离子交换法、膜分离法、萃取法、气提法和吹脱法等。

（4）生物处理法：生物处理法是通过微生物的代谢作用，使废水中呈溶液、胶体以及微细悬浮状态的有机性污染物质转化为稳定、无害的物质的废水处理方法。根据起作用的微生物不同，生物处理法又可分为好氧生物处理法和厌氧生物处理法。

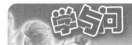

16-4 废水处理有哪些方法？

二、大气污染及其防治

包围在地球外壳的气体部分，叫做"大气圈"。大气圈是构成地球组成中迁移活动最广泛的部分。由于大气圈总是同生物圈不断地进行物质交换，它是一切生物能量的直接供应者。因此,大气圈无疑是人类以及一切生物赖以生存的十分重要的环境组成部分。没有大气,在地球上就没有生命,也不会有社会和生物世界。

大气污染是指大气中包含了污染物,或者这些污染物与大气中某些其他物质产生了化学反应,或作为催化剂促进其他污染物产生化学反应所生成的二次污染物,它们的浓度超过了大气的自净能力,而达到了有害的程度。

(一)大气污染物的类型

目前对环境和人类产生危害的大气污染物有 100 种左右。其中影响范围广、具有普遍性的污染物有颗粒物、二氧化硫、碳氧化物、氮氧化物、碳氢化合物等。主要的大气污染物的类型有以下几种:

1. 颗粒物 颗粒物是指除气体之外的包含于大气中的物质,包括各种各样的固体、液体和气溶胶,其中有固体的灰尘、烟尘、烟雾,以及液体的云雾和雾滴,其粒径范围主要在 0.1～200 μm 之间。

2. 硫氧化物 硫常以二氧化硫和硫化氢的形态进入大气,也有一部分以亚硫酸及硫酸或硫酸盐微粒形式进入大气。大气中的硫约 2/3 来自天然源,其中经细菌活动产生的硫化氢最多。人为来源产生的硫排放的主要形式是 SO_2,主要来自含硫煤和石油的燃烧、石油炼制以及有色金属冶炼和硫酸制造等。

3. 碳氧化物 主要有 CO 和 CO_2 两种物质,CO 主要是由含碳物质不完全燃烧产生的,而天然源较少。CO 是无色、无臭的气体,其化学性质稳定,在大气中不易与其他物质发生化学反应,可以在大气中停留较长时间。

CO_2 是大气中一种"正常"成分,参与地球上的碳平衡,它主要来源于生物的呼吸作用和化石燃料等的燃烧。然而,由于化石燃料的大量使用,使大气中的 CO_2 浓度逐渐增高,这将对整个地气系统中的长波辐射收支平衡产生影响,并可能导致温室效应。

4. 氮氧化物(NO_x) 氮氧化物(NO_x)种类很多,主要有一氧化氮(NO)和二氧化氮(NO_2)。

5. 碳氢化合物 碳氢化合物包括烷烃、烯烃和芳烃等复杂多样的物质组成。大气中大部分的碳氢化合物来源于植物的分解,碳氢化合物的人为来源主要是石油燃料的不充分燃烧和石油类的蒸发过程。碳氢化合物是形成光化学烟雾的主要成分。碳氢化合物中的多环芳香烃具有明显的致癌作用。

(二)大气污染的危害

1. 对人体健康的危害 受污染的大气进入人体,可导致心血管、神经系统、呼吸道、眼睛等疾病。据北京市有关部门的调查,交通路口工作的民警,其咽炎发病率达 23%,而园林工人却只有 12%。另外肿瘤专家认为,肺癌 90% 以上是由于大气污染和职业致癌因子经过长期作用诱发的。废气中含有许多致癌物质,如炼焦排出的苯并芘就是诱发肺癌的罪魁祸首。

另外如铅、汞、砷、硫化氢、碳氧化物和苯类化合物,会使人白血球下降、心律异常。而硫酸烟雾、光化学烟雾对眼睛有较大的刺激作用,能引起眼睛疾病。

2. 对植物的危害 大气污染物的浓度超过植物的忍耐限度,会使植物的细胞和组织器官受到严重伤害,生理功能和生长发育受阻,产量下降,产品品质变坏,助长病虫害的发生和蔓延。还可能使植物群落组成发生变化,甚至造成植物个体死亡,种群消失。植物是最容易受大气污染危害的,因为植物不会像高等动物那样有循环系统,可以缓冲外界的影响。而且,植物一般是固定不动的,不能像动物那样可以避开污染物。

3. 对各种制品的危害 大气污染对各种制品都有腐蚀损害,特别是对金属制品、油漆材料、皮革制品、纸制品、纺织品、橡胶制品和建筑物等损害较大。这是造成城市地区经济损失的一个重要原因。

4. 对全球性生态的影响

(1) 温室效应:大气层中的某些微量组分,能使太阳的短微波透过,加热地面后产生的热辐射又被这些组分吸收,使大气增温,这种现象称为**温室效应**。目前普遍认为二氧化碳的增加是造成全球变暖的主要原因。

温室效应能加快植物生长,使植物生长带移动;由于气候变暖,积雪和冰川熔化,还会使海平面上升。另外世界卫生组织在一份报告中指出,全球变暖可能导致全球疾病大流行,这更是个严峻的问题。

(2) 臭氧层破坏:大气层遭受破坏,特别是臭氧层遭受破坏,也是当代人类关注的重大环境问题。在大气圈约 25 km 高空的平流层下方,有一个臭氧浓度相对较高的小圈层,即为**臭氧层**。臭氧被誉为地球的"保护伞",它是太阳紫外线辐射的一种过滤器,能强烈吸收来自太阳的高强度紫外线的 99%,保护了地球上的生命。

臭氧层遭受破坏,会给人类带来严重灾难。臭氧层破损直接威胁地球表面人的健康。

紫外线辐射对生命细胞有害,能导致人类患皮肤癌。据有关资料说明,臭氧每减少 1%,皮肤癌的发病率就增加 5%～7%;如果减少 10%,海洋中 10 m 深的鱼苗在 15 天内就会全部死亡。在强紫外线照射下,许多农作物,如棉花、豆类、瓜类、白菜都会受到严重损害,某些化工制品,如乙烯制的壁板、窗户等塑料品会发生化学变化,使用寿命大为缩短。

(3) 酸雨:**酸雨**是指 pH<5.6 的雨、雪、霜、雹等大气降水。酸雨的形成一般认为是由污染源向大气排放的硫氧化物和氮氧化物在高空大气中,遇到水汽变成雾和酸飘浮在空中,随同降水落到地面,形成酸雨。酸雨被称为"空中死神"。其危害主要有以下几个方面:① 造成森林生态系统衰退和森林衰亡;② 造成生物多样化的减少;③ 造成土壤酸化,有毒的金属离子从土壤中溶出,使人体致病或发生早衰和老年痴呆症;④ 造成建筑材料和历史古迹的严重损害。

(三) 大气污染的防治

根据大气污染物的存在状态,其治理方法可概括为两大类:颗粒污染物控制方法和气态污染物控制方法。

1. 颗粒污染物控制方法 颗粒污染物控制方法,常称除尘法。除尘方法和设备种类很多,各具不同的性能和特点。除尘方法和设备主要有以下 4 类。

(1) 重力沉降:重力沉降是利用含尘气体中的颗粒受重力作用而自然沉降的原理,将颗粒污染物与气体分离的过程。

(2) 旋风除尘:旋风除尘是利用旋转的含尘气流所产生的离心力,将颗粒污染物从气体中分离出来的过程。

(3) 湿式除尘器除尘:湿式除尘器除尘是利用水形成液网、液膜或液滴与尘粒发生惯性碰撞、扩散效应、黏附、扩散漂移与热漂移、凝聚等作用,从废气中捕集分离尘粒,并兼备吸收气态污染物的作用。

(4) 过滤式除尘器除尘:过滤式除尘器除尘是利用多孔过滤介质分离捕集气体中固体或液体粒子的净化装置。

2. 气态污染物治理方法 气态污染物治理方法很多,主要有吸收、吸附、催化、燃烧、冷凝、生物、膜分离、电子束等,这里就前4种方法作简要介绍。

(1)吸收法:吸收法是利用气体混合物中不同组分在吸收剂中溶解度不同,或者与吸收剂发生选择性化学反应,从而将有害组分从气流中分离出来的过程。吸收分为物理吸收和化学吸收。由于在大气污染控制过程中,一般废气量大、成分复杂、吸收组分浓度低,单靠物理吸收难达到排放标准,因此大多采用化学吸收法。

(2)吸附法:吸附法是将气体混合物与多孔性固体接触,利用固体表面存在的未平衡的分子引力或化学键力,把混合物中某一组分或某些组分吸留在固体表面上的过程。

(3)催化法:催化法是利用催化剂的催化作用,将废气中的气体有害物质转变为无害物质或转化为易于去除物质的一种废气治理技术。

(4)燃烧法:燃烧法是通过热氧化作用将废气中的可燃有害成分转化为无害物质的方法。

大气污染的防治除采用上述方法外,还要进行综合治理。主要包括采取调整能源结构、开发新能源、合理布局工业、减少和防止污染物的排放、利用植物净化、研制和运用各种防止污染的新技术、制定大气环境质量标准、加强大气质量监测等措施。

16-5 大气污染的类型有哪些?

16-6 臭氧层遭受破坏有什么危害?

三、土壤污染及其防治

土壤是地球陆地表面具有肥力、能生长植物的疏松表层。土壤由岩石风化而成的矿物质、动植物残体腐败分解而产生的有机物质以及水分、空气等组成。土壤是人类生产和生活所不可缺少的基本条件。

土壤污染主要是指人类不科学的活动产生的污染物进入土壤并积累到一定程度,超过了土壤的自净能力,引起土壤质量恶化的过程。

(一)土壤污染物

土壤污染物是指进入土壤中并影响土壤正常作用,改变土壤的成分和功能的物质。土壤污染物可影响土壤的生态平衡,降低农作物的产量和质量。土壤污染物主要分为无机物和有机物两大类。无机物主要是化肥、盐、碱、酸、氟、氯和汞、镉、铬、铅、镍、锌、铜等重金属以及铯、锶等放射性元素;有机物主要指农药、洗涤剂、多环芳烃、酚类、氰类以及病原微生物和寄生虫卵等。

(二)土壤污染源的分类

土壤污染有天然污染和人为污染两大类。

天然污染包括:某些元素富集中心或矿床附近等地质因素而造成的地区性土壤污染;气象因素引起的土壤淹没、冲刷流失、风蚀以及地震、火山爆发等。

人为污染包括:固体废弃物的污染如人类生活垃圾、工业渣土、矿山尾矿等;农药、肥料在土壤中的残留、积累,有机肥中的病原菌及寄生虫卵在土壤中滋生;化肥的施用造成土壤的板结,农作物中硝酸盐和亚硝酸盐的积累;劣质水的灌溉,生活污水、工业废水进入土壤,大气污染物通过降水、沉降进入土壤;土壤植被被破坏、大型水利工程等引起土壤的沙漠化、盐渍化等。

此处重点介绍化肥、农药、固体废弃物等人为因素对土壤的污染及其危害。

1. 化肥对土壤的污染 合理地使用化肥,是夺得粮食高产的重要措施。但超出一定范围,又长期施用,势必导致土壤物理性质的改变,土壤肥力下降,土壤板结,团粒结构破坏,水、空气和温度难以调节,导致减产。同时,随着化肥成分的积累,还会使农产品质量下降。过量施用氮肥后,反而会妨碍植物正常的氮代谢过程,造成硝酸盐在植物体内的蓄积。硝酸盐一旦遇到还原性物质,就会被还原成亚硝酸盐,危害人畜的健康,因为它与二级胺容易生成致癌的亚硝胺。另外,经测定,亚硝酸盐还可导致高价铁血红蛋白症,这主要是由于亚硝酸能将血液中的二价铁氧化成三价铁,使它失去携带氧气的功能,类似于煤气(一氧化碳)中毒,严重者可致人死亡。

施用有机肥人畜粪尿,可引起致病微生物、寄生虫卵对土壤的污染。人接触被污染的土壤,食用被污染的蔬菜、瓜果,饮用土壤被雨水冲刷和渗漏的地下水,都会造成感染。

2. 农药对土壤的污染 农药包括杀虫剂、杀菌剂、除草剂、生物生长调节剂等,是农业生产不可缺少的重要物质。环境所面临的问题是:农药的利用率极低,施用农药时,只有10%施在作物上,其余90%或直接散落在土壤和水体中,或通过农作物落叶、降雨而进入土壤。有些农药难于降解,长期存在于土壤中。农药可通过食物链进入人体。

农业上施用的农药中,有的药效时间比较长,残留物也长期停留在土壤中,而有些农药还有挥发性,其分子挥发进入大气,再通过降水和降尘又返回土壤。一般来说,旱地土壤农药残留量较高,水田土壤农药残留量较低。残留在土壤中的农药,有的会受土壤中的生物和非生物的分解而消失,但也有一部分是难于分解的。在这种残留量较高的土壤中收获的农作物往往也会含有农药的残留物,其残留量随作物种类而异,残留在土壤中的农药和氮、磷化肥,在发生地面径流或土壤风蚀时,还会向其他地方转移,使土壤污染范围扩大,难以根治。

对于环境保护来说,人们总是希望化学农药的残留时间越短越好,但从保护农作物不受病虫害或草害的威胁来说,如农药残留时间较短,施用后很快就消失,就达不到治病杀虫或灭草的目的。

3. 固体废弃物对土壤的污染 固体废弃物对土壤污染十分严重。固体废弃物不同于水、大气,可通过稀释、扩散、转移和净化来降低乃至消除污染。固体废弃物排出数量巨大,占地面积大,侵占大量良田,给农业生产带来毁灭性打击。固体废弃物不仅侵占农田,其中的有害气体逐渐挥发到大气中而污染空气。所含有毒的重金属和其他污染物,经雨水淋洗可污染地面水、河流湖泊、地下水和土壤。放射性的废渣还会造成放射性污染。

工业废弃物酸渣或碱渣以及赤泥、硼泥可使土壤的pH发生较大的改变,造成庄稼颗粒无收。

城市生活垃圾的数量越来越大,品种越来越多。垃圾中大量的有机物腐败后,散发出各种各样的恶臭气体或有毒气体,其所含的致病微生物、寄生虫卵、蚊、蝇、蟑螂等害虫可进入土壤并长期存活,污染农作物,尤其是蔬菜、水果、瓜类等,也污染地下水,给人们的健康带来巨大的威胁。

农业大田淘汰的塑料薄膜,散入农田,混入土壤,阻断土壤中空气的流通,影响植物根系的发育、呼吸,不利于微生物的繁殖,也影响土壤水分、肥料的迁移,对农作物危害极大。而且混在土壤中的塑料薄膜不易降解,半衰期长。

4. 不适当的污灌对土壤的污染　科学地利用污水灌溉本是农业增产的有效措施之一,因为污水在灌溉中,受到土壤的过滤、吸附和生物氧化作用,其中的氮、磷、钾等营养元素可被作物吸收,这对粮食和蔬菜的增产起了很大作用。尤其在北方缺水、缺肥的地方,利用污水灌溉既可作为肥源又可作为水源,同时还解决部分污水处理问题。但是,不适当的污灌会使农田生态系统受到影响,造成土壤及作物的污染。在我国由于不适当地利用污水灌溉,许多耕地受到重金属和有机化学物质的污染,严重污染的耕地已不能使用。

5. 酸雨对土壤的污染　雨水是土壤水分的主要来源。但近几十年来,由于能耗量特别大,煤炭等化石燃料燃烧时产生大量氮和硫的氧化物污染大气,然后与空气中的水分作用形成酸雨。酸雨使土壤的酸度增加,促使土壤中钙、镁、钾、磷等元素的过量溶解,也增加被淋滤的损失。酸度增加,还会使土壤中某些有毒元素活化,使土壤微生物失去活力,因而造成土壤肥力的降低,增加风雨对土壤的侵蚀作用,致使土质恶化。由于土壤的酸化,还会使得一些吸附于土壤颗粒中的金属溶解出来,一些重金属元素铅、铜等溶解造成土壤的铅、铜、汞中毒,这些元素带到人体,会损伤人的大脑神经系统,使骨骼严重变形。

土壤除了上述的各种污染以外,它还容易被各种病原体污染,通过作物向人体传播各种寄生虫病。

（三）土壤污染的防治

土壤污染的原因大多是人为因素造成的,同样,人为地采取一定的措施来防治土壤的污染,保护土壤的自净能力,也是可能的。

1. 控制土壤污染源　预防土壤污染的根本方法是消除与控制土壤污染源及污染途径。消除与控制工矿业和居民生活废水、废渣和废气的排放,实行污染物排放总量控制。开展固体废弃物的综合利用。控制农药的施用量。淘汰毒性大、残留量高而在环境中造成长期危害的农药。严格控制农药的使用范围、次数和总施用量。保护人类的朋友,害虫的天敌——益鸟、益虫和益兽等。合理施用化肥,提倡施用腐熟的有机肥料,合理施用硝酸盐和磷酸盐类及氮肥,选择使用盐酸盐和硫酸盐类的化肥,避免土壤的板结与污染。

发展规模种植,发展无土栽培,发展肥料农药滴灌。科学灌溉,利用污水灌溉时,严格掌握水质标准,控制次数和面积。结合土壤环境容量、作物品种,制定灌溉允许年限。加强对土壤和作物的检测,注意土壤的污染极限。对井水和地下水灌溉,要根据土壤质地、矿化度和地下水的深度而具体分析,防治土壤盐渍化。

2. 不断调节土壤的肥力　在土壤的物质平衡中,除了有机质以外,还应考虑各种养分的收支状况。作物每年从土壤中要带走大量养分,不同作物需要量也不同,应做好土壤及作物的养分分析测试工作,使参与土壤中物质循环的物质数量不断增加。同时,通过改变有机肥和化肥的配合比例、施肥期、施肥量和施肥部位等,来调节养分的供应强度和持续时间,以促进供需关系的协调。另外,要合理搭配各种作物间的套种和轮作,以提高复种次数和增加产量,又不降低土壤的肥力。

3. 注意土壤水分的调节　为了提高蓄水保壤效果,改善和调节土壤水分的特性也是一个重要环节。一种良好的旱耕土壤,在土壤水分特性方面,应具有较好的透水性、较低的向蒸发表面的移动性、较高的持水能力和较宽的有效水范围。改善土壤水分状况的最有效措施是发展科学灌溉,要根据土壤水分季节性动态和作物需水规律来制定科学节水的灌溉制度,以防止土壤淀积、板结,节约用水。土壤水分的调节不仅是单纯为了满足作物生理需水或抗旱保产,而且还是达到改善土壤、以水控肥、以水控温,促控作物生长、实现作物高产的有效手段。

由于土壤是一种可更新资源,人们就应该在合理利用基础上,做好保护和管理的工作,人类对土壤的干预不要超过它的负载能力,以使其不断更新,为人类永续利用。

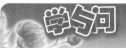

16-7　土壤污染的防治方法有哪些?

四、居室污染及其防治

居室环境与人体健康息息相关,控制和消除居室污染,合理安排居室,使居室净化、清新和美化,对人体健康至关重要。

现代室内空气污染物来源广,危害大,由于居室的容积小,即使污染源的排放量很小,也可使居室内的有害物质浓度很大。调查表明,室内空气污染的严重程度常是室外空气的2～3倍,在某些情况下甚至可高达100倍。因此已将其与大气污染、工作间有毒化学品污染和水污染并列为对公众健康危害最大的4种环境因素。室内污染特点是污染物多,易积累,污染源杂,污染持久,不易察觉。

(一)室内污染物

室内污染物主要为气体,可多达数十种乃至数百种。据测定主要有:一氧化碳、二氧化碳,挥发性有机化合物如甲醛、苯、甲苯、二甲苯、乙苯、苯乙烯等,多环芳烃、氨、二氧化氮、四氯乙烯、四氯化碳、三氯乙烯、1,1,1-三氯乙烷、二氯乙烷、二氯苯、硫化氢、二氧化硫、3-甲基吲哚等。

室内污染还有致病细菌、病毒、螨虫、蟑螂、臭虫、跳蚤、白蚁、苍蝇、蚊子、老鼠等生物污染,家庭饲养的狗、猫、鸟、鸽子、兔子以及蝈蝈、蛐蛐、金鱼、乌龟等产生的污染。

其他的如飘尘、花粉、石棉等以及放射性污染物等也是室内的污染物。

(二)室内污染源

室内污染源与居室建筑装修、居室主人的生活方式、室外环境等有密切关系。

1. 生存污染　人通过呼吸道、皮肤汗腺排出大量污染物,不断向周围空间辐射热量,呼出二氧化碳、水蒸气以及散发出多种病原菌及各种有味的气体,每天都产生排泄物、排遗物。据研究报道,人的肺可排出二十多种有害物质。在许多公共场所,人群聚集,有限空间污染严重,人长时间逗留会出现头晕、困倦、注意力涣散、免疫力下降等症状。

各种宠物也会产生寄生虫、病菌等大量污染物。室内潮湿的卫生间、厨房、冰箱,容易滋生细菌、霉菌和致病微生物。真菌在繁殖的过程中,散发出大量恶臭。炎热的夏季人们关闭门窗,使用空调,空调只交换少量的室内空气,造成空气污浊,负离子匮乏,导致空调综合征,使人产生头痛、肌肉痛、关节痛、嗜睡、呼吸道阻塞、咳痰、哮喘等症状。

室内人抽烟、烹调、家庭装修、使用新家具、家务清洁都排放大量污染物。室内地毯、家用电器、衣物等也使得室内污染物增加。居室外扬尘、飘尘、汽车尾气、锅炉房烟筒、周围的工厂、医院、餐馆、学校都给居室带来各种污染物。

2. 厨房污染　烹调过程中的炸、炒、熏、烤等,各种燃料如液化石油气、煤气、天然气、煤油、煤的燃烧,尤其在不完全燃烧时,都排放着大量的多环芳烃、杂环芳烃、氮氧化物、硫氧化物、一氧化碳、甲醛等有害气体。厨房中还有老鼠、蟑螂、蚂蚁、各种食品蛀虫,它们污染食品,传播疾病。人们喷洒或熏蒸杀虫剂、投放灭鼠药,又造成厨房内新的污染。

3. 卫生间污染　室内的卫生间也是主要的污染区。便池、下水道会散发出臭气,不仅刺激人体的感官,引起呕吐和食欲降低,而且带有毒性。卫生间的臭气主要是人体排泄物和洗涤下水中的有机物质,经微生物的作用而产生的硫化氢、硫醇、二甲硫醇、乙胺、吲哚等。卫生间潮湿、温暖、阴暗,是致病细菌、致病原虫、蟑螂等繁衍的温床。人们在卫生间使用的各种化妆品、除臭剂、消毒液、洗涤剂等也产生各种污染。

4. 家庭装修、建筑材料、室内设施污染　现代化的建筑材料、装饰材料和各种家具、设施对居室常会产生污染。工业生产的甲醛 50% 以上用于生产建筑材料和绝缘材料。各种胶合板材、中密度板材的生产都使用甲醛树脂作为黏合剂。有些建筑还使用脲甲醛泡沫树脂作为室内墙体保温隔热板材。这些板材在室内连续、长期释放甲醛,遇热和潮解释放量更大。

室内装修材料、家具、油漆、涂料、黏合剂、腻子不仅含有甲醛,还含有苯及苯的同系物、多环芳烃、臭氧等以及重金属如铅、钡、铬、镍等有毒元素。建筑物的防水施工通常使用沥青,混凝土施工常用铅盐作为防冻剂,它们可释放大量苯类、多环芳烃、氨气等有毒气体。

建筑物中的石材、磁砖、混凝土等建筑材料可产生无色无味的放射性气体 ^{222}Rn。石棉制品在建筑上用作保温、防火、绝缘、管道材料,它们经过长时间的磨损,可产生石棉粉尘,被人吸入体内,引发石棉肺、肺气肿、肺癌等。

家庭装修引起的"新居综合征"常会使人出现憋闷、恶心、头昏目眩、咳嗽、打喷嚏、嗓子有异物感、呼吸不畅、皮肤过敏等症状,有的甚至产生免疫力下降、不孕、胎儿畸形等严重后果。

(三)居室污染的防治

通风换气保持室内空气清新是排除室内空气污染物最有效的措施之一。可在厨房、卫生间安装抽油烟机、排气扇,进行强制性的空气对流,加快空气交换速度。居室冬天要适当开窗户,夏天开空调也应注意换气。在交通要道、工业污染源附近,室内通风换气时间要尽量避开室外污染高峰。利用日光对室内致病微生物进行杀灭。冰箱要防止异味,垃圾应及时清倒,地毯须定期吸尘,脏衣脏袜等及时洗涤,经常清洗地面、擦抹家具,保持室内清洁,不仅减少室内飘尘,也可增加室内空气湿度,减少空气中负离子的消失。

适当养些绿色花卉吸收二氧化碳、吸附飘尘。选择绿色建筑施工,采取绿色家装,力求简洁,重装饰、轻装修,尽量挑选刺激气味小的家具,装修好的新居应开窗通风,监测合格后再入住。

厨房尽量选用电饭煲、微波炉、电磁炉、电热水器。提倡使用太阳能热水器。排气扇在关闭炉灶后继续运转数分钟,彻底排尽污染气体。改变污染大的传统烹调方式。

卫生间下水道应加装回水弯头和防臭器,避免臭气散发到室内。合理选择化妆品、杀虫剂、空气清新剂、除味剂和净化剂等,防止卫生间内的空气污染加剧。

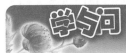

16-8　室内空气污染的特点有哪些?

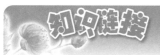

环境污染对人体的危害

　　环境污染对人体的危害主要有三个方面。(1)急性危害:污染物在短期内浓度很高,或者几种污染物同时进入人体对人体造成急性危害。(2)慢性危害:慢性危害主要指小剂量的污染物持续地作用于人体产生的危害。如大气污染对呼吸道慢性炎症发病率的影响等。(3)远期危害:环境污染对人体的危害,一般是经过一段较长的潜伏期后才表现出来,如环境因素的致癌作用等。

　　环境中致癌因素主要有物理、化学和生物学因素。物理因素,如放射线体外照射或吸入放射性物质引起的白血病、肺癌等。化学因素,根据动物实验证明,有致癌性的化学物质达1 100余种。生物学因素,如热带性恶性淋巴瘤,已经证明是由吸血昆虫传播的一种病毒引起的。另外,污染物对遗传有很大影响。环境污染往往具有使人或哺乳动物致癌、致突变和致畸的作用,统称"三致作用"。"三致作用"的危害,一般需要经过比较长的时间才显露出来,有些危害甚至影响到后代。

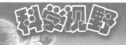

绿　色　化　学

　　绿色化学又称环境无害化学、环境友好化学或清洁化学,是指能够保护环境的化学技术。

　　当今,可持续发展观是世人普遍认同的发展观。可持续发展观强调人口、经济、社会、环境和资源的协调发展,既要发展经济,又要保护自然资源和环境,使子孙后代能永续发展。绿色化学正是基于人与自然和谐发展的可持续发展理论。通过使用自然能源,从而可以避免给环境造成负担,利用太阳能为目的的光触媒、氢能源的制造和储藏技术的开发,并考虑节能节省资源,减少废弃物排放量,达到可持续发展的目的。绿色化学涉及有机合成、催化、生物化学、分析化学等多种学科,内容广泛。绿色化学的最大特点是在始端就采取预防污染的科学手段,在获得物质的转化工程中充分利用每个原料原子,因此既可以充分利用资源,又不产生污染,因而过程和终端均为零排放或零污染。世界上很多国家已把"化学的绿色化"作为新世纪化学发展的主要方向之一。

　　绿色化学不但有重大的社会、环境和经济效益,而且说明化学的负面作用是可以避免的,显现了人的能动性。绿色化学体现了化学科学、技术与社会的相互联系和相互作用,是化学科学高度发展以及社会对化学科学发展的作用的产物,对化学本身而言是一个新阶段的到来。

知识点归纳

知 识 点	知 识 内 容
环境的概念	围绕着人群的空间以及这种空间中可以直接、间接影响人类生产、生活和发展的各种自然因素、社会因素的总和
环境污染的概念	在人类生活的环境中,由于人为的和自然的因素而造成物质与能量增加,其结果引起环境变化,扰乱并破坏生态系统与人们的正常生活条件,对人们健康产生直接或间接甚至潜在的危害的现象
环境污染的原因	化学原因、物理原因、生物原因
环境保护的重要意义	环境保护不仅是治理污染的技术问题,保护人类的生存问题,环境保护更为重要的是一个经济问题、政治问题
水体污染物的分类	微生物污染、有机污染、富营养化、恶臭、酸碱污染、地下水硬度升高、毒污染、油污染、热污染、放射性污染
水体污染物的防治	物理处理法、化学处理法、物理化学法、生物处理法
大气污染物的类型	颗粒物、硫氧化物、碳氧化物、氮氧化物、碳氢化合物
大气污染的防治	颗粒污染物控制方法、气态污染治理方法
土壤污染源的分类	化肥对土壤的污染、农药对土壤的污染、固体废弃物对土壤的污染、不适当的污灌对土壤的污染、酸雨对土壤的污染
土壤污染的防治	控制土壤污染源、不断调节土壤的肥力、注意土壤水分的调节
室内污染源	生存污染、厨房污染、卫生间污染、家庭装修、建筑材料、室内设施污染
居室污染的防治	通风换气;适当养些绿色花卉;厨房尽量选用电炊具;卫生间下水道加装回水弯头和防臭器

1. 试述水污染的途径及其对人类的危害。
2. 废水的处理方法有哪几大类?
3. 大气污染有哪些危害?
4. 如何防治大气污染?
5. 什么是温室效应?
6. 酸雨有什么危害?
7. 土壤的污染物有哪些? 污染源有哪些?
8. 室内空气污染的特点有哪些?
9. 室内空气污染物有哪些?
10. 卫生间的臭味由哪几种气体引起? 对人有何危害?
11. 装修可引起哪些污染?
12. 如何防止室内污染?

(宋海南)

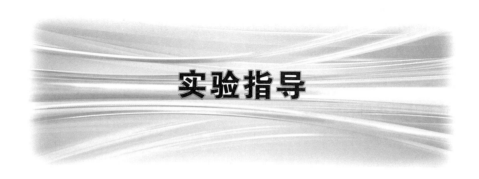

实验指导

化学实验概述

化学是以实验为基础的一门自然科学,化学实验是医用化学课的重要组成部分。化学发展的历史就是人们不断地通过实验探索、发现、研究和创造的历史。实验中,可以亲眼所见大量生动、有趣的化学实验现象,从而了解许多物质变化的事实,提高学习化学的兴趣。通过实验不仅可以验证和巩固课堂教学所学的基本理论知识,加深对理论知识的理解,而且可以正确地掌握化学实验的基本操作方法和技能,了解化学科学的探索之路。化学实验对于培养学生独立观察问题、分析问题和解决问题的能力,对于培养学生理论联系实际的学风和实事求是、严格认真、一丝不苟的科学态度以及探讨问题的科学方法都有重要的意义。因此,必须重视和加强实验教学,不断提高实验教学的质量。

一、化学实验室规则

为了确保实验的正常进行,培养严谨的科学态度,收到良好的实验效果,实验时必须严格遵守下列各项规则。

(一)实验规则

1. 上实验课前,要复习课文的相关知识,认真预习实验内容,明确实验目的与要求,熟悉实验器材,弄清实验内容、步骤、操作方法、有关原理和注意事项,牢记操作要领,做到心中有数。

2. 实验开始前,应先检查实验用品是否齐全,如有缺损,及时报告老师并补齐。桌上的实验用品应摆放整齐有序,以便取用。做实验前,要认真听取老师对本次实验的有关说明。如果对试剂的性能、仪器的使用方法有不明确的,应请教老师或同学,否则不能开始实验,以免发生意外事故。

3. 实验过程中,必须严格按照实验教材规定的步骤和方法进行操作。若有创见或建议,需改变实验步骤和方法时,应在征得老师同意后,方可执行。

4. 要自觉遵守纪律,保持实验室的安静。做实验时要集中精力,认真操作,仔细观察各种实验现象,积极思考,及时、如实地做好实验记录。

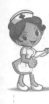

5. 要精心爱护公物和仪器设备,注意节约试剂和水电。实验室里的一切物品,不得擅自拿出实验室。仪器若有损坏要报告老师,办理有关补领手续,并按规定赔偿。

6. 实验过程中,要注意保持实验台面和地面的整洁。实验完毕,应对实验室进行全面整理清扫,在老师的指导下,妥善处理污物和垃圾。

7. 实验结束后,要根据实验教材和老师的要求并综合分析原始记录,如实、认真地写出实验报告。

（二）试剂使用规则

1. 取用试剂时,应看清瓶签上试剂的名称、规格和浓度,切忌用错。绝不允许将试剂随意混合,以免发生危险。

2. 试剂不得与手或皮肤接触;未经指导老师许可,不得品尝试剂的味道。

3. 试剂应按规定的量取用。若未规定用量,应以够用为原则。已取出的试剂不得倒回原瓶,应倒入老师指定的容器内。

4. 公用试剂用毕应放回原处,不准随意移动其位置。

5. 取用固体试剂时,要用清洁、干燥的药匙,用过的药匙须用干净的纸擦净后才可再次使用。试剂用后应立即盖好,以免盖错或被污染。

6. 液体试剂要用滴管或吸管取用,试剂瓶的瓶盖、滴管不可乱盖、乱插。滴管应保持垂直,不可倒立或平放。滴管不得触及容器壁。同一吸管在未洗净前,不得在不同的试剂瓶中吸取试剂。

7. 要求回收的试剂,应放入指定的回收容器里。

（三）实验室安全规则

化学实验室里所用的药品,很多是易燃、易爆、有腐蚀性或有毒的。因此,在使用时一定要严格按照有关规定和操作规程,确保安全。

1. 使用易燃、易爆试剂时,应远离火源和高温物体,防止灾害发生。

2. 产生有毒气体或有恶臭物质的各种实验,均应在通风橱中或通风处进行。

3. 加热试管内的液体时,要进行预热,液体体积一般不超过试管容积的 1/3。加热过程中,不可把试管口对着自己或他人,也不要俯视正在加热的液体,以防被溅出的液体伤害。

4. 凡需嗅气体的气味时,可用手扇闻,切忌用鼻直接对着容器口闻。

5. 易挥发的可燃性废液不得倒入废物缸中,应倒入水槽并立即用水冲走。

6. 若因汽油、苯、酒精等引起着火时,勿用水灭火,应立即用沙土或湿布覆盖。如遇电器设备着火,应立即切断电源,用二氧化碳灭火器或四氯化碳灭火器灭火,禁止用水或泡沫灭火器灭火。

7. 如果酸(或碱)洒到实验台上,应立即用适量的碳酸氢钠溶液(或稀醋酸)冲洗,再用抹布擦干。若只是少量酸或碱溶液滴到实验台上,立即用湿抹布擦净,再用水冲洗抹布。

8. 稀释浓硫酸时,应将浓硫酸缓慢注入水中,并不断搅拌。切勿将水注入浓硫酸中,以防引起局部过热,使酸液溅出,引起灼伤。若稀释大量浓硫酸时,应分次进行。

9. 若不慎将强酸沾到皮肤或衣物上,立即用较多的水冲洗,再用 3%～5% 的碳酸氢钠溶液冲洗。若强碱溶液沾到皮肤上,要用较多的水冲洗,再用 2% 醋酸液冲洗。万一眼睛里溅进了酸或碱溶液,要立即用水冲洗(切不要用手揉眼睛)。

10. 实验完毕,应洗净双手。离开实验室前,必须关好水、电、门、窗。

二、化学实验常用仪器简介

仪器名称与图形	主 要 用 途	使用方法及注意事项
试管	1. 盛放少量试剂 2. 进行简单的、少量物质间的化学反应 3. 制取或收集少量气体	1. 可直接用火加热,加热前试管外壁要擦干,用试管夹(或铁夹)夹持在试管全长1/4～1/3的近口处 2. 加热固体时,管口略向下倾斜,先均匀加热,后固定部位加热 3. 加热液体时,管口不能对人,试管与桌面成45度,所盛液体体积不超过试管总容量的1/3 4. 拿取试管时要用中指、食指、拇指捏住其上部,振荡,应使试管下部左右摆动 5. 加热后不能骤冷(以免炸裂),将其放在试管架上
烧杯 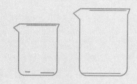	1. 用作溶解、配制、浓缩、稀释溶液 2. 接收滤液 3. 进行较大量物质间的化学反应 4. 加热较大量的液体;用作给试管水浴加热的盛水器	1. 不可直接用火加热,需垫石棉网,使受热均匀 2. 加热前揩干烧杯底部的水滴 3. 反应液体不能超过烧杯容积的2/3 4. 用玻璃棒搅拌时,只能轻轻搅动,以免触碰损坏烧杯
蒸发皿 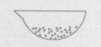	1. 反应容器 2. 灼烧固体;焙干物质 3. 溶液的蒸发、浓缩、结晶	1. 可放在铁圈等上直接加热,蒸发溶液时可垫上石棉网 2. 盛液量应少于容积的2/3,加热后不能骤冷 3. 加热时应不断搅拌,加快蒸发 4. 快蒸干时,降温或停止加热,利用余热蒸干
烧瓶 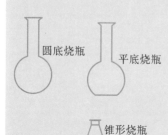 圆底烧瓶　平底烧瓶 锥形烧瓶	1. 用作试剂量较大的加热反应 2. 装配气体发生装置 3. 圆底烧瓶常用作加热条件下的反应器,耐压大 4. 平底烧瓶常用于不需加热的反应器,耐压小 5. 锥形烧瓶振荡方便,常用于滴定	1. 烧瓶加热需垫石棉网,并固定在铁架台上 2. 盛放液体量不超容积的1/2,也不能太少 3. 平底烧瓶不适于长时间加热

仪器名称与图形	主 要 用 途	使用方法及注意事项
表面皿	1. 用来盖在蒸发皿、烧杯、漏斗等容器上,以免液体溅出或灰尘落入 2. 作为称量试剂的容器 3. 作极少量药品的反应容器	1. 不能用火直接加热 2. 作盖用,其直径应略大于被盖容器口 3. 用作称量时,应洗净烘干
滴瓶	1. 用于分装各种液体试剂 2. 分无色和棕色两种,需要避光保存时用棕色瓶	1. 不能加热 2. 滴管与滴瓶应配套,用后滴管要插入原滴瓶 3. 取用试剂时,滴管要保持垂直 4. 不能长时间存放碱液,以免滴管与瓶颈发生反应而黏结
滴管	1. 吸取或滴加少量(数滴或1~2 mL)液体 2. 吸取沉淀上部的清液	1. 必须专用,不可一支多用,保持滴管清洁 2. 溶液不得吸进橡皮头 3. 滴加时不要与其他容器器壁接触,滴管要自然下垂
试剂瓶 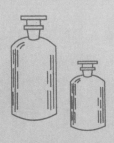	1. 广口瓶用于盛放固体试剂;容量较大的广口瓶常用于贮存大量液体试剂 2. 细口瓶用于盛放液体试剂和溶液	1. 不能加热 2. 取用试剂,瓶盖应倒放在桌子上,不能弄脏、互换 3. 不能用作反应容器 4. 盛放碱液用橡皮塞,防止瓶塞被腐蚀黏牢 5. 不用时应洗净并在磨口塞与瓶颈间垫上纸条 6. 有色瓶用于盛放见光易分解或不太稳定的物质
集气瓶 玻璃片	1. 用于收集和贮存少量气体 2. 用于气体燃烧实验	1. 上口为平面磨砂,内侧不磨砂,玻璃片要涂凡士林油,以免漏气 2. 进行燃烧实验且有固体生成时,应在瓶底放少量沙子或水
坩埚	用于灼烧固体,使其反应	1. 可直接加热至高温,灼烧时放在泥三角上 2. 用坩埚钳夹取,应避免骤冷

仪器名称与图形	主　要　用　途	使用方法及注意事项
量筒	用于较粗略地量取一定体积的液体	1. 不能作为反应容器,不能加热,不可量热的液体 2. 读数时应将视线与液体弯月面最低处持平
托盘天平 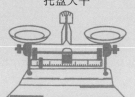	用于称量药品的质量	药品不可直接放在托盘内,左物右码,一般精确至0.1 g,详见实验一
容量瓶	用于准确配制一定浓度、一定体积的溶液	1. 溶质先在烧杯内溶解,然后移入容量瓶 2. 不能加热,不能用毛刷刷洗,不宜存放溶液,要在所标志的温度下使用 3. 不能作反应器,瓶塞不可互换,不能放在烘箱内烘干 4. 颈上有标线,表示在所指温度下液体凹液面与容量瓶颈部的标线相切时,溶液体积恰好与瓶上标注的体积相等
滴定管 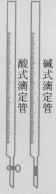 酸式滴定管　碱式滴定管	1. 用于中和滴定(也可用作其他滴定) 2. 准确量取液体的体积	1. 用前洗净,装液前用预装溶液淋洗3次 2. 酸式管滴定时,用左手开启旋塞;碱式管用左手轻捏橡皮管内玻璃珠,溶液即可放出 3. 酸式管装酸液,碱式管装碱液,不能对调 4. 用后应立即洗净,不能加热及量取热的液体,不能用毛刷刷内壁
吸量管　移液管 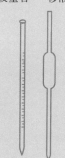	1. 用于准确移取一定体积的液体 2. 吸量管刻有刻度,又叫刻度吸管;移液管中间膨大,只有一个标线,又叫肚形吸管	1. 用时先用少量所移取液淋洗3次(每次2~3 mL) 2. 吸管用后立即清洗干净,置于吸管架(板)上备用,以免沾污 3. 有精确刻度的量器不能放在烘箱中烘干,不能加热 4. 一般吸管残留的最后一滴液体不要吹出,但管上标有"吹"字的要吹出

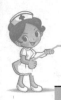
仪器名称与图形	主 要 用 途	使用方法及注意事项
酒精灯 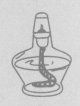	用作热源,产生的火焰温度为 500~600 ℃	1. 用前先检查灯芯棉线长度,若长度不够,要更换新的;若烧焦变黑,要剪去,再用镊子调整灯芯的高度 2. 灯内酒精量应在容积的 1/4~2/3 之间,可通过小漏斗添加酒精 3. 用火柴点燃,禁止双灯对点,禁止向燃着的酒精灯内添加酒精 4. 酒精灯火焰分为外焰、内焰、焰心三部分。外焰燃烧充分,温度最高;内焰燃烧不充分,温度较低;焰心是未燃的酒精蒸气,温度最低,加热时要用外焰 5. 不用时,用灯帽盖灭,禁止用嘴吹灭
酒精喷灯 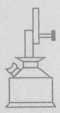	用作热源,产生的火焰温度高达 1 000 ℃ 左右	需要强热的实验用此加热,如煤的干馏、碳还原氧化铜等
药匙 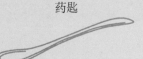	取用固体药品	1. 取用一种药品后,必须洗净擦干后才能取另一种药品,取量大时用大端,取量小时用小端 2. 不能取灼热的药品 3. 保持清洁、干燥
研钵	1. 研细固体物质 2. 混合固体物质	1. 放入量不能超过容积的 1/3 2. 易爆、易燃物不能研磨,只能轻轻压碎,不能将易爆物混合研磨 3. 大块固体只能压碎、挤压,不能敲击 4. 不能加热,不能作反应器
石棉网 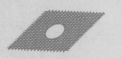	加热玻璃仪器等时使用,使其受热均匀	1. 用前检查石棉网是否完好,石棉脱落的不能使用,根据需要选用适当大小的石棉网 2. 不能卷折,不能与水接触,以免石棉脱落和铁丝锈蚀
漏斗、漏斗架 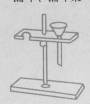	1. 过滤使用 2. 引导溶液入小口径容器中 3. 漏斗架用于放置漏斗	1. 漏斗不能加热 2. 过滤前要洗净漏斗,漏斗架应无尘 3. 过滤时,漏斗颈尖端必须紧靠承接滤液的容器壁

续表

仪器名称与图形	主　要　用　途	使用方法及注意事项
试管夹 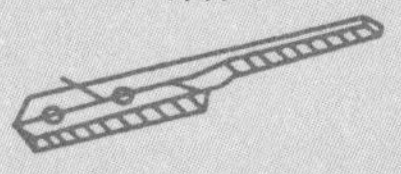	试管加热时,夹持试管	1. 加热时,夹住距管口约 1/3 处 2. 要从试管底部套上或取下试管夹,不能把拇指按在夹的活动部分,手握试管夹的长把柄 3. 要防止烧损和锈蚀
试管刷 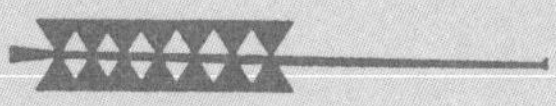	洗刷试管等玻璃仪器	1. 用前检查顶部竖毛是否完整 2. 刷时不能用力过大,以免试管刷顶端戳破试管
点滴板 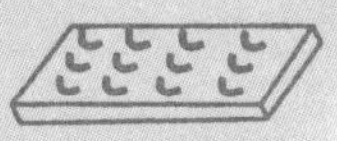	1. 按凹穴多少分为四穴、六穴、十二穴等 2. 用作同时进行多个不需分离的少量沉淀和颜色反应,进行点滴反应,观察沉淀和颜色变化	1. 一般用白色点滴板 2. 有白色沉淀的用黑色点滴板 3. 试剂用量一般为 2～3 滴 4. 不能加热,不能用于含氢氟酸溶液和浓碱液的反应
铁架台、铁夹、铁圈 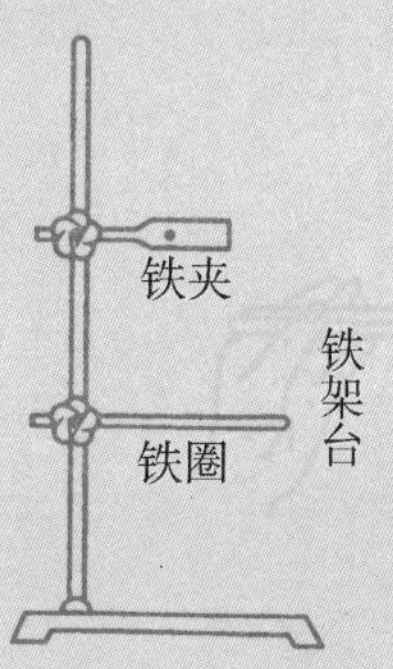 铁夹 铁架台 铁圈	1. 用于固定反应容器 2. 用于支持仪器 3. 铁圈可代替漏斗架用于过滤	1. 先将铁夹、铁圈的距离和高度调好,并旋紧螺丝,使之牢固后再实验 2. 不可用铁夹或铁圈敲打其他硬物,以免折断 3. 在铁夹上夹持玻璃器具时,要在夹与玻璃器具间垫纸和布,不宜夹得过紧,以免夹碎
玻璃棒 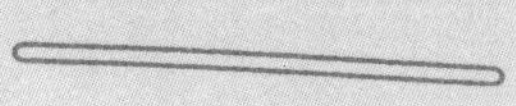	实验时用于搅拌、引流或蘸取试液	1. 搅拌时切勿碰击器壁,以免碰破容器 2. 要注意随时洗涤、擦净,以免沾污试液

（丁宏伟）

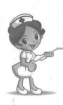
实验一　化学实验基本操作

【实验目的】

1. 熟悉并自觉遵守化学实验的各项规则。

2. 进行药品取用的操作,学会试管、烧杯等玻璃仪器的洗涤、干燥方法。

3. 学会使用托盘天平、量筒、研钵、漏斗等仪器,进行称量、研磨、溶解、搅拌、加热、蒸发、过滤等实验操作。

4. 初步形成正确使用化学仪器的习惯,养成爱护公物、严谨求实的科学作风。

【实验用品】

1. 仪器:试管、烧杯、漏斗、量筒、滴管、试管夹、试管刷、试管架、托盘天平及砝码、研钵、铁架台、酒精灯、滤纸、药匙、玻璃棒、蒸发皿、石棉网。

2. 试剂:粗食盐、蒸馏水、去污粉、铬酸洗液。

【实验内容与步骤】

1. 药品的取用

(1)固体药品的取用:取用粉末状或小颗粒的药品,要用干净的药匙,药匙的两端分别为大、小药匙。取固体药品,量大时用大匙,量小时用小匙 。有些块状的药品(如石灰石、金属固体等),可用干净的镊子夹取。用过的药匙或镊子要立刻用干净的纸擦干净,以备下次使用。

向试管里装入固体粉末时,为防止药品沾在试管口和管壁上,要先使试管倾斜或平放,把盛有药品的药匙(或用小纸条折叠成的纸槽)小心地送到试管底部,然后把试管缓慢竖起来,使药品全部落到试管底部。(实验图 1)

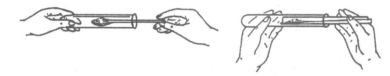

实验图 1　向试管里送入固体粉末

将块状的药品放入试管、烧杯等玻璃仪器时,应先把容器平放,将块状药品放进容器后,再把容器缓慢竖起来,使其慢慢滑向底部,以免撞破玻璃容器。

(2)液体药品的取用:滴管是用来吸取和滴加少量试剂的仪器。使用滴管时,用手指捏紧橡胶乳头,赶出滴管内的空气,再把滴管伸入试剂瓶中,放开手指,试剂即被吸入,取出滴管,向试管或烧杯等玻璃容器中加试剂时,要悬空,不能触器壁(以免沾污滴管造成试剂污染),然后轻压橡胶乳头,试剂便可滴入容器。取液后的滴管,要保持橡胶乳头朝上插入滴管,不能平放或倒置,否则试液倒流会腐蚀橡胶乳头(实验图2)。

量筒是用于粗略地量取一定体积液体的常用的有刻度的量器,可根据实验需要选用不同规格的量筒。

使用量筒量取液体时,量筒必须放平,用左手持量筒,并以大拇指指示所量体积的刻度处,右手持试剂瓶(瓶签对准手心处),瓶口紧挨着量筒口的边缘,慢慢注入液体到所指刻度。读取刻度时,量筒需放平稳,视线应与量筒内液体的凹液面的最低处保持在一个水平面上

（实验图 3）。若量筒内液体少许过量或不足时,可改用胶头滴管移弃或添加。

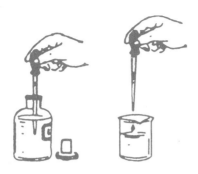 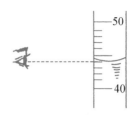

实验图 2　用滴管滴加试剂　　　　　实验图 3　视线与量筒的关系

2. **托盘天平的使用**　托盘天平又叫粗天平,它由托盘、指针、标尺、调节零点的平衡螺母、游码、分度盘等组成,是常用的称量器具,用于精确度要求不高的称量,一般能称准到 0.1 g。托盘天平附有一套砝码,放在砝码盒内。砝码的总重量等于天平的最大载重量。砝码须用镊子夹取。托盘天平的使用方法及步骤如下。

（1）称量前:称量前先将天平放平,把游码放在标尺的零刻度处,检查天平是否平衡。如果平衡,指针恰指零点或左右摆动格数相等。如果天平未达平衡,可调节左或右边的平衡螺母,使其平衡。

（2）称量中:称量时不可直接将药品放在天平盘内,可在两盘内放等重的纸片或用已称过重量的小烧杯盛放药品。称量物放左盘,砝码放右盘（左物右码）。如果要称取一定质量的药品,应先在右盘放置固定的砝码,在左盘增或减药品,直至天平平衡。加减砝码要用镊子夹取,应先加质量大的砝码,后加质量小的砝码。若天平附有游码时,游码标尺上每一大格表示 1 g,称少量药品时可直接用游码（实验图 4）。

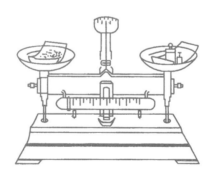

实验图 4　托盘天平

（3）称量后:称量完毕,应把砝码放回砝码盒中,把游码移回零处,并将天平两盘重叠放在左边或右边,以免天平摆动磨损刀口。

3. **食盐的提纯**

（1）研磨:取约 10 g 粗食盐放入研钵中,研成粉末状。

（2）称量:用托盘天平称取已研成粉末状的粗食盐 5 g。

（3）溶解:把称量好的粗食盐粉末放入小烧杯中,加蒸馏水约 20 mL,搅拌使其全部溶解。

（4）过滤:根据漏斗大小取一张圆形滤纸,对折两次,打开成圆锥形,把滤纸尖端朝下放进漏斗,滤纸的边缘要比漏斗口稍低,用水使滤纸湿润,使其紧贴在漏斗壁上,中间不要有气泡(实验图 5)。

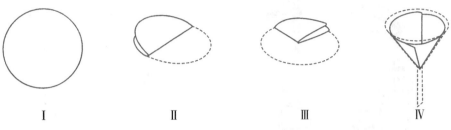

I   II   III   IV

实验图 5 滤纸的折叠和叠放

把漏斗固定在铁架台的铁圈上,另取一干净烧杯放在漏斗下方接收滤液,调整漏斗高度,使下端的管口紧贴烧杯内壁。将粗食盐溶液沿玻璃棒缓慢倾入漏斗内进行过滤,倾倒时液面要始终低于滤纸的边缘,玻璃棒下端要朝向滤纸的重叠层。先倾入上面清液,后倒入沉渣,如滤液仍浑浊,应把滤液再过滤一次,直到滤液澄清(实验图 6)。

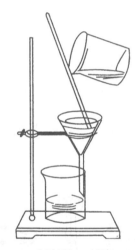

实验图 6 过滤

(5) 蒸发:把澄清的滤液倒入干净的蒸发皿内,放在铁架台的铁圈上,用酒精灯加热蒸发。在加热过程中,用玻璃棒不断搅动,防止局部过热,造成液滴飞溅。蒸发皿内固体即将干涸时再用漏斗将蒸发皿罩住,并继续加热,直到水全部蒸发。将制得的白色精制食盐冷却后称量,同时计算食盐的提纯率。

$$提纯率 = \frac{精盐的质量(g)}{粗盐的质量(g)} \times 100\%$$

4. 玻璃仪器的洗涤和干燥 为了使实验结果正确,化学实验所用的玻璃仪器(如试管、烧杯、量筒和漏斗等)都应该是洁净的。玻璃仪器的干净程度直接影响实验结果正确与否。不同的化学实验对仪器的干净程度有着不同的要求。实验完毕应把用过的玻璃仪器洗净放置,以备下次使用。因此,要掌握玻璃仪器的洗涤和干燥方法。

(1) 洗涤方法:一般玻璃仪器可用自来水冲洗,再用试管刷刷洗。刷洗时,将试管刷在器皿内上下刷或左右旋转刷,然后用自来水冲洗,再用少量蒸馏水淋洗 2～3 次。要注意不能用秃顶试管刷,也不能用力过猛,以免戳破仪器。若用水洗不干净,可用毛刷蘸少量去污粉或洗衣粉刷洗,然后用自来水、蒸馏水分别冲洗,洗涤时应遵循"少量多次"的原则。玻璃仪器刷洗干净的标准是液体流过玻璃表面后,内壁上只附着一层均匀的水膜,不应有水珠存在。

如果仪器污染较重,用上述方法仍洗不干净时,可用铬酸洗液(重铬酸钾的浓硫酸溶液)洗涤。将少量洗液倒入器皿里,转动器皿使其内壁充分被洗液湿润(或用洗液浸泡器皿),然后将洗液倒回原处,再把洗液洗过的器皿依次用自来水、蒸馏水冲洗干净。

铬酸洗液的清洁效果很好,但腐蚀性很强且有毒,使用时应十分小心,切勿溅在皮肤或衣物上。洗液可重复使用,新配制的洗液为橙褐色,经多次使用后直至变绿色才失效。

(2)干燥方法:玻璃仪器的干燥常用晾干和烘干两种方法。洗净后不急用的玻璃仪器倒置在实验柜内或仪器架上自然晾干。洗净后急用的仪器,在倒尽水分后放入电烘箱或红外干燥箱内烘干。常用的烧杯、蒸发皿等可置于石棉网上用小火烘干。试管可将管口朝下直接用火烤干,烤时应不断来回移动试管,至不见水珠后,将管口朝上除尽水蒸气。量筒等带刻度的仪器不能用高温烘烤,可用电吹风迅速干燥。

【问题讨论】

1. 使用量筒量取液体时要注意哪些事项?

2. 在进行过滤和蒸发时应注意哪几点?

3. 玻璃仪器怎样才算洗涤干净?

(丁宏伟)

实验二　卤素

【实验目的】

1. 观察氯水、溴水、碘水的颜色和气味,并用正确的方法嗅气味。

2. 学会用漂白粉进行漂白的实验操作。

3. 熟练地进行氯、溴、碘之间置换反应的实验操作。

4. 熟练地进行 Cl^-、Br^-、I^- 的鉴别反应的实验操作。

5. 进行碘与淀粉反应的实验操作。

【实验用品】

1. 仪器:试管、试管夹、试管架、酒精灯、火柴、有色纸片。

2. 试剂:氯水、溴水、碘水、0.1 mol/L NaCl 溶液、0.1 mol/L NaBr 溶液、0.1 mol/L KI 溶液、0.1 mol/L $AgNO_3$ 溶液、4 g/L 淀粉溶液、2 mol/L 盐酸、漂白粉精片、四氯化碳、2 mol/L 硝酸。

【实验内容与步骤】

1. 观察氯水、溴水、碘水的颜色,并嗅气味　观察氯水、溴水、碘水的颜色。将盛有氯水的试剂瓶打开,小心地扇闻氯气的气味。用同样的操作方法嗅闻溴水、碘水的气味。

2. 漂白粉的漂白作用　取试管 1 支,加入漂白粉精片 1 片,滴入 2 mol/L 盐酸 5 滴,在试管中插入 1 条有色纸条,观察纸条颜色变化。思考并说明漂白粉的漂白作用原理,写出有关的化学方程式。

3. 氯、溴、碘之间的置换反应

(1)取 3 支试管,分别加入 0.1 mol/L NaCl 溶液、0.1 mol/L NaBr 溶液、0.1 mol/L KI

溶液 2 mL,各滴入氯水 10 滴,观察溶液颜色变化。再在上述 3 支试管中各滴入四氯化碳 5 滴,振荡,静置片刻后观察四氯化碳层和水层的颜色变化,解释实验现象,写出有关的化学方程式。

（2）取 2 支试管,分别加入 0.1 mol/L KI 溶液各 2 mL,各滴入 4 g/L 淀粉溶液 3 滴,观察溶液颜色是否有变化。在第 1 支试管中滴入氯水 10 滴,在第 2 支试管中滴入溴水 10 滴,溶液颜色是否有变化？解释实验现象,写出有关的化学方程式。

4. Cl^-、Br^-、I^- 的鉴别　取 3 支试管,分别加入 0.1 mol/L NaCl 溶液、0.1 mol/L NaBr 溶液、0.1 mol/L KI 溶液 2 mL,向 3 支试管里各加入 0.1 mol/L $AgNO_3$ 溶液 3 滴,观察实验现象。再在上述试管中各滴入 2 mol/L 硝酸 5 滴,观察沉淀是否溶解。写出有关的化学方程式。

5. 碘与淀粉的反应　取 2 支试管,分别滴入 4 g/L 的淀粉溶液 2 滴,向一支试管中加入 1 mL 碘水,向另一支试管中加入 0.1 mol/L KI 溶液 1 mL,观察现象,解释实验现象,并写出有关的化学方程式。

【问题讨论】

1. 简述鉴别 Cl^-、Br^-、I^- 的两种方法。

2. 淀粉遇碘显色是鉴定碘存在的一种方法,用此法也可鉴定碘化钾中的碘离子吗？若在淀粉碘化钾溶液中加入氯水,有何现象？说明原因。

（滕　燕）

实验三　同周期、同主族元素性质的递变

【实验目的】

1. 学会进行钠、镁、铝金属活动性比较和氯、硫非金属活动性比较的实验,掌握同周期元素性质的递变规律。

2. 学会进行钾、钠金属活动性比较和氯、溴、碘非金属活动性比较实验,掌握同主族元素性质的递变规律。

3. 增强观察问题和分析问题的能力,培养实事求是的科学态度。

【实验用品】

1. 仪器　试管、试管夹、试管架、量筒、小烧杯、镊子、胶头滴管、酒精灯、点滴板、滤纸、砂纸、玻璃片、小刀、火柴。

2. 试剂　钠、钾、镁条、铝片、氯水（新制的）、溴水、2 mol/L NaOH 溶液、3 mol/L 硫酸、NaCl 溶液、NaBr 溶液、2 mol/L $MgCl_2$ 溶液、2 mol/L $AlCl_3$ 溶液、0.2 mol/L Na_2S 溶液、1 mol/L 盐酸、酚酞试液。

【实验内容与步骤】

1. 同周期元素性质的递变

（1）取 1 个小烧杯,注入 40 mL 水,用镊子取绿豆大小金属钠 1 块,用滤纸吸干表面的煤油,放入烧杯中,观察现象。向反应后的溶液中加入 3 滴酚酞试液,观察颜色变化。

（2）取 2 小段镁条,用砂纸擦去表面的氧化膜,放入试管中。向试管中加入 3 mL 水,并滴入 3 滴酚酞试液,观察现象。然后,加热试管至水沸腾,观察现象。

（3）取 1 小段镁条和 1 小块铝片，用砂纸擦去表面的氧化膜，分别放入两支试管中，再各加 2 mL 1 mol/L 盐酸，观察现象。

（4）取试管 2 支，分别加入 2 mol/L $MgCl_2$ 溶液和 2 mol/L $AlCl_3$ 溶液 2 mL，然后各滴入 2 mol/L NaOH 溶液 6 滴，观察现象。将 $AlCl_3$ 溶液中产生的 $Al(OH)_3$ 沉淀分盛在两支试管中，然后分别加入 3 mol/L H_2SO_4 和 2 mol/L NaOH 溶液 6 滴，观察现象。

（5）取 1 支试管，加入 0.2 mol/L Na_2S 溶液 3 mL，再滴加氯水数滴，观察现象。

解释上面的实验现象，比较钠、镁、铝的金属活动性和氯、硫的非金属活动性，并写出有关的化学方程式。

2. 同主族元素性质的递变

（1）取 1 个小烧杯，注入 40 mL 水，用镊子取绿豆大小金属钾 1 块，用滤纸吸干表面的煤油，放入烧杯中，观察反应发生的剧烈程度并与金属钠与水的反应进行比较。向反应后的溶液中加入 3 滴酚酞试液，观察颜色变化。

（2）取 3 支试管，分别加入少量氯化钠、溴化钠、碘化钾晶体，加适量蒸馏水使其溶解。然后分别加入新制的氯水 1 mL，观察现象。

（3）取 3 支试管，分别加入少量氯化钠、溴化钠、碘化钾晶体，加适量蒸馏水使其溶解。然后分别加入溴水 1 mL，观察现象。

解释上面的实验现象，比较钠、钾的金属活动性和氯、溴、碘的非金属活动性，并写出有关的化学方程式。

【问题讨论】

1. 金属钠、钾为何须保存在煤油中？取用金属钠、钾时，为何要用镊子夹取而不能用手直接拿？

2. 镁条、铝片在反应前为何要用砂纸擦去表面的氧化膜？

3. 实验中所用的氯水为什么需要新制的？

4. 通过比较钠、镁、铝金属活动性及氯、硫非金属活动性，得出同周期元素金属性和非金属性的递变规律。

5. 通过比较钾、钠金属活动性及氯、溴、碘非金属活动性，得出同主族元素金属性和非金属性的递变规律。

（朱道林）

实验四　溶液的配制和稀释

【实验目的】

1. 熟悉有关溶液浓度的计算。

2. 初步学会吸量管和容量瓶的使用方法。

3. 学会进行质量浓度、物质的量浓度溶液的配制和溶液稀释的实验操作。掌握主要的操作步骤。

4. 养成严谨求实的学习态度。

【实验用品】

1. 仪器　托盘天平及砝码、100 mL 量筒、药匙、50 mL 烧杯、玻璃棒、100 mL 容量瓶、500 mL 容量瓶、10 mL 吸量管、洗耳球、胶头滴管。

2. 试剂　氯化钠晶体、浓盐酸、2 mol/L 乳酸钠溶液、95％乙醇、蒸馏水。

【实验内容与步骤】

1. 溶液的配制

(1) 一定质量浓度溶液的配制：配制 9 g/L NaCl 溶液 500 mL。

① 计算：计算配制 9 g/L NaCl 溶液 500 mL 所需 NaCl 的质量_____g。

② 称量：用托盘天平称取所需 NaCl 的质量，放入 50 mL 烧杯中。

③ 溶解：用量筒量取 30 mL 蒸馏水倒入烧杯中，用玻璃棒不断搅拌使 NaCl 完全溶解。

④ 转移：用玻璃棒将烧杯中的 NaCl 溶液引流入 500 mL 容量瓶中，然后用少量蒸馏水洗涤烧杯 2～3 次，每次的洗涤液都注入容量瓶中。

⑤ 定容：向容量瓶中继续加入蒸馏水，当加到离标线 2～3 cm 处时，改用胶头滴管滴加蒸馏水至溶液凹液面最低处与标线相切（平视）。盖好瓶塞，将容量瓶倒转摇动数次使溶液混匀。

把配制好的溶液倒入指定的回收瓶内（或将配好的溶液倒入配有橡皮塞的试剂瓶中，贴上标签，标上试剂名称、浓度，备用）（实验图 7）。

(2) 一定物质的量浓度溶液的配制：用浓盐酸配制 1 mol/L 盐酸 100 mL。

① 计算：计算配制 1 mol/L 盐酸 100 mL 需要密度为 1.19 kg/L、质量分数为 37％（或 0.37）的浓盐酸的体积_____mL。

② 移取：用 10 mL 吸量管吸取需要的浓盐酸的体积后移至 100 mL 容量瓶中。

③ 定容：向容量瓶中加入蒸馏水，当加到离标线 2～3 cm 处时，改用胶头滴管滴加蒸馏水至溶液凹液面最低处与标线相切（平视）。盖好瓶塞，将容量瓶倒转摇动数次使溶液混匀。

把配制好的溶液倒入指定的回收瓶内（或将配好的溶液倒入配有橡皮塞的试剂瓶中，贴上标签，标上试剂名称、浓度，备用）。

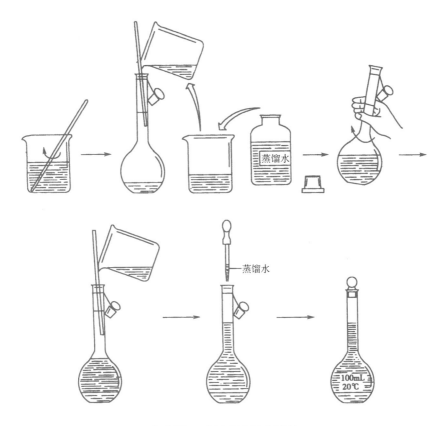

实验图7 用容量瓶配制溶液

2. 溶液的稀释

(1) 将 2 mol/L 乳酸钠溶液稀释为 1/6 mol/L 乳酸钠溶液 100 mL。

① 计算：计算配制 1/6 mol/L 乳酸钠溶液 100 mL 所需 1 mol/L 的乳酸钠溶液的体积 _____mL。

② 移取：用 10 mL 吸量管吸取所需的 1 mol/L 乳酸钠溶液的体积,同时移至 100 mL 容量瓶中。

③ 定容：向容量瓶中加入蒸馏水,当加到离标线 2～3 cm 处时,改用胶头滴管滴加蒸馏水至溶液凹液面最低处与标线相切(平视)。盖好瓶塞,将容量瓶倒转摇动数次使溶液混匀。

把配制好的溶液倒入指定的容器内(或将配好的溶液倒入配有橡皮塞的试剂瓶中,贴上标签,标上试剂名称、浓度,备用)。

(2) 将体积分数 $\varphi=0.95$ 的市售酒精稀释为体积分数 $\varphi=0.75$ 的消毒酒精 95 mL。

① 计算：计算配制 $\varphi=0.75$ 的消毒酒精 95 mL 需用 $\varphi=0.95$ 的酒精的体积 _____mL。

② 量取：用 100 mL 量筒量取所需的 $\varphi=0.95$ 的酒精的体积。

③ 定容：向量筒中加蒸馏水稀释至离 95 mL 刻度线 2～3 cm 时,改用胶头滴管滴加蒸馏水至溶液凹液面最低处与 95 mL 刻度线相切(平视)。用玻璃棒搅匀即可。

把配制好的溶液倒入指定的容器内(或将配好的溶液倒入配有橡皮塞的试剂瓶中,贴上标签,标上试剂名称、浓度,备用)。

【问题讨论】

1. 配制 9 g/L NaCl 溶液时,为什么每次用少量蒸馏水洗涤烧杯的洗涤液都要注入容量瓶中?

2. 读取刻度时,为什么视线要与液体的凹液面最低处保持在同一水平面上?若俯视或仰视分别会产生怎样的误差?

(宋海南)

实验五　化学反应速率与化学平衡

【实验目的】

1. 学会进行改变反应条件(浓度、温度和催化剂)对化学反应速率影响的实验操作。

2. 学会进行改变反应条件(浓度和温度)对化学平衡影响的操作。

3. 养成严谨细致的工作作风。

【实验用品】

1. 仪器　烧杯、试管、试管夹、试管架、滴管、量筒、酒精灯、铁架台、火柴、石棉网、温度计、秒表、装有 NO_2 和 NO 混合气体的平衡装置、玻璃棒。

2. 试剂　0.1 mol/L $Na_2S_2O_3$ 溶液、0.1 mol/L H_2SO_4、3％ H_2O_2 溶液、0.1 mol/L $FeCl_3$ 溶液、0.1 mol/L KSCN 溶液、MnO_2 粉末、冷水、热水、KCl 晶体。

【实验内容与步骤】

1. 影响化学反应速率的因素

(1) 浓度对化学反应速率的影响:取 3 支试管,编号为 1、2、3 号,按照下表从左到右的顺序,把各物质分别加到 3 支试管中,并准确记录出现浑浊的时间。

编号	0.1 mol/L $Na_2S_2O_3$ 溶液	蒸馏水	0.1 mol/L H_2SO_4	出现浑浊的时间
1	1 mL	3 mL	2 mL	
2	2 mL	2 mL	2 mL	
3	4 mL	0	2 mL	

说明实验原理,写出 $Na_2S_2O_3$ 与 H_2SO_4 反应的化学方程式。

(2) 温度对化学反应速率的影响:在两只烧杯中分别盛温水和热水半杯。取 3 支试管,编号为 1、2、3 号,各加入 2 mL 0.1 mol/L $Na_2S_2O_3$ 溶液和 2 mL 0.1 mol/L H_2SO_4。将试管 1 放在室温下,试管 2 放在温水中,试管 3 放在热水中,并准确记录出现浑浊的时间。

编号	0.1 mol/L $Na_2S_2O_3$ 溶液	0.1 mol/L H_2SO_4	温度	出现浑浊的时间
1	2 mL	2 mL	室温	
2	2 mL	2 mL	温水	
3	2 mL	2 mL	热水	

(3) 催化剂对化学反应速率的影响:取试管 2 支,分别加入 3％ H_2O_2 溶液 2 mL,室温下,在其中 1 支中加入少量的 MnO_2 粉末。观察气体产生的先后顺序,用带火星的火柴放在 2 支

试管口检验生成的气体。比较 H_2O_2 的分解速率。说明实验原理，写出 H_2O_2 分解的化学方程式。

2. 影响化学平衡的因素

（1）浓度对化学平衡的影响：在盛有 10 mL 蒸馏水的小烧杯中加入 0.1 mol/L $FeCl_3$ 溶液和 0.1 mol/L KSCN 溶液各 2 mL，混匀，观察溶液的颜色。

将上述混匀后的溶液等量分装入 4 支试管，编号为 1、2、3、4 号。

在 1 号试管中滴入 $FeCl_3$ 溶液 2 滴，在 2 号试管中滴入 KSCN 溶液 2 滴，在 3 号试管中加 KCl 晶体少许，观察溶液的颜色变化，并与 4 号试管进行对比。解释颜色变化的原因。

（2）温度对化学平衡的影响：把 NO_2 和 N_2O_4 的混合气体盛在两个连通的烧瓶里，然后用夹子夹住橡皮管，把一个烧瓶放进热水里，把另一个烧瓶放进冰水（或冷水）里，如实验图 8 所示。观察混合气体的颜色变化，并与常温时盛有相同混合气体的烧瓶中的颜色进行对比。解释颜色变化的原因。

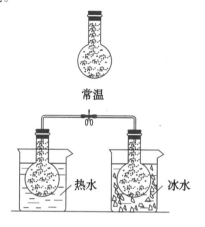

实验图 8 温度对化学平衡的影响

【问题讨论】

1. 增大或减小反应物的浓度，化学反应速率如何变化？

2. 升高或降低温度，化学反应速率如何变化？

3. 催化剂对化学反应速率有何影响？

4. 反应物浓度的大小、温度的升降对化学平衡的移动有何影响？

（贾 玮）

实验六 电解质溶液

【实验目的】

1. 学会用实验区别强电解质和弱电解质。

2. 能进行离子反应、同离子效应、盐类水解、缓冲溶液的实验操作。

3. 掌握酸碱指示剂及 pH 试纸测定溶液酸碱性的方法。

4. 养成严谨细致的工作作风。

【实验用品】

1. 仪器 试管、白色点滴板、量筒、试管架。

2. 试剂 广泛 pH 试纸、1 mol/L 盐酸、1 mol/L CH_3COOH、0.5 mol/L 盐酸、0.5 mol/L NaCl 溶液、0.1 mol/L $AgNO_3$ 溶液、0.5 mol/L H_2SO_4、0.5 mol/L Na_2SO_4 溶液、0.5 mol/L $BaCl_2$ 溶液、0.5 mol/L Na_2CO_3 溶液、1 mol/L $NH_3 \cdot H_2O$、0.5 mol/L $ZnSO_4$ 溶液、1 mol/L NaOH 溶液、大理石、锌粒、酚酞试液、NH_4Cl 晶体、甲基橙试液、CH_3COONa 晶体。

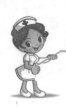

【实验内容与步骤】

1. 强电解质和弱电解质

(1) 在白色点滴板凹穴内分别滴入 4 滴 1 mol/L 盐酸和 1 mol/L CH_3COOH,用广泛 pH 试纸分别测定其溶液的 pH。说明两溶液的浓度相同而 pH 不同的原因。书写盐酸和 CH_3COOH 的电离方程式。

(2) 取 2 支试管,分别加入 1 mol/L 盐酸和 1 mol/L CH_3COOH 各 3 mL,再投入同样大小的大理石各 1 块。观察两试管中反应的快慢,解释原因。

2. 离子反应

(1) 生成沉淀的反应:① 取 2 支试管,分别加入 0.5 mol/L 盐酸和 0.5 mol/L NaCl 溶液各 2 mL,再各滴入 0.1 mol/L $AgNO_3$ 溶液 2 滴,观察现象。书写反应的离子方程式。② 取 2 支试管,分别加入 0.5 mol/L H_2SO_4 和 0.5 mol/L Na_2SO_4 溶液各 2 mL,再各滴入 0.5 mol/L $BaCl_2$ 溶液 2 滴,观察现象。书写反应的离子方程式。

(2) 生成气体的反应:① 取 1 支试管,加入 0.5 mol/L Na_2CO_3 溶液 2 mL,再滴加 1 mol/L HCl 数滴,观察现象。书写反应的离子方程式。② 取 1 支试管,小心投入 1 颗锌粒,再加入 1 mol/L HCl 2 mL,观察现象。书写反应的离子方程式。

3. 同离子效应

(1) 取 2 支试管,各加入 1 mol/L $NH_3·H_2O$ 2 mL 和酚酞试液 1 滴,在其中 1 支试管里加入少许 NH_4Cl 晶体,振荡后比较 2 支试管中溶液的颜色,解释原因。

(2) 取 2 支试管,各加入 1 mol/L CH_3COOH 2 mL 和甲基橙试液 1 滴,在其中 1 支试管里加入少许 CH_3COONa 晶体,振荡后比较两试管中溶液的颜色,解释原因。

4. 盐类水解　在白色点滴板凹穴内分别滴入 0.5 mol/L NaCl 溶液、0.5 mol/L Na_2CO_3 溶液、0.5 mol/L $ZnSO_4$ 溶液各 3 滴,用广泛 pH 试纸分别测出它们的 pH,填入下表,并说明原因。

溶液名称	pH	溶液酸碱性	原　因
0.5 mol/L NaCl 溶液			
0.5 mol/L Na_2CO_3 溶液			
0.5 mol/L $ZnSO_4$ 溶液			

5. 缓冲溶液的制备和性质

(1) 取 4 支试管,编为 1、2、3、4 号。

(2) 按下表步骤分别在试管中加蒸馏水、1 mol/L CH_3COOH、1 mol/L CH_3COONa 溶液。

(3) 用广泛 pH 试纸分别测出 4 支试管内液体的近似 pH,并填入表中。

(4) 在 1、3 号试管中各加入 1 mol/L 盐酸 1 滴,在 2、4 号试管中各加入 1 mol/L NaOH 溶液 1 滴,振荡后再用广泛 pH 试纸分别测出 4 支试管内液体的近似 pH,并填入表中。

(5) 比较加入少量酸或碱后溶液 pH 的变化情况,填入表中。

(6) 写出 1、2 号两试管中缓冲溶液抗碱、抗酸的离子方程式。

试管号	加入试剂的量	pH	加酸或加碱后的 pH	加酸或加碱前后 pH 的变化
1	蒸馏水 2 mL CH_3COOH 1 mL CH_3COONa 溶液 1 mL		加 1 滴 HCl 后 pH=	
2	蒸馏水 2 mL CH_3COOH 1 mL CH_3COONa 溶液 1 mL		加 1 滴 NaOH 后 pH=	
3	蒸馏水 4 mL		加 1 滴 HCl 后 pH=	
4	蒸馏水 4 mL		加 1 滴 NaOH 后 pH=	

【问题讨论】

1. 浓度相同的 HCl 和 CH_3COOH 溶液 pH 是否相同? 为什么?

2. 如何鉴别 $AgNO_3$ 溶液,有何现象?

3. $ZnSO_4$、Na_2CO_3、$NaCl$ 都是正盐,它们的水溶液是否都显中性? 请按 pH 由小到大的顺序进行排列。

4. 在蒸馏水中加入少许强酸或强碱溶液与在 CH_3COOH—CH_3COONa 溶液中加入少许强酸或强碱溶液,它们的 pH 变化有何不同? 为什么?

(张启明)

实验七　烃、醇、酚的性质

【实验目的】

1. 验证饱和烃、不饱和烃、芳香烃、醇和酚的主要化学性质,掌握它们的鉴别方法。

2. 学会实验室制备乙炔、硝基苯的方法。

3. 在实践中培养仔细观察、严肃认真的科学态度。

【实验用品】

1. 仪器:试管、滴管、烧杯、平底烧瓶、分液漏斗、表面皿、玻璃管、玻璃棒、橡皮塞、铁架台、酒精灯、石棉网、温度计、镊子、角匙、滤纸、铜丝。

2. 试剂:液体石蜡(饱和烃)、松节油(不饱和烃)、电石、溴水、苯、甲苯、无水乙醇、金属钠、甘油、苯酚、浓 H_2SO_4、浓 HNO_3、1 g/L $KMnO_4$ 溶液、2 mol/L H_2SO_4、2 mol/L 盐酸、50 g/L $CuSO_4$ 溶液、100 g/L NaOH 溶液、10 g/L $FeCl_3$ 溶液、饱和食盐水、饱和苯酚溶液。

【实验内容与步骤】

1. 饱和烃和不饱和烃的性质

(1) 氧化反应:取试管 2 支,各加入 2 mL 1 g/L $KMnO_4$ 溶液和 2 滴 2 mol/L H_2SO_4,混合均匀。在一支试管中加入 3 mL 液体石蜡,充分振荡。在另一支试管中加入 3 mL 松节油,充分振荡。观察 2 支试管中溶液颜色有无改变。解释原因。

(2) 加成反应:取试管 2 支,各滴加 2 mL 溴水。在一支试管中加入 1 mL 液体石蜡,充分振荡。在另一支试管中加入 1 mL 松节油，充分振荡。观察 2 支试管中溶液颜色有无改变。解释原因。

2. 乙炔的制取和性质

(1) 乙炔的制取：取几小块电石放入平底烧杯内，在瓶塞上安装分液漏斗和导气管，按实验图 9 装置连接好。关闭分液漏斗的活塞，在其中加入饱和食盐水。旋开活塞，食盐水遇电石即反应生成乙炔气体，可通过调节食盐水的滴加速度来控制反应速度。

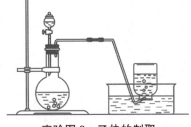

实验图 9   乙炔的制取

(2) 氧化反应：将导气管插入装有 2 mL 1 g/L KMnO$_4$ 溶液和 2 滴 2 mol/L H$_2$SO$_4$ 的试管中，观察试管中溶液颜色有无改变。解释原因。

(3) 加成反应：将导气管插入装有 2 mL 溴水的试管中，观察试管中溶液颜色有无改变。解释原因。书写化学反应式。

(4) 可燃性：在导气管口点燃制得的气体，观察现象。

3. 苯和甲苯的性质

(1) 氧化反应：取 2 支试管，各加入 1 mL 1 g/L KMnO$_4$ 溶液和 2 滴 2 mol/L H$_2$SO$_4$，混合均匀。在一支试管中加入 1 mL 苯，充分振荡。在另一支试管中加入 1 mL 甲苯，充分振荡。观察 2 支试管中溶液颜色有无改变。解释原因。

(2) 硝化反应：取 1 支大试管，加入浓 H$_2$SO$_4$ 和浓 HNO$_3$ 各 2 mL，混合均匀，冷却后加入 1 mL 苯，充分振荡，然后放入 60 ℃ 水浴中加热 10 分钟，将生成物倒入盛有 20 mL 水的小烧杯中，观察生成物的颜色、状态，嗅其气味。书写化学反应式。

4. 醇的性质

(1) 与金属钠的反应：取 1 支干燥试管，滴入 1 mL 无水乙醇，用镊子放入 1 粒用滤纸吸干的绿豆大小的金属钠，观察实验现象；用拇指堵住试管口，待反应结束，将试管口移向酒精灯火焰，松开拇指，是否听到爆鸣声？生成的是何种气体？书写化学反应式。

(2) 氧化反应：取 1 支小试管，滴入 2 mL 无水乙醇，将一端弯曲成螺旋状的铜丝放在酒精灯火焰上烧灼红热，迅速插入无水乙醇中，如此反复操作几次，观察铜丝表面的变化，同时闻生成物的气味。书写化学反应式。

(3) 甘油铜的生成：取 1 支小试管，滴入 50 g/L CuSO$_4$ 溶液和 100 g/L NaOH 溶液各 1 mL，观察生成的 Cu(OH)$_2$ 沉淀的颜色，静置，用滴管吸去上层清液弃之，在沉淀中加入甘油 10 滴，充分振荡。观察并解释实验现象。书写化学反应式。

同法，另取 1 支试管，用乙醇代替甘油进行实验操作，观察有否上述实验现象。为什么？

5. 酚的性质

(1) 溶解性和酸性：取 1 支试管，加入少许固体苯酚，再加入 1 mL 水，充分振荡后加热，再冷却。观察先后有何现象发生。说明所发生的一系列现象的原因。

在上述试管中再滴入 100 g/L NaOH 溶液，边滴边振荡至澄清止。解释原因。书写化学反应式。

在已变澄清的反应液中滴入 2 mol/L 盐酸，振荡，观察并解释发生的现象。书写化学反应式。

(2) 显色反应：取 1 支试管，滴入 1 mL 饱和苯酚溶液，再滴入 2 滴 10 g/L FeCl$_3$ 溶液，振荡，观察实验现象。说明原因。

（3）取代反应：取 1 支试管，滴入 1 mL 饱和苯酚溶液，再逐滴滴入溴水，振荡，观察实验现象。书写化学反应式。

【问题讨论】

1. 比较饱和烃和不饱和烃、苯和苯的同系物的化学性质，总结它们之间的鉴别方法。

2. 乙醇和钠反应为什么必须使用无水乙醇？

3. 鉴别醇与酚可选用哪些方法？

4. 如何鉴别乙醇与甘油？

（尹　辉）

实验八　醛、酮、羧酸、尿素的性质

【实验目的】

1. 用实验验证醛的还原性、丙酮的显色反应和羧酸、尿素的重要性质。

2. 熟练进行水浴加热操作。

3. 独立完成酯化反应装置的安装和实验操作。

4. 养成耐心细致、严谨求实的学习态度。

【实验用品】

1. 仪器　试管、试管架、试管夹、酒精灯、火柴、水浴锅、量筒、点滴板、广泛 pH 试纸、蓝色石蕊试纸、红色石蕊试纸。

2. 试剂　0.1 mol/L $AgNO_3$ 溶液、1 mol/L NaOH 溶液、100 g/L NaOH 溶液、10 g/L $CuSO_4$ 溶液、2 mol/L $NH_3 \cdot H_2O$、饱和 $Ba(OH)_2$ 溶液、费林试剂（甲、乙）、希夫试剂、0.05 mol/L 亚硝酰铁氰化钠溶液、1 mol/L 醋酸、1 mol/L 草酸、浓 H_2SO_4、乙醇、乙醛、丙酮、冰醋酸、尿素、草酸、苯甲酸固体、无水碳酸钠、澄清石灰水、饱和碳酸钠溶液、蒸馏水。

【实验内容与步骤】

1. 醛的还原性

（1）银镜反应：在 1 支洁净试管中加入 0.1 mol/L $AgNO_3$ 溶液 2 mL，再滴加 2 mol/L 氨水，边加边振荡，直至生成的沉淀刚好溶解（切勿过量），即得土伦试剂。将土伦试剂等分于 2 支洁净试管中，在第一支试管中加乙醛 5 滴，第二支试管中加丙酮 5 滴。把 2 支试管置于 60 ℃ 水浴上加热数分钟，观察试管内壁各有何现象，说明原因。

（2）费林反应：取试管 1 支加入费林试剂甲、乙各 2 mL，混匀，所得深蓝色溶液即为费林试剂。将费林试剂分于 2 支试管中，在第一支试管中加乙醛 5 滴，第二支试管中加丙酮 5 滴，把 2 支试管在沸水浴上加热 2 分钟，观察各有何现象，说明原因。

2. 与希夫试剂的反应　取试管 2 支，各加入希夫试剂 1 mL，再向第一支试管中加乙醛 5 滴，第二支试管中加丙酮 5 滴，观察两支试管中溶液的颜色有何不同。说明原因。

3. 丙酮的显色反应　取试管 1 支，加入丙酮 2 mL 和 0.05 mol/L 亚硝酰铁氰化钠溶液 10 滴，再加 1 mol/L NaOH 溶液 5 滴，有何现象？

4. 羧酸的酸性

（1）与酸碱指示剂作用：在点滴板的凹穴中，分别滴入 1 mol/L 醋酸和 1 mol/L 草酸各 3 滴，用广泛试纸和蓝色石蕊试纸，观察试纸颜色变化，测其近似 pH。

（2）与碱反应：取试管 1 支,盛苯甲酸晶体少许,加蒸馏水 1 mL 振荡,在苯甲酸浑浊液中,滴入 1 mol/L NaOH 数滴至溶液澄清。写出化学反应式。

（3）与碳酸盐反应：取试管 1 支,加少量无水碳酸钠,再滴入 1 mol/L 醋酸数滴。有何现象？写出化学反应式。

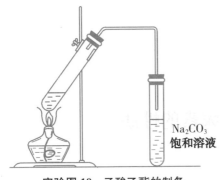

实验图 10　乙酸乙酯的制备

5. 羧酸的酯化　在 1 支干燥的大试管中加无水乙醇 2 mL 和冰醋酸 1 mL,边振荡边滴加浓硫酸 5 滴,混匀后按实验图 10 所示装置连接,注意导管口距饱和 Na_2CO_3 溶液 2～3 cm,切记导管不能伸入 Na_2CO_3 溶液。用小火加热数分钟,当生成的蒸气通入 Na_2CO_3 溶液 3～5 分钟后,有 Na_2CO_3 溶液经导管中慢慢上升,此时表明乙酸乙酯基本蒸发完毕,可以移去导管后停止加热,观察饱和碳酸钠液面上生成物的状态、颜色和气味,写出化学反应方程式。

6. 草酸的脱羧　取干燥试管 1 支,加入草酸 3 g,按实验图 11 把装置连接好。另取试管 1 支,盛 4 mL 澄清石灰水,将导管通入石灰水。加热盛草酸的试管,当石灰水变浑浊后,移去盛石灰水的试管,停止加热,写出化学反应式。

7. 缩二脲生成反应　取尿素 2 g,放入 1 支干燥试管中,小心地加热,尿素开始熔化,有气体放出,用湿润红色石蕊试纸检测,再闻其气味,判断是什么气体。继续加热试管至液体重新凝成白色固体时为止。说明此固体是何

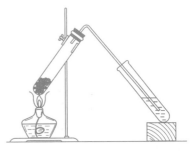

实验图 11　草酸的脱羧

物质。写出化学反应式。待试管冷却后,加 100 g/L 氢氧化钠溶液 1 mL,振荡,使白色固体溶解,再滴加 10 g/L 硫酸铜溶液数滴,摇匀后,观察溶液呈何种颜色。说明何谓缩二脲反应。

8. 尿素的水解　取少量尿素放入试管中,加入 10 滴饱和氢氧化钡溶液,加入时切勿湿润试管壁的上端。用塞子把试管塞紧,在塞子与试管之间放一窄条湿润的红色石蕊试纸,把试管放入水浴(保持沸腾)中加热。注意观察石蕊试纸颜色的变化和试管中出现的白色浑浊。说明原因。

【问题讨论】

1. 醛和酮的化学鉴别方法有哪些？

2. 银镜反应实验应注意什么？

3. 如何用化学方法鉴别甲酸、乙酸和草酸？

（徐常怡）

实验九　糖类、蛋白质的性质

【实验目的】

1. 学会进行葡萄糖的还原性及蔗糖、淀粉水解的实验操作。
2. 熟练进行蛋白质盐析和变性的实验操作。
3. 熟悉糖类化合物和蛋白质的鉴别。
4. 了解葡萄糖的银镜反应、蛋白质的颜色反应的意义。
5. 培养认真操作、仔细观察实验现象的学习习惯。

【实验用品】

1. 仪器　试管、试管夹、试管架、酒精灯、石棉网、铁架台、白瓷点滴板、10 mL 量筒、烧杯、红色石蕊试纸、滤纸、剪刀、恒温水浴锅。

2. 试剂　100 g/L 葡萄糖溶液、100 g/L 蔗糖溶液、50 g/L 淀粉溶液、班氏试剂、2 mol/L $NH_3 \cdot H_2O$、100 g/L NaOH 溶液、碘试液、3 mol/L H_2SO_4、药用酒精、浓 H_2SO_4、鸡蛋清溶液、鸡蛋清 NaCl 溶液、10 g/L $CuSO_4$ 溶液、20 g/L $Pb(Ac)_2$ 溶液、浓 $NH_3 \cdot H_2O$、浓 HNO_3、饱和 $(NH_4)_2SO_4$ 溶液、$(NH_4)_2SO_4$ 晶体、10 g/L $AgNO_3$ 溶液、茚三酮试剂。

【实验内容与步骤】

1. 葡萄糖的还原性

（1）与班氏试剂反应：在 1 支试管中分别加入班氏试剂和 100 g/L 葡萄糖溶液 2 mL，在沸水中加热 2～3 分钟，观察有何现象。解释原因。

（2）与土伦试剂反应：取 1 支洁净的试管，加入 10 g/L $AgNO_3$ 溶液 2 mL，再逐滴加入 2 mol/L $NH_4 \cdot H_2O$，边加边振荡，直到沉淀溶解为止，加入 100 g/L 葡萄糖溶液 2 mL，在 60～80 ℃ 热水浴中加热，观察现象，说明原因。

2. 蔗糖的水解

（1）在试管中加入 2 mL 班氏试剂，再加入 100 g/L 蔗糖溶液 2 mL，在沸水中加热 2～3 分钟，观察有无沉淀。说明原因。

（2）取 1 支洁净的大试管，加入 100 g/L 蔗糖 3 mL，并滴加 8 滴 3 mol/L H_2SO_4，煮沸 3～5 分钟，冷却后，加 100 g/L NaOH 溶液至红色石蕊试纸变蓝，再加入班氏试剂 1 mL，加热。观察有何现象发生，说明原因。

3. 淀粉遇碘的显色反应和淀粉的水解

（1）遇碘的显色：取 1 支试管，滴加 50 g/L 淀粉溶液 10 滴，再滴加碘液 2 滴，充分混合，观察并解释发生的现象。

（2）淀粉的水解：取 1 支试管，加入 50 g/L 淀粉液 5 mL，加入 4～5 滴浓 H_2SO_4，水浴加热，每隔 1～2 分钟从试管中用玻璃棒蘸取 1 滴水解液，放入点滴板的凹穴里，滴入碘试液 1 滴并注意观察，直至不发生碘的显色，停止加热。冷却后，先用 100 g/L NaOH 溶液中和，至红色石蕊试纸变蓝为止，取此溶液 2 mL 再加 1 mL 班氏试剂，加热，观察并解释发生的现象。

4. 蛋白质的性质

（1）蛋白质的盐析：在盛有 4 mL 鸡蛋清 NaCl 溶液的试管中加入 4 mL 饱和 $(NH_4)_2SO_4$ 溶液。振荡后静置 5 分钟，观察现象，说明原因。取此浑浊液 1 mL，加入蒸馏水 3 mL，振荡，观察析出鸡蛋白是否重新溶解,解释原因。

将剩下的浑浊液过滤,并在滤液中加入$(NH_4)_2SO_4$晶体至饱和,清蛋白沉淀析出,然后加入2倍的蒸馏水稀释,振荡,观察析出的清蛋白能否溶解,说明原因。

(2) 蛋白质的变性:① 重金属盐对蛋白质的作用:在盛有1 mL鸡蛋清的3支试管中,分别滴入10 g/L $CuSO_4$溶液、20 g/L $Pb(Ac)_2$溶液、10 g/L $AgNO_3$溶液各5滴,观察现象,说明原因。再往上述溶液中各加蒸馏水3 mL,振荡,观察沉淀是否溶解,说明原因。② 乙醇对蛋白质的作用:取1支试管,加入鸡蛋清溶液1 mL,沿试管壁滴加乙醇1 mL,观察两液界面处是否有浑浊,为什么?③ 加热对蛋白质的作用:取1支试管,加入2 mL鸡蛋清溶液,用酒精灯加热,观察现象,解释原因。

(3) 蛋白质的颜色反应:① 蛋白质的缩二脲反应:取1支试管,加入1 mL鸡蛋白溶液和1 mL 100 g/L NaOH溶液后,再滴加3滴10 g/L $CuSO_4$溶液,振荡,观察并解释现象。② 黄蛋白反应:在试管中加入鸡蛋清溶液1 mL,再加5滴浓HNO_3,观察现象。加热煮沸,观察现象。冷却后,加入1 mL浓$NH_3 \cdot H_2O$,观察颜色的变化。③ 茚三酮反应:在1支试管中加入鸡蛋清溶液1 mL和茚三酮试剂2~3滴,沸水浴中加热10~15分钟,观察并解释发生的现象。

【问题讨论】

1. 如何证明淀粉已经完全水解?

2. 怎样鉴别葡萄糖和蔗糖?

3. 如何区分盐析蛋白质和变性蛋白质?

4. 用缩二脲反应,能否鉴别氨基酸和蛋白质?

(张　勇)

实验十　化学实验技能考核

【实验目的】

1. 进一步巩固所学的理论知识和实验操作技能。

2. 培养设计简单实验及解决问题的能力。

3. 养成独立思考、勇于探索的精神,不断提高分析问题和解决问题的能力。

【实验用品】

1. 仪器　试管、试管夹、烧杯、火柴、酒精灯、石棉网、三角架、药匙、滤纸、玻璃棒、镊子。

2. 试剂　蒸馏水、乙醇、甘油、丙醛、丙酮、石蕊试液、碘水、水杨酸固体、土伦试剂、班氏试剂、$NaHCO_3$固体、2 mol/L NaOH溶液、5 g/L $CuSO_4$溶液、50 g/L $FeCl_3$溶液、1 mol/L HCOOH、1 mol/L CH_3COOH、苯酚溶液、50 g/L 葡萄糖溶液、50 g/L 蔗糖溶液、马铃薯、金属钠。

【实验技能考核】

1. 区别下列各组物质

(1) 甘油和乙醇

(2) 苯酚和乙醇

(3) 丙醛和丙酮

（4）丙醛和乙酸

（5）甲酸和乙酸

（6）葡萄糖和蔗糖

2．实验设计

（1）验证马铃薯中含有淀粉成分。

（2）证明甲酸分子中既含有醛基又含有羧基。

（3）验证水杨酸分子中既含有酚羟基又含有羧基。

（丁宏伟）

各章复习检测题答案

绪　　论

一、名词解释

略

二、填空题

1. 机械运动　物理运动　化学运动　生物运动　社会运动
2. 自然规律　社会规律　思维规律　自然规律
3. 自然科学　社会科学　思维科学　自然科学
4. 普通文化课　专业基础课

三、简答题

1. 化学是在原子和分子水平上研究物质的组成、结构、性质及其变化规律的自然科学。

2. 第一,制定计划。第二,课前预习。第三,专心上课。第四,及时复习。第五,独立作业。第六,解决疑难。第七,系统小结。第八,课外学习。

第一章　化学基本知识

一、选择题

1. C　2. D　3. A　4. B　5. D　6. B　7. D　8. D　9. B　10. C　11. B　12. A　13. A　14. B　15. D　16. A

二、填空题

1. (2)、(3)、(4)、(6)、(8)、(9)、(10)　(1)、(5)、(7)、(11)、(12)

2. C、H、N、O　41

3. 2:4:3　6:1:12　31.6%

4. (1)表示2个氯原子　(2)表示1个氮分子中含2个氮原子　(3)表示1个二氧化碳分子中含有2个氧原子　(4)表示钙离子带有2个单位正电荷　(5)表示硫离子带有2个单位负电荷

5. $2Fe^{3+}$　$4SO_4^{2-}$　$3Mg$　$5O_2$　$\overset{+3}{Al}_2O_3$

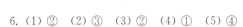

6. (1) ②　(2) ③　(3) ②　(4) ①　(5) ④

7. 4 个五氧化二磷分子　质量守恒　40　71

三、配平下列方程式

1. $Fe_3O_4 + 4H_2 \xrightarrow{\text{高温}} 3Fe + 4H_2O$

2. $C_2H_4 + 3O_2 \xrightarrow{\text{点燃}} 2CO_2 + 2H_2O$

3. $Fe_2O_3 + 3CO \xrightarrow{\text{高温}} 2Fe + 3CO_2$

四、简答题

1. (1) 表示氢元素;表示 1 个氢原子。(2) 表示 2 个氢原子。(3) 表示氢气;表示氢气由氢元素组成;表示 1 个氢分子;表示 1 个氢分子由 2 个氢原子构成。(4) 表示 2 个氢分子。(5) 表示水;表示水由氢元素和氧元素组成;表示 1 个水分子;表示 1 个水分子由 1 个氢原子和 2 个氧原子构成。(6) 表示 2 个水分子。

2. (1) 分子和原子的比较

	分子	原子
相似点	质量和体积都很小,处于永恒运动中,分子间有间隔	质量和体积都很小,处于永恒运动中,原子间有间隔
	同种分子化学性质相同,不同种分子化学性质不同	同种原子化学性质相同,不同种原子化学性质不同
不同点	在化学反应中,分子可分解为原子	原子是化学变化中的最小粒子,在化学反应中不可再分,只能重新组合成新物质的分子
联系	分子是由原子构成的,分子是构成物质的一种粒子	原子是构成分子的粒子,原子也是构成物质的一种粒子

(2) 原子和离子的比较

	原子	离子
相似点	质量和体积都很小,处于永恒运动中,原子间有间隔	质量和体积都很小,处于永恒运动中,离子间有间隔
不同点	构成物质的一种粒子,同种原子化学性质相同,不同种原子化学性质不同	构成物质的一种粒子(构成离子化合物),同种离子化学性质相同,不同种离子化学性质不同
	原子是电中性的,原子最外层电子一般为不稳定结构	离子是带有电荷的,离子最外层电子一般为稳定结构
联系	阳离子 $\xrightleftharpoons[\text{失电子}]{\text{得电子}}$ 原子 $\xrightleftharpoons[\text{失电子}]{\text{得电子}}$ 阴离子	

(3) 元素与原子的比较

	元素	原子
区别	元素是宏观概念,只表示种类,不论个数	原子是微观概念,既表示种类,又表示数量含义
	化学变化中元素种类不变,但形态可能变化	化学变化中,原子种类数量不变,但最外层电子数可能变化
联系	元素是同一类原子的总称,原子是构成元素的基本单元	

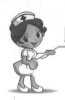

3. (1) 可读作(或表示)"在点燃的条件下,氢气和氧气反应生成水"。

(2) 可读作(或表示)"在点燃的条件下,2 个氢分子与 1 个氧分子反应生成 2 个水分子"。

(3) 可读作(或表示)"在点燃的条件下,每 4 份质量的氢气和 32 份质量的氧气反应,生成 36 份质量的水"。

4. $\overset{+4 -2}{SiO_2}$　$\overset{+6 -2}{SO_3}$　$\overset{+1 +6 -2}{H_2SO_4}$　$\overset{+2 \ -2+1}{Cu(OH)_2}$　$\overset{+1 -1}{AgCl}$　$\overset{+6 -2}{WO_3}$　$\overset{+2 -2}{CuO}$　$\overset{+1 -2}{Cu_2O}$　$\overset{+3 -2}{Fe_2O_3}$　$\overset{+2 -2}{FeO}$　$\overset{0}{Cu}$　$\overset{0}{H_2}$　$\overset{0}{O_2}$

$\overset{+1 +5 -2}{KClO_3}$　$\overset{+1 +7 -2}{KMnO_4}$

第二章　卤　　素

一、选择题

1. C　2. B　3. A　4. B　5. D　6. C　7. A

二、填空题

1. 卤族元素　氟　氯　溴　碘

2. 7　得到　非金属　增加　增大

3. 黄绿　氯水

4. F （+9）2 7　Cl （+17）2 8 7

5. 化学性质　金属　非金属　水　碱

6. 消石灰　次氯酸钙　次氯酸

7. 升华　加热　挥发

8. $F_2 > Cl_2 > Br_2 > I_2$　　HF>HCl>HBr>HI　氟化物>氯化物>溴化物>碘化物

9. 9　氯化钠　碘酊

三、写出下列各组物质能相互作用的化学反应方程式

1. 不反应

2. $2NaI + Cl_2 = 2NaCl + I_2$

3. $2NaBr + Cl_2 = 2NaCl + Br_2$

4. $HBr + NaOH = NaBr + H_2O$

5. 不反应

6. $Cl_2 + H_2O = HCl + HClO$　　$2HClO \xrightarrow{光照} 2HCl + O_2 \uparrow$

四、鉴别题

方法 1

物　　质	鉴别试剂	现　象	化学方程式
NaCl		1. 白色沉淀 2. 加稀 HNO_3 后,沉淀不溶解	$NaCl + AgNO_3 = NaNO_3 + AgCl \downarrow$
NaBr	1. $AgNO_3$ 溶液 2. 稀 HNO_3	1. 浅黄色沉淀 2. 加稀 HNO_3 后,沉淀不溶解	$NaBr + AgNO_3 = NaNO_3 + AgBr \downarrow$
KI		1. 黄色沉淀 2. 加稀 HNO_3 后,沉淀不溶解	$KI + AgNO_3 = KNO_3 + AgI \downarrow$

方法2

物　质	鉴别试剂	现　象	再加少量四氯化碳	化学方程式
NaCl		无现象	无现象	无
NaBr	氯水	黄色	红棕色	$2NaBr+Cl_2 \rlap{=\!=\!=} 2NaCl+Br_2$
KI		棕黄色	紫红色	$2KI+Cl_2 \rlap{=\!=\!=} 2KCl+I_2$

五、简答题

1. 氯水有漂白作用是因为氯水中溶解的部分氯气能与水缓慢反应,生成盐酸和次氯酸,次氯酸具有漂白作用。干燥的氯气中没有次氯酸,所以不具有漂白作用。

2. 新配制的氯水中会反应产生次氯酸,具有漂白作用。放久后由于氯气与水反应产生次氯酸,次氯酸不稳定,发生分解反应,氯气、次氯酸的量逐渐减少直到完全反应完毕,久置的氯水中已没有氯气和次氯酸了。

$$Cl_2 + H_2O === HCl + HClO \qquad 2HClO \xrightarrow{\text{光照}} 2HCl + O_2\uparrow$$

3. 氯气虽然有毒,但氯气能溶解在水中,产生次氯酸,次氯酸能消毒饮用的自来水。由于氯气与水反应产生次氯酸,次氯酸不稳定,发生分解反应,氯气、次氯酸的量逐渐减少直到完全反应完毕,放置一段时间,自来水中已没有氯气了。

4. 碘与淀粉变成蓝色,是单质碘而不是碘化物,故在碘化钾溶液中加淀粉,不能变成蓝色。若在淀粉碘化钾溶液中加氯水,氯水可与碘化钾反应,生成单质碘,故可使淀粉变蓝。

$$2KI+Cl_2 === 2KCl+I_2$$

第三章　物质结构和元素周期律

一、名词解释

略

二、选择题

1. C　2. A　3. C　4. B　5. D　6. A　7. D　8. B　9. D　10. B　11. D　12. B　13. B　14. C
15. C　16. B　17. D

三、填空题

1. 原子核　电子　质子　中子

2. 质量数　A　Z　^A_ZX

3.

原子或离子组成	原子序数	质子数	中子数	电子数	质量数
$^{27}_{13}Al$	13	13	14	13	27
$^{40}_{20}Ca^{2+}$	20	20	20	18	40
$^{28}_{14}Si$	14	14	14	14	28
$^{80}_{35}Br^-$	35	35	45	36	80

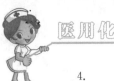

4.

元素符号	原子序数	原子结构示意图	在周期表中的位置	是金属还是非金属	最高价氧化物的水化物的化学式及酸碱性	气态氢化物的化学式
N	7	+7 2 5	第2周期第ⅤA族	非金属	HNO_3　酸性	NH_3
S	16	+16 2 8 6	第3周期第ⅥA族	非金属	H_2SO_4　酸性	H_2S
P	15	+15 2 8 5	第3周期第ⅤA族	非金属	H_3PO_4　酸性	PH_3

5. (1) ① 钠 Na　② 钾 K　③ 镁 Mg　④ 铝 Al　⑤ 碳 C　⑥ 氧 O　⑦ 氯 Cl　⑧ 溴 Br　⑨ 氩 Ar

氩　钾　氧　(2) 氢氧化钠 NaOH　(3) 钾　钠　镁　(4) H_2O　$2Na+2H_2O \xrightarrow{\text{冷水}} 2NaOH+H_2\uparrow$

(5) NaBr

6. 电子层数　非金属性　金属性

7. 最外层电子数　电子层数　逐渐增大　逐渐增强　逐渐减弱

8. 共价键　共用电子对　一个原子　另一个原子

9. 化合价　升降　升高　降低

四、写出下列配离子或配合物的名称、化学式

1. 六氰合铁(Ⅱ)离子　2. 四氨合锌(Ⅱ)离子　3. 硫酸四氨合铜(Ⅱ)　4. 六氰合铁(Ⅲ)酸钾　5. 氢氧化二氨合银(Ⅰ)　6. [Co(CN)_6]^{4-}　7. K_2[HgI_4]

五、用电子式表示下列化合物

1. $K^+[\overset{..}{\underset{..}{Cl}}:]^-$　2. $H\overset{\times}{:}\overset{..}{Br}:$　3. $Ca^{2+}[\overset{..}{\underset{..}{\overset{\times}{O}}}:]^{2-}$　4. $H\overset{\times}{:}\overset{..}{\underset{..}{S}}\overset{\times}{:}H$

六、下列反应中,哪些是氧化还原反应? 若是氧化还原反应,注明氧化剂和还原剂。

1. 不是氧化还原反应。

2. 是氧化还原反应;Cl_2是氧化剂;KI是还原剂。

3. 是氧化还原反应;$KMnO_4$是氧化剂;HCl是还原剂。

4. 是氧化还原反应;Cl_2既是氧化剂,又是还原剂。

5. 是氧化还原反应;H_2O是氧化剂;Na是还原剂。

七、简答题

略

第四章　溶　液

一、选择题

1. C　2. B　3. D　4. C　5. D　6. B　7. B　8. C　9. D　10. B　11. C　12. D　13. A　14. D

15. A

二、填空题

1. 4　2

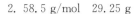

2. 58.5 g/mol 29.25 g

3. 40 g/mol 0.5 mol

4. 40 g 12.04×10^{23}

5. 12.04×10^{23} 73 g

6. 20 40

7. 物质的量浓度 质量浓度 mol/L g/L

8. 由纯溶剂进入溶液(或由稀溶液进入浓溶液)

9. $\Pi = c(B)RT$ 物质的量浓度 本性

10. 正常人血浆的渗透浓度

三、判断题

1. × 2. √ 3. × 4. √ 5. × 6. ×

四、简答题

1. 产生渗透现象必须具备两个条件:一是有半透膜存在;二是半透膜两侧溶液有浓度差。

2. (1) 50 g/L 葡萄糖溶液的物质的量浓度为 0.278 mol/L,50 g/L 蔗糖溶液的物质的量浓度为

0.146 mol/L。渗透方向由低渗的 50 g/L 蔗糖溶液向高渗的 50 g/L 葡萄糖溶液渗透。

(2) 1 mol/L 葡萄糖溶液与 1 mol/L 蔗糖溶液是等渗溶液,不发生渗透。

(3) 渗透方向由低渗的 0.1 mol/L 葡萄糖溶液向高渗的 0.1 mol/L NaCl 溶液渗透。

(4) 渗透方向由低渗的 0.2 mol/L NaCl 溶液向高渗的 0.2 mol/L $CaCl_2$ 溶液渗透。

五、计算题

1. 解:∵ $w_B = 37\% = 0.37$ $\rho = 1.19 \text{ g/cm}^3 = 1\,190 \text{ g/L}$ $M(HCl) = 37 \text{ g/mol}$

$c_2 = 0.10 \text{ mol/L}$ $V_2 = 1\,000 \text{ mL}$

$c_1 = \dfrac{w_B\rho}{M_B} = \dfrac{0.37 \times 1\,190 \text{ g/L}}{37 \text{ g/mol}} = 11.9 \text{ mol/L}$

$V_1 = \dfrac{c_2 V_2}{c_1} = \dfrac{0.10 \text{ mol/L} \times 1\,000 \text{ mL}}{11.9 \text{ mol/L}} = 8.4 \text{ mL}$

答:需要密度为 1.19 g/cm,质量分数为 37% 的浓盐酸 8.4 mL。

2. 解:设需用 x 支 100 g/L KCl 针剂(每支 10 mL)加到葡萄糖溶液中静脉滴注。

∵ $M(KCl) = 74.5 \text{ g/mol}$ $n(KCl) = n(K^+) = 4.0 \times 10^{-2} \text{ mol}$ 每支 10 mL = 0.01 L

$m = x \times 0.01 \text{ L} \times 100 \text{ g/L}$

由 $n = \dfrac{m}{M}$ 得 $m = nM$

∴ $x \times 0.01 \text{ L} \times 100 \text{ g/L} = 4.0 \times 10^{-2} \text{ mol} \times 74.5 \text{ g/mol}$

$x = 3$

答:需用 3 支 100 g/L KCl 针剂(每支 10 mL)加到葡萄糖溶液中静脉滴注。

3. 解:∵ $m = 10 \text{ mg} = 0.01 \text{ g}$ $M(Ca^{2+}) = 40.0 \text{ g/mol}$ $V = 100 \text{ mL} = 0.1 \text{ L}$

∴ $c_B = \dfrac{n_B}{V} = \dfrac{m_B}{M_B V} = \dfrac{0.01 \text{ g}}{40.0 \text{ g/mol} \times 0.1 \text{ L}} = 2.50 \times 10^{-3} \text{ mol/L} = 2.50 \text{ mmol/L}$

答:正常人血清中 Ca^{2+} 的渗透浓度为 2.50 mmol/L。

4. 解:∵ $\rho_{NaCl} = 1.17 \text{ g/L}$ $M_{NaCl} = 58.5 \text{ g/mol}$

∴ $c_{NaCl} = \dfrac{\rho_{NaCl}}{M_{NaCl}} = \dfrac{1.17 \text{ g/L}}{58.5 \text{ g/mol}} = 0.02 \text{ mol/L}$

若葡萄糖溶液与 NaCl 溶液产生的渗透压相等,则

$c(葡萄糖) = 2c(NaCl) = 2 \times 0.02 \text{ mol/L} = 0.04 \text{ mol/L}$

又 ∵ $M_{C_6H_{12}O_6} = 180 \text{ g/mol}$

$\rho_{C_6H_{12}O_6} = c_{C_6H_{12}O_6} M_{C_6H_{12}O_6} = 0.04 \text{ mol/L} \times 180 \text{ g/mol} = 7.2 \text{ g/L}$

答：1.17 g/L的氯化钠溶液所产生的渗透压与质量浓度为7.2 g/L的葡萄糖溶液产生的渗透压相等。

5. （1）解：∵ $\rho_B = 56$ g/L　$M_B = 112$ g/mol　$c_B = \dfrac{\rho_B}{M_B} = \dfrac{56 \text{ g/L}}{112 \text{ g/mol}} = 0.5$ mol/L

又∵ $C_3H_5O_3Na \xrightarrow{\hspace{1cm}} C_3H_5O_3^- + Na^+$

∴渗透浓度 $= 2 \times 0.5$ mol/L $= 1$ mol/L

（2）解：∵ $\rho_B = 21$ g/L　$M_B = 84$ g/mol

$c_B = \dfrac{\rho_B}{M_B} = \dfrac{21 \text{ g/L}}{84 \text{ g/mol}} = 0.25$ mol/L

又∵ $NaHCO_3 \xrightarrow{\hspace{1cm}} Na^+ + HCO_3^-$

∴渗透浓度 $= 2 \times 0.25$ mol/L $= 0.5$ mol/L

第五章　化学反应速率与化学平衡

一、名词解释

略

二、选择题

1. C　2. D　3. A　4. B　5. D　6. C　7. B　8. D　9. A

三、填空题

1. 单位时间内反应物浓度的减少或生成物浓度的增加　mol/(L·s)　mol/(L·min)　mol/(L·h)

2. 浓度　压强　温度　催化剂　增大反应物的浓度　增大压强　升高温度　加入催化剂

3. 2～4

4. "等"、"定"、"动"

5. 变深　右　变浅　左

6. 左　正反应　正反应

7. $m + n < p + q$　$m + n = p + q$

8. 大于　不　左　不

9. 放热　气　液　固　减小　增大

10. 浓度　血红蛋白(Hb)　氧合血红蛋白(HbO₂)　氧合血红蛋白(HbO₂)　O₂

四、简答题

1. 答：影响化学反应速率的主要因素有浓度、压强、温度和催化剂。

（1）当其他条件不变时,增大反应物的浓度,化学反应速率加快;减小反应物的浓度,化学反应速率减慢。

（2）在其他条件不变时,增大压强,气体的体积缩小,反应物的浓度增大,化学反应速率加快;减小压强,气体的体积扩大,反应物的浓度减小,化学反应速率减慢。

（3）当其他条件不变时,升高温度,可以增大化学反应速率;降低温度,可以减小化学反应速率。

（4）加入催化剂能增大化学反应速率,加入负催化剂能减小化学反应速率。

2. 答：因反应条件的改变,使可逆反应从一种平衡状态向另一种平衡状态转变的过程,称为化学平衡的移动。影响化学平衡移动的主要因素有浓度、压强和温度。

3. 答：对可逆反应,催化剂能同等程度地改变正反应和逆反应速率,化学平衡不会发生移动。但使用催化剂能缩短反应到达平衡所需的时间,在化工生产中,常使用催化剂来加快化学反应速率,缩短生产周期,提高生产效率。

第六章　电解质溶液

一、名词解释

略

二、选择题

1. D　2. B　3. C　4. B　5. B　6. A　7. A　8. C　9. A　10. D

三、填空题

1. 电解质　非电解质

2. NaCl、NaOH、HCl、CaCO₃、NaNO₃　CH₃COOH、HCN、NH₃·H₂O、H₂CO₃

3. 完全　部分

4. 平衡　电离度

5. 增大　增大

6. 减小　同离子

7. 等于　大于　小于

8. 酸性　1.0×10⁻⁹　5

9. CH₃COONa　CH₃COOH

10. 难溶的物质　难电离的物质　气体物质

11. H₂CO₃—MHCO₃缓冲对　7.35～7.45

12. 中性　中性　碱性　碱性　酸性

四、计算下列各溶液的 pH

1. 解：∵盐酸是强酸，HCl 在水溶液中完全电离，[H⁺]＝0.001 mol/L

∴ pH ＝ －lg[H⁺]＝ －lg 0.001 ＝3

答：0.001 mol/L HCl 溶液的 pH 为 3。

2. 解：∵NaOH 是强碱，NaOH 在水溶液中完全电离，[OH⁻]＝0.001 mol/L　[H⁺]＝1.0×10⁻¹¹ mol/L

∴ pH＝－lg[H⁺]＝－lg 1.0×10⁻¹¹＝11

答：0.001 mol/L NaOH 溶液的 pH 为 11。

第七章　烃

一、名词解释

略

二、选择题

1. D　2. A　3. D　4. B　5. B　6. C　7. D　8. C　9. B　10. A　11. C　12. B　13. D　14. A　15. C　16. B

三、填空题

1. 可燃性　熔点低　难溶于水　稳定性差　反应缓慢　产物复杂

2. 单　双　叁　σ　σ　π　σ　π　稳定、不易断裂　不稳定、易断裂

3. 开链化合物　闭链化合物　脂肪族化合物　碳环化合物　杂环化合物

4. 伯碳原子　仲碳原子　叔碳原子　季碳原子

5. σ键(共价单键)　强酸　强碱　强氧化剂　二氧化碳　水　热量

6. 碳碳双键　碳碳叁键　碳碳双键　碳碳叁键　碳碳双键　碳碳叁键　选主链　编号　定名称

7. C_nH_{2n+2}　C_nH_{2n}　C_nH_{2n-2}　C_nH_{2n}　烯烃　C_nH_{2n-6}

8. 苯环结构的化合物　苯　特殊结构　稳定　不反应　卤代反应　硝化反应　磺化反应　加成反应　环己烷

9. 碳　氢和卤素　氧和硫　氮和磷

四、用系统命名法命名下列化合物

1. 2,3-二甲基丁烷

2. 壬烷

3. 2,4-二甲基己烷

4. 3-甲基-1-丁烯

5. 2-戊炔

6. 1,3-二甲苯(间-二甲苯)

7. 硝基苯

8. 4-甲基-2-苯基己烷

9. 2-甲基-4-乙基己烷

10. 甲基环己烷

五、根据名称写结构简式

1. $CH_3-CH_2-CH=CH-CH_2-CH_3$

2. $CH_3-C\equiv C-CH_2-CH_3$

3. $CH_3-\underset{\underset{CH_3}{|}}{\overset{\overset{CH_3}{|}}{C}}-CH-CH_2-CH_3$　$\underset{CH_3}{|}$

4. ⬠　5. ⌬$\begin{matrix}CH_3\\CH_2CH_3\end{matrix}$　6. 环己烷(上下CH₃)　7. 对甲基氯苯

六、完成下列化学反应式

1. $CH_2=CH-CH_3+HCl\longrightarrow CH_3-\underset{\underset{Cl}{|}}{CH}-CH_3$

2. $CH\equiv CH+2H_2\xrightarrow{铂粉}CH_3-CH_3$

3. ⬡ $+HNO_3$(浓) $\xrightarrow[\triangle]{浓\ H_2SO_4}$ 硝基苯(NO_2) $+H_2O$

七、推断题

1. A：$CH_3-CH=CH_2$　丙烯　　B：$CH_3-\underset{\underset{Br}{|}}{CH}-CH_3$　　2-溴丙烷

2. 甲苯(CH_3)　甲苯

第八章　醇　酚　醚

一、名词解释

略

二、选择题

1. C　2. A　3. D　4. A　5. B　6. C　7. D　8. B

三、填空题

1. 酒精　甲

2. R—OH　R—O—R′

3. $\varphi_B = 0.75$

4. —OH　芳环

5. 邻-甲苯酚　间-甲苯酚　对-甲苯酚　煤酚　来苏儿

6. 碳　氢　氧　含氧衍生物

四、判断题

1. ×　2. ×　3. √　4. ×

五、完成下列化学反应式

1. $2CH_3—CH_2—OH + 2Na \longrightarrow 2CH_3—CH_2—ONa + H_2 \uparrow$

2. $CH_3—\overset{\displaystyle CH_3}{\underset{}{C}H}—OH \xrightarrow{Pt} CH_3—\overset{\displaystyle O}{\underset{}{C}}—CH_3 + H_2$

3. ⬡—OH + NaOH ⟶ ⬡—ONa + H₂O

4. $2CH_3—CH_2—OH \xrightarrow[140℃]{浓 H_2SO_4} CH_3CH_2—O—CH_2CH_3 + H_2O$

六、写出下列物质的名称或结构简式

1. 3-甲基-2-丁醇　2. 3-甲基苯酚(间-甲苯酚)　3. 甲乙醚　4. 邻-苯二酚　5. 苯乙醚

6. $CH_3—CH_2—OH$　7. ⬡—OH　8. $CH_3CH_2—O—CH_2CH_3$

9. $CH_3—CH_2—\overset{\displaystyle CH_3}{\underset{}{C}H}—\overset{\displaystyle CH_3}{\underset{}{C}H}—\overset{\displaystyle OH}{\underset{}{C}H}—CH_3$

七、用化学方法鉴别下列各组物质

1. 乙醇、苯酚 —加饱和溴水振荡→ 无沉淀生成的是乙醇／有白色沉淀生成的是苯酚

2. 乙醚、苯酚 —加饱和溴水振荡→ 无沉淀生成的是乙醚／有白色沉淀生成的是苯酚

3. 酒精、甘油 —加新配制的氢氧化铜→ 不溶解沉淀的是酒精／溶解沉淀生成深蓝色溶液的是甘油

第九章　醛　和　酮

一、名词解释

略

二、选择题

1. C　2. A　3. B　4. B　5. D

三、填空题

1. (1) —C̈H 或 —CHO　(2) —C̈— 或 —CO—

（第一个结构为 O 双键在 C 上，—C—H；第二个为 O 双键在 C 上，—C—）

2. $CH_3—CH_2—CHO$ 或　$CH_3—\overset{\overset{O}{\|}}{C}—CH_3$

3. 甲醛　福尔马林　消毒　防腐　丙酮　亚硝酰铁氰化钠　氢氧化钠　鲜红

四、判断题

1. √　2. √　3. ×　4. ×

五、完成下列化学反应式

1. $CH_3—\overset{\overset{O}{\|}}{C}—CH_3 + H_2 \xrightarrow{Ni} CH_3—\overset{\overset{OH}{|}}{C}H—CH_3$

2. $CH_3—CH_2—CHO + H_2 \xrightarrow{Ni} CH_3—CH_2—CH_2—OH$

3. $CH_3—CH_2—CHO + 2HO—CH_3 \xrightarrow{干燥\ HCl(加成)} CH_3—CH_2—\overset{\overset{OH}{|}}{\underset{\underset{OCH_3}{|}}{C}}—H + H_2O$

六、写出下列物质的名称或结构简式

1. 2,3-二甲基丁醛　2. 2-戊酮　3. 苯乙醛　4. 苯乙酮

5. 2,3-二甲基戊醛　6. 间-甲基苯甲醛（2-甲基苯甲醛）　7. 5-甲基-3-乙基-2-己酮

8. $CH_3—\overset{\overset{CH_3}{|}}{\underset{\underset{CH_3}{|}}{C}}—CH_2—\overset{\overset{O}{\|}}{C}—CH_3$　9. $CH_3—CHO$　10. $CH_3—\overset{\overset{O}{\|}}{C}—CH_3$　11. $H—CHO$

12. $CH_3—CH_2—CH_2—\overset{\overset{CH_2—CH_3}{|}}{C}H—\overset{\overset{}{}}{\underset{\underset{CH_3}{|}}{C}}H—CHO$　13. $CH_3—CH—\overset{\overset{O}{\|}}{C}—CH_2—CH_3$（苯基连在第二个碳上）　14. （苯环邻位 CHO 和 CH₃）

七、用化学方法鉴别下列各组物质

1. 丙醛／丙酮 $\xrightarrow[50\sim60\ ℃水浴加热]{银氨溶液}$ 有银镜产生的是丙醛／无银镜产生的是丙酮

2. 甲醛／乙醛 $\xrightarrow[加热]{费林试剂}$ 有铜镜产生的是甲醛／有砖红色沉淀产生的是乙醛

3. 乙醛／苯甲醛 $\xrightarrow[加热]{费林试剂}$ 有砖红色沉淀产生的是乙醛／无沉淀产生的是苯甲醛

第十章　羧酸和取代羧酸

一、名称解释

略

二、选择题

1．C　2．B　3．D　4．D　5．A　6．B　7．C　8．A　9．D　10．A

三、命名下列化合物

1．3-甲基丁酸(β-甲基丁酸)　2．2-甲基戊酸(α-甲基戊酸)　3．癸酸

4．2-戊烯酸(α-戊烯酸)　5．2-羟基丁二酸(α-羟基丁二酸)　6．苯乙酸

7．对-甲基苯甲酸(4-甲基苯甲酸)

8．2-羟基丁酸(α-羟基丁酸)

9．3-戊酮酸(β-戊酮酸)

10．3-苯基丁酸(β-苯基丁酸)

四、写出下列物质的结构简式

1．$\begin{array}{c}COOH\\|\\COOH\end{array}$　2．$CH_3-\underset{\underset{OH}{|}}{CH}-COOH$　3．苯环-$\begin{array}{c}COOH\\OH\end{array}$　4．$CH_3-\underset{\underset{O}{\|}}{C}-COOH$

5．$CH_3-\underset{\underset{O}{\|}}{C}-CH_2-COOH$　6．苯环-$\begin{array}{c}COOH\\COOH\end{array}$　7．$CH_3-\underset{\underset{OH}{|}}{CH}-CH_2-COOH$

8．$CH_2=CH-COOH$

五、完成下列化学反应式

1．$CH_3-CH_2-COOH+NaOH \longrightarrow CH_3CH_2COONa+H_2O$

2．$CH_3-CH_2-COOH+NaHCO_3 \longrightarrow CH_3CH_2COONa+H_2O+CO_2\uparrow$

3．$CH_3-CH_2-COOH+CH_3-CH_2OH \underset{\triangle}{\overset{浓\ H_2SO_4}{\rightleftharpoons}} CH_3CH_2COOCH_2CH_3+H_2O$

4．$\begin{array}{c}COOH\\|\\COOH\end{array} \underset{\triangle}{\overset{>150℃}{\longrightarrow}} HCOOH+CO_2\uparrow$

六、用化学方法鉴别下列各组物质

1．$\left.\begin{array}{l}甲酸\\乙酸\end{array}\right\}\overset{土伦试剂}{\underset{加热}{\longrightarrow}}\left\{\begin{array}{l}有银镜产生的是甲酸\\无银镜产生的是乙酸\end{array}\right.$

2．$\left.\begin{array}{l}苯甲酸\\水杨酸\end{array}\right\}\overset{FeCl_3溶液}{\longrightarrow}\left\{\begin{array}{l}有紫色现象产生的是水杨酸\\无紫色现象产生的是苯甲酸\end{array}\right.$

3．$\left.\begin{array}{l}甲酸\\甲醛\end{array}\right\}\overset{NaHCO_3溶液}{\longrightarrow}\left\{\begin{array}{l}有气体产生的是甲酸\\无气体产生的是甲醛\end{array}\right.$

4．$\left.\begin{array}{l}石炭酸\\醋酸\end{array}\right\}\overset{Br_2(水)}{\longrightarrow}\left\{\begin{array}{l}有白色沉淀的是石炭酸(苯酚)\\无沉淀的是醋酸\end{array}\right.$

七、(1) $C_5H_{10}O_2$　(2) $CH_3CH_2CH_2CH_2COOH$　　$CH_3-\underset{\underset{CH_3}{|}}{\overset{\overset{CH_3}{|}}{C}}-COOH$

戊酸

2,2-二甲基丙酸

$CH_3-CH_2-\underset{\underset{CH_3}{|}}{CH}-COOH$　　CH_3CHCH_2COOH（$\underset{CH_3}{|}$）

2-甲基丁酸　　　　3-甲基丁酸

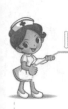

第十一章　酯和油脂

一、名词解释

略

二、选择题

1. A 2. D 3. C 4. B 5. D

三、填空

1. R—C(=O)—OR′ 或 RCOOR′　苯甲酸乙酯

2. 高级脂肪酸　甘油　脱水

$$CH_2—O—C(=O)—R_1$$
$$CH—O—C(=O)—R_2$$
$$CH_2—O—C(=O)—R_3$$

3. 油　不饱和　脂肪　饱和

4. 氧化　水解　低级醛　酮　脂肪酸

5. $CH_3—CH_2—C(=O)—O—CH(CH_3)—CH_3$　丙酸异丙酯

四、推断题

A. CH_3CH_2COOH　B. $HCOOCH_2CH_3$　C. CH_3COOCH_3

第十二章　糖　　类

一、名词解释

略

二、选择题

1. C 2. D 3. B 4. A 5. D 6. B 7. A 8. C

三、填空题

1. 醛糖　酮糖　丙糖　丁糖　戊糖　己糖

2. 班氏试剂

3. 糖　非糖

4. 葡萄糖　果糖

5. 直链淀粉　支链淀粉

6. 肌糖原　肝糖原

四、用化学方法鉴别下列各组化合物溶液

1. 葡萄糖 / 果糖　——溴水→　红棕色褪去的是葡萄糖 / 红棕色不褪色的是果糖

2. 核糖、葡萄糖甲苷 $\xrightarrow{\text{土伦试剂}}$ {产生银镜现象的是核糖；没银镜现象发生的是葡萄糖甲苷}

3. (1) 蔗糖、麦芽糖、淀粉 $\xrightarrow{\text{班氏试剂}}$ {产生砖红色沉淀的是麦芽糖；无沉淀的是蔗糖或淀粉}

(2) 淀粉、蔗糖 $\xrightarrow{I_2}$ {产生蓝色的是淀粉；无蓝色产生的是蔗糖}

第十三章 胺和酰胺

一、名词解释

略

二、选择题

1. B 2. C 3. D 4. D 5. C 6. A

三、填空题

1. 伯胺 仲胺 叔胺
2. 2,4,6-三溴苯胺 白色
3. 一分子氨 缩二脲 紫红 缩二脲反应

四、用系统命名法命名下列化合物

1. 甲乙胺 2. 二苯胺 3. 三甲胺 4. N,N-二甲基苯胺 5. 对-甲基苯甲胺
6. 乙酰苯胺 7. 乙酰甲胺(N-甲基乙酰胺) 8. N-甲基-N-乙基乙酰胺

五、完成下列化学反应式

1. 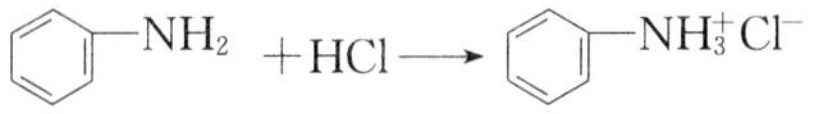

2. 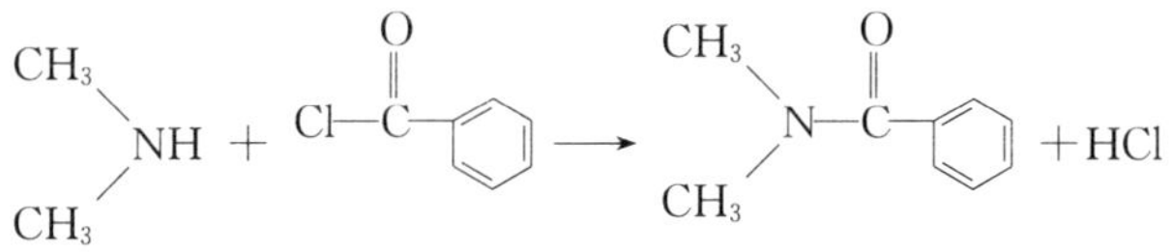

3. 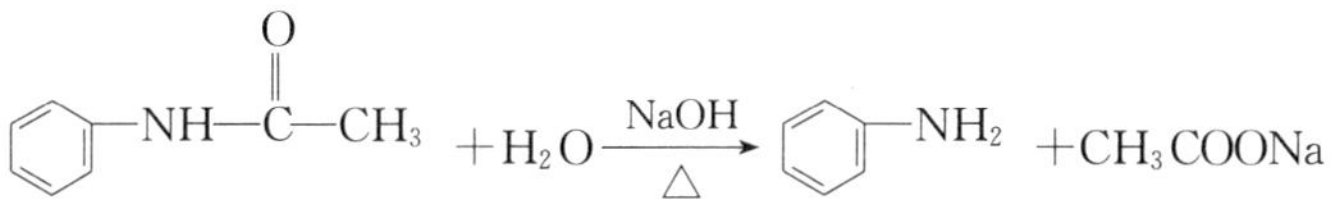

4. $NH_2-\overset{O}{\overset{\|}{C}}-NH_2 + H_2O \xrightarrow{\text{尿素酶}} CO_2 + 2NH_3$

六、用化学方法鉴别下列化合物

1. 苯酚、苯胺 $\xrightarrow{FeCl_3\text{ 溶液}}$ {呈现紫色的是苯酚；没有紫色呈现的是苯胺}

2. 尿素、乙酰胺 $\xrightarrow{\text{草酸溶液}}$ {产生沉淀的是尿素；没有沉淀的是乙酰胺}

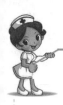

第十四章　杂环化合物和生物碱

一、名词解释

略

二、选择题

1. A 2. B 3. C 4. C 5. D 6. B

三、填空题

1. 氮　氧　硫

2. 生物体内　碱性　生理活性　氮

3. 苦　水　乙醇　乙醚　氯仿

4. 弱碱性　沉淀反应　显色反应

四、用化学方法鉴别

1. 吗啡　┐
   　　　├ 甲醛-浓硫酸溶液 → ┌ 呈紫色的是吗啡
   苯胺　┘　　　　　　　　　　└ 没有紫色产生的是苯胺

2. 吡啶　┐
   　　　├ 甲醛-浓硫酸溶液 → ┌ 呈蓝色的是可待因
   可待因┘　　　　　　　　　　└ 不呈蓝色的是吡啶

3. 葡萄糖┐
   　　　├ 班氏试剂 → ┌ 产生砖红色沉淀的是葡萄糖
   呋喃　┘　　　　　　└ 没有沉淀的是呋喃

第十五章　氨基酸和蛋白质

一、名词解释

略

二、选择题

1. D 2. B 3. B 4. D 5. A 6. B 7. C 8. A 9. D

三、填空题

1. 羧基　氨基　两性

2. 小于　大于

3. 羧基　氨基　中性氨基酸　酸性氨基酸　碱性氨基酸

4. 多肽　二肽　α-氨基酸

5. 羧基　氨基　两性

6. C　H　O　N

7. 多肽链　排列顺序

8. 盐析　变性

9. 阴离子

四、简要回答下列问题

1. 氨基酸。

2. 在 $\varphi_B = 0.70 \sim 0.75$ 的酒精溶液中,蛋白质会发生变性。

3. 因为重金属盐可与牛奶、豆浆或生鸡蛋清中的蛋白质等结合发生变性反应,避免重金属盐和人体作用,从而减少重金属盐的毒性。

4. 盐析。

5. 会发生黄蛋白反应。

6. 阴离子。

五、用化学方法鉴别

1. 丙氨酸 ⎱ 稀硫酸铜溶液和氢氧化钠溶液 ⎰ 呈紫色的是蛋白质
   蛋白质 ⎰ ⎱ 不显色的是丙氨酸

2. 淀粉 ⎱ 碘试剂 ⎰ 呈蓝色的是淀粉
   蛋白质 ⎰ ⎱ 不显色的是蛋白质

第十六章　化学与环境(选学)

答案：略

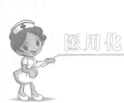

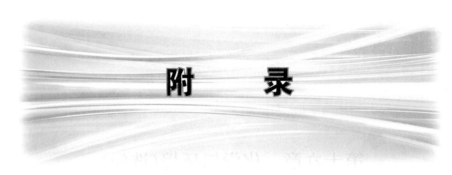

附 录

附录一 一些常见元素的中英文名称对照表

元素符号	中文名称（拼音）	英文名	元素符号	中文名称（拼音）	英文名
Al	铝(lǚ)	aluminum	Na	钠(nà)	sodium
Ag	银(yín)	silver	Ne	氖(nǎi)	neon
Ar	氩(yà)	argon	Ni	镍(niè)	nickel
Au	金(jīn)	gold	O	氧(yǎng)	oxygen
B	硼(péng)	boron	P	磷(lín)	phosphorus
Ba	钡(bèi)	barium	Pb	铅(qiān)	lead
Be	铍(pí)	beryllium	Pt	铂(bó)	platinum
Br	溴(xiù)	bromine	Ra	镭(léi)	radium
C	碳(tàn)	carbon	Rn	氡(dōng)	radon
Ca	钙(gài)	calcium	S	硫(liú)	sulfur
Cl	氯(lǜ)	chlorine	Sc	钪(kàng)	scandium
Co	钴(gǔ)	cobalt	Se	硒(xī)	selenium
Cr	铬(gè)	chromium	Si	硅(guī)	silicon
Cu	铜(tóng)	copper	Sn	锡(xī)	tin
F	氟(fú)	fluorine	Sr	锶(sī)	strontium
Fe	铁(tiě)	iron	Ti	钛(tài)	titanium
Ga	镓(jiā)	gallium	U	铀(yóu)	uranium
Ge	锗(zhě)	germanium	V	钒(fán)	vanadium
H	氢(qīng)	hydrogen	W	钨(wū)	tungsten
He	氦(hài)	helium	Xe	氙(xiān)	xenon

元素符号	中文名称（拼音）	英文名	元素符号	中文名称（拼音）	英文名
Hg	汞（gǒng）	mercury	Zn	锌（xīn）	zinc
I	碘（diǎn）	iodine	K	钾（jiǎ）	potassium
Kr	氪（kè）	krypton	Li	锂（lǐ）	lithium
Mg	镁（měi）	magnesium	Mn	锰（měng）	manganese
N	氮（dàn）	nitrogen			

附录二　化学特定用字注音表

用字	拼音体	同音字	用字	拼音体	同音字
氨	ān	安	脲	shì	示
氰	qíng	情	胺	àn	按
氕	piē	撇	腈	jīng	睛
氘	dāo	刀	脲	niào	尿
氚	chuān	川	肼	jǐng	井
铵	ǎn	俺	胩	kǎ	卡
磷	lín	凛	脒	mǐ	米
钾	shēn	申	胍	guā	瓜
巯	liǔ	柳	脎	sà	萨
烃	tīng	听	膦	lìn	吝
烷	wán	完	肿	shèn	慎
烯	xī	希	腙	zōng	宗
炔	quē	缺	肟	wò	握
羟	qiǎng	抢	胲	hǎi	海
羧	suō	梭	肽	tài	太
羰	tāng	汤	胨	dòng	洞
巰	yōu	悠	萘	nài	耐
醇	chún	纯	芘	běi	北
醚	mí	迷	萜	tiē	贴
醛	quán	全	蒈	kǎi	楷
酮	tóng	同	蒎	pài	派
酯	zhǐ	旨	莰	kǎn	砍
酚	fēn	分	莠	shǒu	守

用字	拼音体	同音字	用字	拼音体	同音字
酰	xiān	先	苄	biàn	变
肽	tài	太	苯	běn	本
醌	kūn	昆	蒽	ēn	恩
醋	cù	促	菲	fēi	非
酐	gān	干	芰	jì	忌
酶	méi	梅	茚	yìn	印
酊	dīng	丁	芴	wù	物
胨	tián	田	苉	pǐ	匹
莑	fèng	奉	哒	dá	达
菁	jīng	精	噻	sāi	塞
苷	gān	甘	吩	fēn	分
蒩	qū	屈	嗪	qín	秦
苊	è	扼	吡	pī	批
蓋	mèng	梦	咪	mī	眯
芘	pī	批	唑	zuò	坐
嘧	mì	密	啶	dìng	定
哌	pāi	拍	啡	fēi	非
吗	mǎ	马	噁	è	恶
啉	lín	林	喃	nán	南
嘌	piào	票	呋	fū	夫
吟	lìng	令	磺	huáng	黄
吲	yǐn	引	砜	fēng	风
哚	duǒ	朵	矾	fán	凡
喹	kuí	葵	甙	dài	代
咔	kǎ	卡	甾	zāi	灾
吖	yā	呀	巯	qiú	球
呫	zhān	沾	鿏	liǎng	两
卟	bǔ	补	晶	léi	雷

附录三　部分酸、碱和盐的溶解性表

阳离子	阴离子								
	OH⁻	NO₃⁻	Cl⁻	SO₄²⁻	S²⁻	SO₃²⁻	CO₃²⁻	SiO₃²⁻	PO₄³⁻
H^+	—	溶、挥	溶、挥	溶	溶、挥	溶、挥	溶、挥	微	溶
NH_4^+	溶、挥	溶	溶	溶	溶	溶	溶	溶	溶
K^+	溶	溶	溶	溶	溶	溶	溶	溶	溶
Na^+	溶	溶	溶	溶	溶	溶	溶	溶	溶
Ba^{2+}	溶	溶	溶	不	—	不	不	不	不
Ca^{2+}	微	溶	微	微	—	不	不	不	不
Mg^{2+}	不	溶	溶	溶	—	微	微	不	不
Al^{3+}	不	溶	溶	溶	—	—	—	不	不
Mn^{2+}	不	溶	溶	溶	不	不	不	不	不
Zn^{2+}	不	溶	溶	溶	不	不	不	不	不
Cr^{3+}	不	溶	溶	溶	—	—	—	不	不
Fe^{2+}	不	溶	溶	溶	不	不	不	不	不
Fe^{3+}	不	溶	溶	溶	—	不	—	不	不
Sn^{2+}	不	溶	溶	溶	不	—	—	—	不
Pb^{2+}	不	溶	微	不	不	不	不	不	不
Cu^{2+}	不	溶	溶	溶	不	不	不	不	不
Bi^{3+}	不	溶	—	溶	不	不	不	—	不
Hg^+	—	溶	不	微	不	不	不	—	不
Hg^{2+}	—	溶	溶	溶	不	不	不	—	不
Ag^+	—	溶	不	微	不	不	不	不	不

说明:"溶"表示该物质可溶于水;"不"表示不溶于水;"微"表示微溶于水;"挥"表示挥发性;"—"表示该物质不存在或在水中即分解。

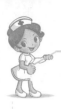

附录四　化学上常用法定计量单位及换算表

量的名称	量的符号	单位名称	单位符号	与基本单位的换算关系
长度	l, L	米 厘米 毫米 微米 纳米	m cm mm μm nm	SI 基本单位 百分之一米　$1\ cm=10^{-2}\ m$ 千分之一米　$1\ mm=10^{-3}\ m$ 百万分之一米　$1\ \mu m=10^{-6}\ m$ 十亿分之一米　$1\ nm=10^{-9}\ m$
质量	m	千克 克 毫克	kg g mg	SI 基本单位 千分之一千克　$1\ g=10^{-3}\ kg$ 千分之一克　$1\ mg=10^{-3}\ g$
时间	t	秒 分 小时	s min h	SI 基本单位 $1\ min=60\ s$ $1\ h=60\ min$
绝对温度	T	开(尔文)	K	SI 基本单位
体积(容积)	V	升 毫升	L(l) mL	$1\ L=10^{-3}\ m^3$ $1\ mL=10^{-3}\ L$
物质的量	n	摩(尔)	mol	SI 基本单位
B的物质的量浓度	c_B	摩(尔)每升	mol/L	
摩尔质量 摩尔体积	M V_m	克每摩(尔) 升每摩(尔)	g/mol L/mol	
密度	ρ	克每立方厘米 千克每立方米 千克每升	g/cm^3 kg/m^3 kg/L	
能量	$E(W)$	焦(耳) 千焦	J kJ	SI 导出单位
压强 (压力)	p	帕(斯卡) 千帕(斯卡)	Pa kPa	SI 导出单位
质量浓度	ρ_B	克每升	g/L	
体积分数	φ_B	—	1	
质量分数	w_B	—	1	

注：①(　　)内的字是在不致混淆的情况下可以省略的字。
　　②量的符号一律用斜体,单位的符号一律用正体。

附录五　希腊字母读音表

序号	大写	小写	英文注音	中文注音
1	A	α	alpha	阿尔法
2	B	β	beta	贝塔
3	Γ	γ	gamma	伽马
4	Δ	δ	delta	德尔塔
5	E	ε	epsilon	伊普西龙
6	Z	ζ	zeta	截塔
7	H	η	eta	艾塔
8	Θ	θ	theta	西塔
9	I	ι	iota	约塔
10	K	κ	kappa	卡帕
11	Λ	λ	lambda	兰布达
12	M	μ	mu	缪
13	N	ν	nu	纽
14	Ξ	ξ	xi	克西
15	O	ο	omicron	奥密克戎
16	Π	π	pi	派
17	P	ρ	rho	肉
18	Σ	σ	sigma	西格马
19	T	τ	tau	套
20	Υ	υ	upsilon	宇普西龙
21	Φ	φ	phi	佛爱
22	X	χ	chi	西
23	Ψ	ψ	psi	普西
24	Ω	ω	omega	欧米伽

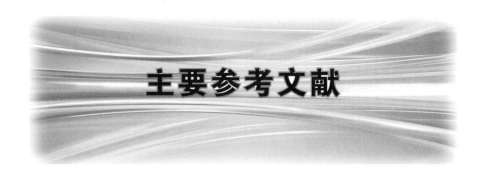

主要参考文献

1. 曾崇理. 化学[M]. 北京：人民卫生出版社, 1999

2. 刘斌. 医用化学[M]. 北京：人民卫生出版社, 2003

3. 张友楚. 医用化学[M]. 西安:陕西科学技术出版社, 2003

4. 徐伟亮. 有机化学[M]. 北京：人民卫生出版社, 2003

5. 黄南珍. 无机化学[M]. 北京：人民卫生出版社, 2003

6. 牛彦辉. 化学[M]. 北京：人民卫生出版社, 2004

7. 陈常兴. 化学[M]. 东营：石油大学出版社, 1993

8. 薛金星. 中考总复习全解（化学）[M]. 西安:陕西人民教育出版社, 2004

9. 黄刚. 医用化学基础[M]. 北京：人民卫生出版社, 2008

10. 曾崇理. 有机化学[M]. 北京：人民卫生出版社, 2010

元素周期表

图例说明

- 92 U — 原子序数
- 铀 — 元素名称（注*的是人造元素）
- U — 元素符号，红色指放射性元素
- $5f^36d^17s^2$ — 外围电子层排布，括号指可能的电子层排布
- 238.0 — 相对原子质量（加括号的数据为该放射性元素半衰期最长同位素的质量数）

图例颜色：金属、非金属、过渡元素

注：相对原子质量录自2001年国际原子量表，并全部取4位有效数字。

主表

周期	ⅠA 1	ⅡA 2	ⅢB 3	ⅣB 4	ⅤB 5	ⅥB 6	ⅦB 7	Ⅷ 8	Ⅷ 9	Ⅷ 10	ⅠB 11	ⅡB 12	ⅢA 13	ⅣA 14	ⅤA 15	ⅥA 16	ⅦA 17	0 18
1	1 H 氢 $1s^1$ 1.008																	2 He 氦 $1s^2$ 4.003
2	3 Li 锂 $2s^1$ 6.941	4 Be 铍 $2s^2$ 9.012											5 B 硼 $2s^22p^1$ 10.81	6 C 碳 $2s^22p^2$ 12.01	7 N 氮 $2s^22p^3$ 14.01	8 O 氧 $2s^22p^4$ 16.00	9 F 氟 $2s^22p^5$ 19.00	10 Ne 氖 $2s^22p^6$ 20.18
3	11 Na 钠 $3s^1$ 22.99	12 Mg 镁 $3s^2$ 24.31											13 Al 铝 $3s^23p^1$ 26.98	14 Si 硅 $3s^23p^2$ 28.09	15 P 磷 $3s^23p^3$ 30.97	16 S 硫 $3s^23p^4$ 32.06	17 Cl 氯 $3s^23p^5$ 35.45	18 Ar 氩 $3s^23p^6$ 39.95
4	19 K 钾 $4s^1$ 39.10	20 Ca 钙 $4s^2$ 40.08	21 Sc 钪 $3d^14s^2$ 44.96	22 Ti 钛 $3d^24s^2$ 47.87	23 V 钒 $3d^34s^2$ 50.94	24 Cr 铬 $3d^54s^1$ 52.00	25 Mn 锰 $3d^54s^2$ 54.94	26 Fe 铁 $3d^64s^2$ 55.85	27 Co 钴 $3d^74s^2$ 58.93	28 Ni 镍 $3d^84s^2$ 58.69	29 Cu 铜 $3d^{10}4s^1$ 63.55	30 Zn 锌 $3d^{10}4s^2$ 65.41	31 Ga 镓 $4s^24p^1$ 69.72	32 Ge 锗 $4s^24p^2$ 72.64	33 As 砷 $4s^24p^3$ 74.92	34 Se 硒 $4s^24p^4$ 78.96	35 Br 溴 $4s^24p^5$ 79.90	36 Kr 氪 $4s^24p^6$ 83.80
5	37 Rb 铷 $5s^1$ 85.47	38 Sr 锶 $5s^2$ 87.62	39 Y 钇 $4d^15s^2$ 88.91	40 Zr 锆 $4d^25s^2$ 91.22	41 Nb 铌 $4d^45s^1$ 92.91	42 Mo 钼 $4d^55s^1$ 95.94	43 Tc 锝 $4d^55s^2$ (98)	44 Ru 钌 $4d^75s^1$ 101.1	45 Rh 铑 $4d^85s^1$ 102.9	46 Pd 钯 $4d^{10}$ 106.4	47 Ag 银 $4d^{10}5s^1$ 107.9	48 Cd 镉 $4d^{10}5s^2$ 112.4	49 In 铟 $5s^25p^1$ 114.8	50 Sn 锡 $5s^25p^2$ 118.7	51 Sb 锑 $5s^25p^3$ 121.8	52 Te 碲 $5s^25p^4$ 127.6	53 I 碘 $5s^25p^5$ 126.9	54 Xe 氙 $5s^25p^6$ 131.3
6	55 Cs 铯 $6s^1$ 132.9	56 Ba 钡 $6s^2$ 137.3	57~71 La~Lu 镧系	72 Hf 铪 $5d^26s^2$ 178.5	73 Ta 钽 $5d^36s^2$ 180.9	74 W 钨 $5d^46s^2$ 183.8	75 Re 铼 $5d^56s^2$ 186.2	76 Os 锇 $5d^66s^2$ 190.2	77 Ir 铱 $5d^76s^2$ 192.2	78 Pt 铂 $5d^96s^1$ 195.1	79 Au 金 $5d^{10}6s^1$ 197.0	80 Hg 汞 $5d^{10}6s^2$ 200.6	81 Tl 铊 $6s^26p^1$ 204.4	82 Pb 铅 $6s^26p^2$ 207.2	83 Bi 铋 $6s^26p^3$ 209.0	84 Po 钋 $6s^26p^4$ (209)	85 At 砹 $6s^26p^5$ (210)	86 Rn 氡 $6s^26p^6$ (222)
7	87 Fr 钫 $7s^1$ (223)	88 Ra 镭 $7s^2$ (226)	89~103 Ac~Lr 锕系	104 Rf 𬬻* $(6d^27s^2)$ (261)	105 Db 𬭊* $(6d^37s^2)$ (262)	106 Sg 𬭳* (266)	107 Bh 𬭛* (264)	108 Hs 𬭶* (277)	109 Mt 鿏* (268)	110 Ds 𫟼* (281)	111 Rg 𬬭* (272)	112 Uub * (285)						

镧系

57 La 镧 $5d^16s^2$ 138.9	58 Ce 铈 $4f^15d^16s^2$ 140.1	59 Pr 镨 $4f^36s^2$ 140.9	60 Nd 钕 $4f^46s^2$ 144.2	61 Pm 钷 $4f^56s^2$ (145)	62 Sm 钐 $4f^66s^2$ 150.4	63 Eu 铕 $4f^76s^2$ 152.0	64 Gd 钆 $4f^75d^16s^2$ 157.3	65 Tb 铽 $4f^96s^2$ 158.9	66 Dy 镝 $4f^{10}6s^2$ 162.5	67 Ho 钬 $4f^{11}6s^2$ 164.9	68 Er 铒 $4f^{12}6s^2$ 167.3	69 Tm 铥 $4f^{13}6s^2$ 168.9	70 Yb 镱 $4f^{14}6s^2$ 173.0	71 Lu 镥 $4f^{14}5d^16s^2$ 175.0

锕系

89 Ac 锕 $6d^17s^2$ (227)	90 Th 钍 $6d^27s^2$ 232.0	91 Pa 镤 $5f^26d^17s^2$ 231.0	92 U 铀 $5f^36d^17s^2$ 238.0	93 Np 镎 $5f^46d^17s^2$ (237)	94 Pu 钚 $5f^67s^2$ (244)	95 Am 镅 $5f^77s^2$ (243)	96 Cm 锔 $5f^76d^17s^2$ (247)	97 Bk 锫 $5f^97s^2$ (247)	98 Cf 锎 $5f^{10}7s^2$ (251)	99 Es 锿* $5f^{11}7s^2$ (252)	100 Fm 镄* $5f^{12}7s^2$ (257)	101 Md 钔* $(5f^{13}7s^2)$ (258)	102 No 锘* $(5f^{14}7s^2)$ (259)	103 Lr 铹* $(5f^{14}6d^17s^2)$ (262)